암을 고치고 예방하는
110가지 방법

Original German edition:
György Irmey, 110 wirksame Behandlungsmöglichkeiten bei Krebs, 2/e
ⓒ 2005 Karl F. Haug Verlag in MVS Medizinverlage Stuttgart GmbH & Co. KG, Germany.

The Korean language edition is published by arrangement with translators Jung Sook Markgraf and Young-Chul Yang under agreement with MVS Medizinverlage Stuttgart GmbH & Co. KG and the author Dr. med. György Irmey.
Korean Translation Copyright ⓒ 2006 for the Korean edition by Health and Medical News, Seoul, Korea

이 책의 한국어판 저작권 및 판권은 독일 출판사와의 계약에 따라 모두 건강신문사가 소유합니다. 저작권법에 의하여 한국 내에서 보호를 받는 저작물이므로 무단 전재와 복제를 금합니다.

이 책은 암에 대한 객관적이고 정확한 정보제공을 위해 한·독 생의학 학회와 NMP코리아의 협조로 제작되었습니다.

한·독 생의학 학회 | http://www.kgbms.org/1566-9226~7

암을 고치고 예방하는
110가지 방법

저르치 이르마이 지음
김정숙(Markgraf), 양영철 옮김

건강신문사

머리말

암이라는 질병은 여러 가지 방법으로 치료할 수 있음에도 불구하고, 지금까지 여전히 두려움과 공포의 대상이 되고 있습니다. 한편으로는 암 환자의 수가 점점 늘어나고 있는 것으로 보입니다. 또 다른 한편으로 언론에서는 암의 치료가 발전하고 있다고 되풀이해서 보도하여 세상 사람들의 이목을 끌고 있습니다. 그렇지만 현재 진정한 돌파구는 눈에 보이지 않고 있습니다. 그럼에도 불구하고 "절망적인 상황이라고 보일지라도, 암 환자 개개인에게 도움을 줄 수는 있습니다. 질병의 증상이 진행된 경우에 있어서, 의사들이 도움이 될 만한 의견을 더 이상 제시하지 못할지라도, 삶의 질을 향상시킬 수는 있습니다." 의사들과 환자들은 다음과 같은 사실에 대하여 서서히 근본적으로 깨닫고 있는 중입니다. 즉, "암이라는 사건에 대하여 국소적인 치료만으로는 충분하지 않습니다. 암이라는 문제를 해결하기 위해서는, 사람 전체를 몸과 영혼과 정신이 합해진 통일체라고 간주해야 합니다"라는 것입니다.

이 책은 결코 처방을 모아 놓은 책이 아닙니다. 이 책은, 아주 다양한 치료 조치와 지지 조치를 짤막하고도 간결하게 기술하는 것을 목표로 삼고 있습니다. 이는 가능한 한 많은 암 환자들에게, 그 중한 병을 다루는 데에 새로운 관점과 새로운 동기를 전달해 주기 위한 것입니다.

저는 다음에 열거하는 임상 의사들과 환자들에게 특별히 감사드립니다. 이 분들은 한 장(章)에 글을 기고하거나 새로운 아이디어를 제시하고 우정을 표현함으로써 이 책에 지대한 영향을 주었습니다. 이 분들의 성함은, 칼 사이몬튼, 디트리히 바이에르스도르프, 찰스 페르난도, 울리케 바니스, 라이마르 바니스, 에버르하르트 라우, 헬무트 자우어, 자비네 바커, 안드레아스 바커, 일제 베버, 알렉산더 분쉬, 폴커 추르 린덴 등입니다. 그리고 생물학적 암 퇴치 협회의 모든 간부진과 자문 위원회에도 감사드립니다.

그리고 제 가족들에게도 감사를 표하고 싶습니다. 제 가족들은 주말과 휴일과 저녁 시간이 되어서도 아버지와 함께 시간을 보내지 못한 때가 무수히 많았습니다. 그래서 제 가족들이 저에게 호의를 가지고 이해해 주지 않았더라면 이 책은 세상에 나올 수 없었을 것입니다.

무엇보다도 저는 최근 20년 동안 제 곁에 있었던 수많은 암 환자분들께 감사드립니다. 저는 그 암 환자분들에게서 다음과 같은 사실을 몇 번이고 되풀이해서 배웠습니다. 즉, "암이라는 질환은 예후가 나쁜 경우에도 잘 다루면 유익한 결과를 낼 수 있다"라는 것입니다. 암 환자분들이 이 책에 담긴 정보를 접함으로써, 암이라는 질병을 다루면서 올바른 지지와 도움을 얻는 데에 여러 가지로 자극과 격려를 받을 수 있기를 빕니다.

의학박사 저르치 이르마이 드림.

이 책을 읽는 데에 중요한 도움말

여러분은 **"암을 다루는 기본 원칙"** 이라는, 입문에 해당하는 몇 개의 장을 반드시 읽어야 합니다. 그리고 나서 이 책의 다른 장에 하나씩 접근하도록 해야 합니다. 이처럼 입문에 해당하는 몇 개의 장을 읽어야만 이 책을 더 잘 이해할 수 있고, 또 이 책이 의도하는 바의 토대가 그 안에 있습니다.

그 밖의 장에 대해서는 **현재** 여러분이 앓고 있는 병의 진행 단계에 따라 흥미가 가는 주제를 찾아서 읽고 검토하기를 바랍니다. 모든 주제가 여러분에게 관계가 되는 것은 아니라는 점에 대해 유념하기를 바랍니다. 매 장에서 설명하는 정보는 아주 요약된 것이므로, 차라리 한 장을 두 번 읽고 나서 다음 장으로 넘어가야 하는 경우가 많을 것입니다. 분명하지 않은 점들에 대해서는 다른 곳에서 정보를 찾으시기 바랍니다.

대부분의 장이 끝나는 부분에는, 주제를 더 깊게 다루는 데에 도움이 되도록 책을 소개하거나 협회의 주소 내지 인터넷 주소를 열거했습니다. 협회에서는 예를 들면 침술, 림프액 배출이나 반사 구역 요법의 자격이 있는 임상 의사의 이름을 알려 줄 수도 있습니다. 주소와 추천하는 책들은 저자가 아는 한도에서 세심하게 골랐습니다. 그렇지만 모든 조언은 환자 자신이 개인적으로 평가하고 검토할 필요가 있습니다. 물론 이 책처럼 복잡한 내용을 다룬 책은 완전할 수도 없고 완전해질 수도 없는 것입니다.

이 책은 암 환자가 암의 여러 가지 진행 단계를 지내면서 공감할 수 있는 길을 제시하고 있습니다. 여러분은 먼저 대학병원에서 주로 이른바 정통의학적인 상황에 마주치게 됩니다. 흔히 환자들은 이런 정통의학적인 조치가 끝나고 나서야 비로소 보완적인 요법에 대해서 생각하기 시작합니다. 여기에서 이 책은 여러분들이, 벌써 처음에 결정을 내리는 데에 있어서 생물학적인 방법을 검토해 보도록 용기를 줄 것입니다. 왜냐하면 결국 여러분은 어떠한 조치가 여러분들에게 가장 수긍할 만하고 가장 먼저 적용할 수 있는지를 결정할 것이기 때문입니다.

중요한 것은, 여러 가지 의학적인 의견들을 서로 대립시키는 것이 아니고, 여러분에게 적합한 방법을 선택하는 것입니다. 저자는 전통적인 의학과 전통적이 아닌 의학에서 합당하고도 실제적인 정보들을 광범위하고도 주의 깊게 수집하느라고 노력을 기울였지만, 모든 질문에 대해서 답할 수는 없습니다.

그렇지만 저는 독자들에게 분명히 말씀 드리고 싶은 것이 있습니다. 그것은, 어떤 치료 방법이 자신에게 적용되는 것을 절대로 미숙하고도 속수무책인 채로 허용하지는 않아야 하고, 오히려 전적으로 여러분이 선택을 하고 스스로 여러분의 치료를 결정할 수 있어야 한다는 점입니다. 이 책은 그런 경우에 결정을 내리는 데에 도움을 주고자 합니다. 여러분들이 환자이든지 가족이나 친지들이든지, 다음에 열거하는 내용들은 여러분이 제기하는 몇 가지 가장 중요한 질문들에 대해 답변을 드리고자 하는 것입니다. 의사 및 임상 종사자들과 분별 있게 이야기를 나눌 수 있으려면, 될 수 있는 대로 많은 치료 방침들에 대해서 알 필요가 있습니다.

일반적으로 "Info(정보)"-칸 안에 기재된 **정보와 관련된 소책자나 정보 안내지**는, 언급된 관련 협회에 연락을 취하면 무료로 받을 수 있습니다. 자주 언급되는 협회의 자세한 주소는 부록에 수록해 두었습니다.

개개의 **암 종류**에 대해서는 따로따로 기재하지 않았지만, **항목별 핵심 단어 색인**을 이용하면 여러 가지 암 종류에 대해 무수히 많은 조언을 얻을 수 있습니다.

여러분이 치료를 담당하는 의사들과 이야기해 보면, 여러분은 아주 다양하면서도 또한 많은 경우에 상반되는 정보에 마주치게 됩니다. 그런 점은 여러분이 이 책을 읽을 때도 마찬가지일 것입니다. **좋은 정보**를 입수하고 **대화**를 한다면, 모순되는 점들을 더 쉽게 풀어내고 목적에 부합하는 질문을 계속 할 수 있습니다.

이 책의 제목에서 이미 알 수 있는 바와 같이, 이 책에는 아주 많은 종류의 치료 방법들이 제시되어 있습니다. 그렇지만 그 방법들 중 단지 **일부만이 여러분과 여러분이 앓고 있는 질병의 증상에 적합**하리라는 것은 당연합니다. 예를 들어 영양 보충 식품[1]들이 좋은 효과를 낸다고 이 책에 적혀 있다고 해서, 그 영양 보충 식품들을 전부 다 섭취해야만 한다고 생각하지는 마십시오!

저는 여러분이 **여러분 나름대로 치료 방법**을 찾아낼 수 있기를 진심으로 바랍니다. 그 점에서 이 책이 여러분에게 도움이 되었으면 합니다. 이에 관해서는 제 동료인 폴커 추르 린덴의 말을 전해드립니다. 즉, "환자는 자신이 앓고 있는 질병 때문에 여러 가지 과제를 받게 됩니다. 환자 한 사람 한 사람에게는 그 과제들을 극복할 수 있는 하나의 길, 다시 말해서 그 환자 나름대로의 방법이 있습니다. 우리는 단지 '산다는 것은, 이러한 하나의 정해진 나름대로의 길과 방법을 찾아내서 그리로 가는 것이다' 라는 점을 깨닫지 못하고 있을 뿐입니다."

---

[1] 이 책에서 표현하는 "영양 보충 식품" 또는 "영양 보충 약제"는, 우리나라에서 "건강 기능 식품", "건강 보조 식품", "건강 식품", "기능성 식품", "특수 영양 식품" 등의 이름으로 불리고 있다.

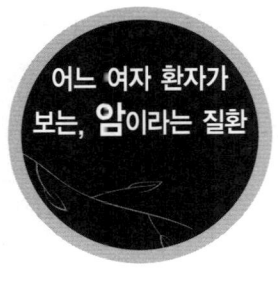

어느 여자 환자가 보는, **암**이라는 질환

다시 한 번 암이!

내 몸 안에서는
다시 한 번 전이(轉移)가 나타난다.
다시 한 번 불안이,
죽음에 대한 불안이,
어떠한 미래도 없으리라는 불안이,
더 이상 아무 것도 할 수 없으리라는 불안이 엄습해온다.
다시 한 번 자존심도 없이…
다시 한 번 묻는다.
"나는 누구일까?"라고.
"나에게는 어떤 가치가 있으며, 나에게 중요한 것은 무엇일까?"라고.
다시 한 번 어찌할 바를 모르고,
다른 사람의 도움을 받아들인다.
다시 한 번 아픔을 견디어내고,
슬픔을 참아낸다 —
나 자신과 다른 사람들의 아픔과 슬픔을….
다시 한 번 적절한 치료 방법을 찾아 나선다.

나를 꼿꼿하게 지탱해 줄 수 있는
지푸라기를 다시 한 번 찾아 나선다.
파멸을 알리는 진단명과 예후가 적힌
서류의 홍수 속에서 다시 한 번 희망을 가져본다.
내가 그토록 깊은 곳으로 쓰러진 다음
다시 한 번, 한 번 더 일어서자.
내 안의 목소리를 향해
내 안의 치유자를 향해 다시 한 번 찾아 나서자.
제대로 말을 듣지 않는
내 몸에 대해
다시 한 번 노여움과 분노가 가득 찬다.
다시 한 번 시작하는 것일까 아니면 끝나는 것일까?
아니야!
나 자신을 향해
다시 한 번 가고 있는 거야!

(B.R. 브룩살 여사)

환자들이 환자들에게 하는 충고

"치유는 이루어집니다. 그렇지만 치유란, 수술로 도려내듯이 증상을 없애버린다고 해서 이루어지는 것은 아닙니다. 치유는 과학적으로 이해할 수 있는 것이 아닙니다, 왜냐하면 치유란 '온전한 상태로 다시 돌아가는' 형이상학적인 사건이기 때문입니다. 치유의 과정이 일어나게 하고 또 그 과정을 경험하기 위해서는, 원인을 분석하는 관련성의 틀을 넘어서는(다시 생각해 보는 [2]) 차원을 고려할 필요가 있습니다."

에보 라우 [3]

"'나는 왜 앓게 되었을까?' 라는 질문에 대해서는 관심을 줄이고, 오히려 '나는 왜 건강해지고 싶어 하는가?' 라는 질문에 마음을 쏟아야 합니다."

H. 쉐퍼링 [4]

"그대가 앓고 있다면, 그대가 건강해질 수 있다는 것을 믿으십시오. 그리고 그대의 몸을 아직도 구원할 수 있다면, 그대가 신뢰하는 의사들은, 그대가 주는 도움과 그대가 회복되는 과정을 보고서 그대에게 감사를 표할 것입니다."

E. 릭하이데 [5]

"그대의 주치의가 그대에게 충고하는 모든 것을 실천하십시오. 그러나 앞으로 그대의 가능성에 한계가 있다고 어떤 사람이 말하더라도 전혀 마음에 담아두지 마십시오. 왜냐하면 자유와 행복과 평화에 대해서 그대가 지니고 있는 가능성에는 전혀 한계가 없다는 것이 너무나도 명백하기 때문입니다."

G. 잼폴스키 [6]

"저는 병을 앓고 나서야 비로소, 자신의 운명에 대하여 동의한다는 것이 얼마나 중요한 것인지 이해할 수 있었습니다. 왜냐하면 이런 방식으로 동의하게 되면, 이해할 수 없는 일이 일어나는 그 때에도 자신의 운명을 거부하지 않는 하나의 자아가 존재하는 것이 되기 때문입니다. 이 자아는, 끝까지 견뎌내는 자아이고, 진실을 참고 받아들이는 자아이며, 운명이 마음대로 다룰 수 없는 자아입니다. 그러면 패배를 당하면서도 또한 승리를 체험할 수 있는 것입니다."

C. G. 융[7]

---

2) 원문에서는 라틴어 낱말 "re-ligio"을 사용하고 있으며, 이는 "다시 생각하다, 다시 고려하다"라는 뜻 외에 "신을 두려워하는 경건한 마음을 지니다"라는 뜻도 지니고 있다.
3) 에보 라우(Ebo Rau)는 1945년에 출생한 의사이다. 1997년에 이자암을 앓았으며, 수술, 화학 요법, 방사선 치료, 자연 치료, 명상 요법 등으로 치료하였고, 이런 치료 과정을 일기 형식으로 기술하였다. 본문 445쪽을 참조할 것.
4) 헬가 쉐퍼링(Helga Schäferling)은 1957년에 바이에른 주에서 출생한 여성으로서, 1998년에 심하게 앓고 나서는 특히 문필 세계에서 새로운 분야를 개척하게 된다. 현재 암을 앓는 여성들이 건강을 되찾게 하는 데에 노력하고 있다.
5) 엘리사벳 뤽하이데(Elisabeth Lückheide)라는 여성은 회사의 지배인이었다. 유방암을 앓았는데, 나중에는 유방암이 턱과 갈비뼈로 전이되었다. 뤽하이데는, "암이란 새로이 시작할 수 있게 해 주는 기회"라고 생각한다. 뤽하이데는, "사람이 두 개의 전선(戰線)에서 동시에 싸울 수는 없다"라고 생각하여, 직장을 쉰다. 그리고 자신의 건강을 회복하기 위하여 혼신의 노력을 다한다. 뤽하이데가 암을 치료하는 데에 사용하여 효과를 거둔 방법들로는, 영기(靈氣; 레이키), 오라-소마(Aura-Soma), 배치-꽃 추출물, 보석, 정신 훈련(긍정적인 사고 방식의 힘), 요가 등을 들 수 있다.
6) 잼폴스키(Gerald Jampolsky)는 미국의 정신과 의사로서, 1975년에 캘리포니아 주의 티부론에서 태도 치유 센터를 세웠다. 이 센터는 생명의 위협이 있는 질병을 앓는 젊은이들에게 건강 교육을 제공하는 비영리 기관이다.
7) 융(Carl Gustav Jung; 1875~1961)은 스위스의 정신과 의사이자 심리학자이다.

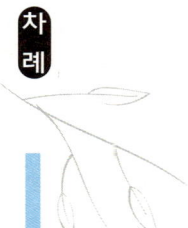

차례

- 머리말   4
- 이 책을 읽는 데에 중요한 도움말   6
- 어느 여자 환자가 보는, 암이라는 질환   10
- 환자들이 환자들에게 하는 충고   12

❶ 암을 다루는 기본 원칙   19

- 저는 암에 걸렸습니다! 어떡하죠?   20
- 결단을 한다 – 책임을 진다   25
- 불안감을 줄인다   27
- 어디로 갈까? – 정보를 얻고, 방향 설정에 도움이 되려면   30
- 개인에게 맞는 방법을 신뢰한다.   35

- 희망   40
- 내적인 치유 능력   43
- 건강을 위하여? 아니면 질병에 맞서서?   46
- 암을 몸 안에 지니고 산다   49

❷ 정통의학 및 그 중 생소한 분야들   53

진단법   54
- 암에 대한 주의 조치 – 정통 의학의 관점에서   54
- 유전자 검사   56
- 혈액에서 암세포를 증명하는 방법   58
- 종양 표지자   60
- 악성 질환을 진단하고 치료하는 데에 영상을 이용하는 방법   62
- 유방 조영술 – 찬성과 반대   66

수술   70
- 수술에 대한 계획과 준비   70
- 최소 침습적인 기술 – LITT®, HITT®, 고주파 절제술   76

- 냉동 요법 79
- 빛 역학적인 레이저 요법 81

- **방사선치료** 83
- 방사선치료에 대한 일반적인 사항 83
- 방사선 치료의 특별한 형태: 강도(强度) 조정 방사선치료 – 수술 중 방사선치료 – 정위(定位) 방사선 – 사마륨 요법 87
- SIR-구(球)®- 종양 조직의 방사선 치료에 적합한 방사성 미세구(微細球) 92
- 방사선 치료 중에 부작용이 생겼을 때 도움이 되는 방법 94

- **화학 요법** 98
- 화학 요법에 대한 일반적인 사항 98
- 화학 감수성 검사 – 화학 요법의 효과를 알아보는 검사인가? 103
- 주목(朱木)=자연적인 화학요법? 105
- 국소적인 화학 요법(RCT) 108
- 고용량 화학 요법 110
- 부작용이 생겼을 때 도움이 되는 방법 112

- **호르몬 차단 요법** 117

- **그 밖에 임상에서 사용하는 방법** 121
  - 사이토카인 121
  - 항체 124
  - 줄기세포 요법 127
  - 성장 인자 129
  - 비스포스포네이트 131
  - 폐-통과 화학 색전술 133
  - 혈관형성–차단제 135
  - 유전자 요법 137

- **통증 치료법** 139
  - 통증 치료법에 대한 일반적인 사항 139
  - 통증 치료법의 특별한 형태 143
  - **암을 앓는 어느 여성이 한 해를 되돌아보면서** 145

❸ 생물학적 - 전체적 및 보완대체적인 방법 147

- **진단법** 148
  - 면역 진단법: 면역 상태–림프구 분화–NK-특이성 검사–미량 영양소 상태 148

- 조절식 체열 촬영술 152
- CEIA-생체 역학 단백질 분포상 155
- 생체 전자 진단 방법-전기침 진단법 157
- 암시야 현미경 161
- 머리카락 분석 164

- KLH-흥미로운 삿갓조개 추출물 199
- 지구 방사선 202
- 논란이 되고 있는 암 약제 : 하메르 박사가 주창한 새로운 의술-클라크 박사와 기생충-갈라비트®-우크라인® 206
- 직류 전기 치료 210

● 면역 조절 166
- 종양접종: 능동적 특이면역요법(ASI)-가지 세포로 접종하는 방법 166
- 장기(臟器)요법 : 가슴샘 제제-장기 추출물-펩티드 170
- 온열 요법-과도 가열 방식 174
- 온몸 온열 요법 178
- 국소 온열 요법: 지역적 깊은 온열요법-관류 온열요법-얕은 온열요법-전립샘 온열요법 181
- 자석-억체 온열 요법-나노 기술 183
- 발열 요법 185
- 산소 요법 187
- 산소-다단계-요법(SMT) 189
- 혈행성 산화 요법(HOT) 및 혈액에 자외선을 쬠(UVB) 191
- 오존 요법 193
- 큰창자-물치료 196

● 저항력을 강하게 해 주는 식물 213
- 겨우살이-추출물 전체 아니면 렉틴? 213
- 겨우살이-사용 방법 218
- 에키나세아 224
- 인삼과 타이가 뿌리 227
- 엉겅퀴 230
- 보리잎 232
- 중국의 약초 요법 235
- PC-스페스®/프로스타졸® 237
- 활력을 주는 식물 240
- 녹차 243
- 라파초-차 245
- 루이보스 차 248
- 에시악-차/플로르-에센스® 251
- 코디®-차 254
- 유향(乳香) 256
- 대마초 259

❹ 자조(自助)에 도움을 주는 방법 263

● 영양분 공급-영양 보충 264
- 영양분 공급과 암의 발생 264
- 영양분공급: 단계적으로 바꾼다 269
- 방사선 치료와 화학 요법을 하면서 영양분을 공급하는 방법 274
- 항암 식이 요법? 브로이스-식이 요법, 게르손-식이 요법, 매크로바이오틱 식이 요법, 부르거-식이 요법, 모에르만/부트비히-식이 요법 279
- 미생물학적인 요법 284
- 산-염기-균형 289
- 생물학적 활성이 있는 물질들 292
- 베타-카로틴/비타민 A 295
- 라이코펜-토마토에서 추출한 물질: 항암 효과가 있을까? 297
- 비타민 C 300
- 비타민 E 302
- 셀렌 305
- 아연 310
- 글루타티온 312
- 건강에 이로운 지방분 315
- 니겔라 기름 318
- 콩(大豆) 320
- 멜라토닌 323
- 효소 325
- 브로멜라인 328
- MGN-3/바이오-브랜 331
- OPC 포도씨 333
- 알로에 베라 335
- 콤부차 338
- 약용 버섯 340
- 커피-절대로 건강에 해롭지 않다 343
- 유해 물질을 배출한다 346
- 유해 물질 배출용 기름 (찰스 페르난도 박사가 개발함) 351
- 논란이 되고 있는 영양 보충 약제: 베레스 물약-노니-상어 가루-아베마르®-라트 박사가 개발한 비타민 제제-만-코소-라에트릴 353

● 몸과 마음이 조화를 이루게하는 방법 361
- 운동 361
- 긴장을 푸는 방법-진행적인 근육 긴장 풀기-자발성훈련-호흡훈련 366
- 명상 370
- 풍수 373
- 요가 376
- 기공과 태극권 381
- 아유르베다 의술 386

- 마사지 및 발의 반사 구역 요법 390
- 림프액 배출 395
- 지압-물 지압 398
- 펠덴크라이스 요법 401
- 트래거 요법 404
- 운동학 407

영혼을 도와 주는 방법 412
- 시각화 412
- 보쿰 건강 훈련 415
- NLP 418
- 색채 호흡 421
- 가족 세우기 424
- 붙들어주기 요법(이리나 프레코프 박사가 개발함) 429
- 그림 치료, 조형 치료 433
- 음악, 무용, 음향 438
- 문학 치료와 독서 치료 443
- 색채 요법 448
- 정신적 해방 451
- 가타-개입 454
- 자율성 훈련 457
- 동종 요법 460
- 배치-꽃 추출물 464
- 웃으면 면역계의 기능이 강해진다 467

- 영혼을 치유하는 방법 473
- 정신-신체 에너지 일원론 478

❺ 부록 483

- 방향 설정에 도움이 되는 방법 및 여러 가지 정보 484
- 인터넷 주소(정선한 예) 491
- 보완 의학을 적용하는 의사들의 협회와 단체 495
- 중요한 참고 서적 499
- 용어 색인 502
- 옮긴이의 말 507
- 항목별 핵심 단어 색인 513

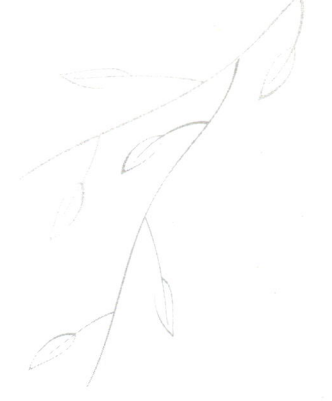

암을 다루는 기본 원칙

여러분은 어떠한 경우에도 다음에 나오는 이 책의 시작 부분을 읽어야 할 것이며, 건너뛰어서는 안됩니다.

여러분은 여러분이 앓고 있는 암을 다루는 데에 중요하고도 필요한 일반적인 도움말을 알게 됩니다.

여러분은 이 책이 뜻하는 바와 이 책에서 관심을 두고 있는 점들을 더 잘 이해하게 될 것입니다.

여러분은, 왜 스스로 책임을 지는 자세, 희망 및 내적인 치유 능력 등이 여러분의 치유 과정 중 중요한 부분이 되는지를 알게 됩니다.

저는 암에 걸렸습니다!
어떡하죠?

❋ 암이라고 진단받은 사람은 누구든지 이 암 진단을 중대한 충격으로 받아들입니다. 이것은 전적으로 이해할 수 있는 일입니다. 그렇지만 사람이 암이라고 진단을 받게 되면 여러 가지 의문점을 떠올립니다. 이 의문점들은 자신이 지금까지 생각해 보지 않았던 것이거나, 아니면 자신이 이 순간까지 접해 보지 않았던 것들입니다. 왜 하필이면 내가 암에 걸려야 하나? 나는 어떤 치료를 받아야만 할까? 앞으로 나는 삶을 어떻게 꾸려 나가야 할까? 나는 내 일상 생활을 바꿀 마음이 있는 것일까, 아니면 바꾸어야만 하는 것일까? 나는 나을 수 있을까? 내가 극도로 심한 고통을 참아 내야만 할까? 내가 올바른 판단을 내리려면 내 병에 대한 정보를 얻어야 할 텐데, 어떻게 해야만 가능한 한 빨리 그리고 목적에 부합하는 정보를 얻을 수 있을까? 내 주치의가 나에게 해 주는 충고에 대해서는 어떻게 평가해야 할까?

암이라는 질병은 분명히 여러분에게 수많은 의문점을 제기하고 있습니다. 위에 열거한 의문점들은, 그 수많은 의문점들 중 단지 몇 가지일 뿐입니다.

그러나 이러한 생각들은 항상 여러분의 마음 속에서 맴돌기만 합니다. 그리고 여러분이 이런 생각에 사로잡혀 있으면, 불필요하게 에너지를 빼앗기기만 합니다. 그렇게 되지 않게 하기 위해서, 여러분은 즉시 여러분이 완전히 개인적으로 마주치는 모든 의문점들을 기록하기 시작하십시오. 그렇게 하면 여러분은 현재 중요한 것과 중요하지 않은 것을 구별할 수 있게 됩니다.

여러분은 먼저 이런 의문점들에 대해 스스로 잘 생각해 보십시오. 그리고 나서 여러분에게 가까이 있는 믿을 만한 친구에게 속마음을 털어놓으십시오. 그러면 여러분은 그 다음에 여러분이 취할 조치에 대한 토대를 놓게 되는 것입니다. 어렵게 생각될지라도, 여러분의 질병과 여러분의 느낌을 이야기하십시오! 여러분은 여러분의 문제 하나하나에 이름을 붙여서 열거하십시오. 꼭 그렇게 해야만 여러분은 다른 사람에게서 이해를 받을 수 있고 또 스스로 이해할 수 있게 됩니다.

여러분은 여러분이 질병과 그 치료에 대해 가장 절박하다고 생각하는 질문을, 분명히 여러분의 주치의 내지 치료 담당 의사 또는 임상 의사에게 이야기해야 합니다. 여러분은 의사를 만나러 가기 전에, 가족 안에서 또는 친구들과 함께 질문들을 정리할 필요가 있습니다. 이것은 의사와 대화를 하기 위하여 준비하는 과정으로서 중요합니다. 아마도 의사가 치료 방침을 제시할 때 여러분은 체념하면서 받아들일 수도 있고 임상 의학이라는 테두리 속으로 들어갈 수도 있습니다. 그렇지만 그 이전에 여러분은 가능한 한 폭넓은 정보를 얻도록 해야 합니다.

여러분이 책, 상담실 및 인터넷이라는 매개체(⇒30/34쪽) 등을 이용한다면, 가장 짧은 시간 내에 아주 많은 정보를 얻으리라는 것은 의심할 여지가 없습니다.

여기에서는, 현재 여러분이 앓고 있는 질병의 진행 정도에 따라 필요하고도 도움이 되는 것을 가려내고 골라야 합니다. 그렇게 하기 위해서는 여러분이 구별해야 할 것이 있습니다. 즉, 여러분이 인생을 살아가면서 이 질병을 처음으로 접하게 된 것인지, 아니면 여러분이 임상적인 치료를 받은 후에 비로소 이 질병이 어떤 의미를 지니고 있는지를 알게 된 것인지를 구별해야 하는 것입니다.

다른 암 환자들의 삶의 여정을 다룬 책을 읽으십시오. 이런 책을 읽어보면, 여러분은, 아주 어려운 상황에 처해 있더라도 예기치 않은 도움을 받을 수도 있음을 알게 될 것입니다. 또한 얼핏 보기에는 절망적인 상황일지라도, 건설적으로 해결할 수 있는 길이 열릴 수 있습니다. 질병이 심상치 않은 경과를 취할지라도 압박감에 시달리지 마십시오. 압박감을 느끼는 것은 여러분이 이 심상치 않은 질병의 경과를 모방하고 흉내내야만 한다고 생각하기 때문입니다. 여러분은 자기 나름대로의 방법을 찾아내는 것이 중요합니다.

> 오늘날은 암 환자 두 명 중 거의 한 명 정도를 치료할 수 있습니다. 여러분의 질병을 치료하는 데에 여러분 자신이 기여할 수 있는 부분은 아주 큽니다. 여러분이 현실을 애써 외면하고 싶은 기분이 들지라도 그렇게 하지는 마십시오. 해결책을 찾아내도록 하십시오.

암의 치료에 대해서는 상반되는 결과들이 있습니다. 그렇지만, 정통 의학을 통해서뿐만 아니라 생물학적이고 전체적인 치료 방법[8]을 통해서도 암이라는 질병을 치료하는 데에 많은 진척이 있었고 치료의 가능성도 분명히 높아졌습니다.

유감스러운 것은 이상적인 해결책이 전혀 없다는 점입니다. 정통 의학에서는 많은 암 종류에 대하여 여러 가지 치료의 기준이 있습니다. 그렇지만, 이런 치료 기준이 개별적인 경우에 효과가 있는지는 한 번이라도 더 철저하게 따져 보아야 할 것입니다.

"더 적은 것이 더 많은 것이다."[9] 이 문장은 바로 생물학적이고 보완적인 치료법에서 중요합니다. 치료할 수 있다고 약속하는 것이라고 해서 무엇이나 암 환자에게 물뿌리개 식으로 부어줄 수는 없는 일입니다. 암 환자 개개인이 필요로 하는 것이 무엇인지 세심하게 검토할 필요가 있습니다. 생물학적인 약제도 너무 많이 투여하거나 잘못된 시점에 투여하면 해로울 수 있습니다.

---

[8] "생물학적이고 전체적인 치료방법"에 대해서는 147쪽의 역자 주를 참조할 것.
[9] 독일 사람들의 일상 생활에서 "돈이 없으면 더 행복하다", "음식을 적게 먹어야 건강에 더 좋다"라고 말하는 경우 등에서 많이 쓰이는 표현이다.

카라일 히르쉬버그[10]는 자연 치유라는 영역에서 유명한 연구자입니다. 히르쉬버그가 다음과 같이 말한 것을 깊이 생각해 보십시오: "진단은 받아들이십시오. 그러나 질병의 예후는 받아들이지 마십시오."

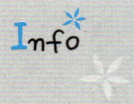
- Anderson, Greg(1996) 암이라는 진단 – 50가지 응급 처치(Diagnose Krebs — 50 erste Hilfen). Rowohlt

---

10) 카라일 히르쉬버그(Caryle Hirshberg)는 생화학을 전공한 미국 여성이다. 식물학, 신경학도 연구했으며, "놀라운 회복(Remarkable Recovery)"이라는 책을 저술했다.

결단을 한다 – 책임을 진다

✻ **암이라는 질병은** 많은 질문을 제기합니다. 그러면 사람들은 한 번도 생각해 보지 못했던 수많은 문제들에 갑자기 맞닥뜨리게 됩니다. 이 질병을 다루는 데에 있어서 결정적인 것은, 자발적으로 적극적인 태도로 또 스스로 책임지는 자세로써 해결 방법을 찾으려는 준비성입니다. 치료하는 의사를 통해서, 다른 암 환자들과 의견을 교환하면서, 또는 가족이나 친구들과 대화를 하게 되면, 이 질병을 올바르게 다루는 데에 여러 가지로 방향을 제시할 수 있습니다. 모든 사람은 – 대학 교수이든지, 의사이든지, 아니면 평범한 문외한이든지 – 세상을 볼 때, 자신이 지금까지 겪었던 좋은 경험과 나쁜 경험이라는 안경을 통해서 보게 됩니다. 자신이 이 질병에 희생된 사람이라고 보지 않는 사람만이, 다른 사람의 관점이나 견해에 대하여 – 의사의 관점이나 견해에 대해서도 – 필요한 거리를 둘 수 있는 경우가 많습니다. 의학적인 관점에서 예후가 아주 부정적이라고 판단될 때는 이처럼 거리를 둘 필요가 있습니다.

암이라는 질병을 이겨내도록 좋은 뜻으로 충고를 해 준다 할지라도 그 충고가 실제로 도움이 되려면, 여러분이 담당 의사나 배우자

의 마음에 들게 결정을 내릴 뿐만 아니라 그 결정에 대하여 개인적으로 그리고 실제로 확신을 가져야만 하는 것입니다.

사람들은 이 암이라는 질병을 앓음으로써 수동적인 역할, 즉 희생된 사람이라는 역할을 하도록 쉽게 밀려나게 됩니다. 이러한 수동적인 역할을 하지 마십시오. 오히려 이러한 수동적인 태도를 가능한 한 빨리 버리도록 하십시오. 친척이나 친구에게서 도움을 받아도 이런 태도를 버리는 일이 잘 되지 않는다면, 여러분은 치료적인 도움을 적극적으로 받는 데에 망설여서는 안 됩니다. 자신이 희생된 사람이라고 느끼는 사람은 자신의 고유한 치유 능력을 향해 다가가기가 어렵게 됩니다. 자신의 고유한 치유 능력은 의학적인 치료 조치와 함께 작용하여, 질병을 치료하는 데에 결정적으로 기여할 수 있습니다. NLP(⇒418쪽)에서는, 긍정적인 목표를 설정하는 것이 중요하다고 알려져 있습니다. "나는 살고 싶다"라는 목표를 세우십시오. 생명을 향해 노력하고 추구하는 것은 죽음을 거부하는 것보다 더 힘있는 것입니다. "나는 죽고 싶지 않다"라는 것은 전혀 목표가 될 수 없습니다.

이 책에서는 "몸과 마음이 조화를 이루게 하는 방법"이라는 단원(⇒361쪽 이하)과 "영혼을 도와 주는 방법"이라는 단원(⇒412쪽 이하)에서, 여러분이 어떻게 하면 결정을 더 잘 할 수 있고 올바르게 자발적인 결단을 할 수 있을지를 보여 줍니다.

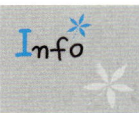

- Sixt, Andrea(2004) 마침내 건강해지다(Endlich gesund). Gräfe und Unzer

불안감을 줄인다

❋ 여러분이 암이라는 질병을 앓고 있으면, - 적어도 가끔씩은 - 여러분의 마음 속에서 많은 부정적인 감정이 일어납니다. 여러분은 이런 감정을 간단하게 몰아낼 수도 없을뿐더러 그렇게 몰아내려고 하지도 않아야 합니다. 절망감, 두려움, 우울함, 분노, 걱정, 그리고 참여할 마음이나 관심이 없어짐으로써 마비된 듯한 느낌 등은, 암 환자들이 자신의 질병 때문에 흔히 대항하여 싸워야 하는 감정들입니다. 가장 중요하고도 가장 어려운 감정은 아마도 불안감일 것입니다. 이것은 죽음 앞에서 느끼는 불안감입니다. 그러나 있을 수 있는데도 가늠할 수 없는 슬픔과 괴로움에 대하여 암이라는 질병이 어떤 의미를 주는지에 대한 불안감이라고도 할 수 있습니다.

거의 어떤 다른 질병도 암 또는 암에 대한 의심이 드는 것만큼 많은 불안을 느끼게 하지는 않습니다. 여기서는, "'그럼에도 불구하고' 그 불안에 대항하여 맞서는 것"이 필요합니다.

적극성 - 행동주의를 뜻하는 것은 아닙니다 - 을 지니면, 불안이나 불안 증후군이 줄어들게 됩니다. 불안을 없애는 데에 도움을 주려면, 치료의 방향을 설정하도록 도와주거나 정보를 제공해 주어야 합니다. 여러분이 더욱 건강해지게 하는 데에 마찬가지로 도움이 될 수 있는 방법들로는, 대화를 나누는 것과 같은 의미 있는 활동을 하거나, 긴장을 푸는 조치(⇒361쪽 이하)를 취하거나, 식물성 약제를 섭취하거나(⇒240쪽) 또는 예를 들어 색채 호흡(⇒421쪽)과 같은 훈련을 하는 것 등을 들 수 있습니다. 가장 중요한 것은, 불안을 공격할 뿐만 아니라, 불안을 인정하는 것입니다. 자신의 불안을 인정하면서, 암이라는 질병이 의미하는 많은 가늠할 수 없는 속성뿐만 아니라 이러한 불안감들을 가능한 한 구체적으로 설명할 수 있어야 합니다. 그렇게 설명하는 사람만이, 개인적인 불안감과 친숙한 환경이 주는 불안감 또는 치료하는 의사들의 주관적인 불안감을 구별할 수도 있습니다. 이것은 더욱 중요합니다. 왜냐하면 의사는 암 질환과 관련하여 자신이 개인적으로 느끼는 불안감을 몰아내야만 하고, 또 많은 경우에서 본의 아니게 환자들에게 압력을 행사하기 때문입니다. 이것은 정말 부당한 일입니다!

어려운 상황에서조차도 치료 방법이 있을 수 있다는 점을 처음부터 굳게 믿는다는 것은 중요합니다. 사람의 몸 안에는 스스로 치유할 수 있는 크나큰 능력이 숨겨져 있습니다.

불안감을 없애는 것은, 여러분 자신 안에서만 가능한 것이며, 또 여러분 자신을 통해서만 일어날 수 있는 일입니다. 의사들과 치료 담당자들은 이러한 믿음을 북돋아주는 데에 도움을 줄 수 있습니다. 그러나 결정적인 추진력은 여러분 자신이 발휘할 필요가 있습니다.

- Diamantidis, Tanja (2004) 암을 이기고 나서 다시 살아간다. (Den Krebs bewältigen und einfach wieder leben). Trias
- Schütz, Jutta (2003) 나는 여전히 마음 속에서 불안감을 느끼고 있다. (Ich spüre immer noch die Angst in mir). Ullstein

어디로 갈까? - 정보를 얻고, 방향 설정에 도움이 되려면

✻ 여러분의 암 질환이 지금 어느 단계에 있든지, 여러분은 담당 의사와 논의하기 위하여 전문적인 지식과 정보를 찾아 나설 것입니다. 그렇지만 적절한 정보를 찾아낸다는 것은 간단하지 않습니다.

정보를 계속적으로 찾아내고 치유의 방법에 건설적으로 몰두하게 되면, 암을 이겨내는 데에 결정적으로 도움을 받게 됩니다.

정보가 너무 많다 보면 혼란스러워질 수도 있겠지만, 그래도 이런 정보들 덕분에 계속 질문을 하고 확실한 결정을 내릴 수 있게 됩니다. 여러분이 과학적인 의학에 대한 질문을 하려면, 암 정보 서비스(KID)와 독일 암 도움 협회(DKH)[11](⇒486쪽)에 도움을 청할 수 있습니다. 암 치료에 있어서 생물학적, 대체 의학적 또는 보완적인 방법에 대해서는 생물학적 암 퇴치 협회(GfBK)[12](⇒485쪽)에서 포괄

---

11) KID는 Krebsinformationsdienst를 줄인 말이고, DKH는 Deutsche Krebshilfe를 줄인 말이다.
12) GfBK는 Gesellschaft für biologische Krebsabwehr를 줄인 말이다.

적인 정보를 줄 수 있습니다.

우리가 열거한 모든 협회에서는 일반적으로 여러 가지 암 종류와 치료 방법에 관한 정보를 문서의 형태로써 이해할 수 있는 내용으로 제공하고 있습니다. 여러분이 조언을 구하고자 전화를 하면 항상 전문가들과 개인적으로 이야기를 나눌 수도 있습니다.

수많은 자선 기관들 - 예를 들면 독일 적십자, 카리타스[13] 그리고 다른 기관들 - 은 여러 도시에서 독자적인 암 상담소를 운영하고 있습니다. 대부분의 암 센터에는 심리사회 상담소가 설치되어 있어서, 여러분이 암의 치료 요법, 법적으로 주장할 수 있는 권리, 재정적인 도움, 그 밖의 상담 항목에 대하여 많은 정보를 제공받을 수 있습니다.

특히 중요한 것은 환자들의 자조(自助) 그룹(⇒487/494쪽)입니다. 오늘날 독일에는 암 환자들의 자조 그룹이 700개가 넘습니다. 이 자조 그룹에는 용기 있고 적극적인 암 환자들이 가입되어 있어서, 개인적인 경험과 느낌을 서로 주고받을 수 있고, 서로 도움으로써 자신들의 신체적·정신적인 어려움을 더 잘 이겨낼 수 있게 됩니다. 맨 먼저 대화를 나눌 수 있는 상대는 주로 자신의 주치의입니다. 여러분은 임상 의술의 조치를 받으면서, 이 조치에 함께 하거나 이 조치를

---

[13] 카리타스는 1897년 독일 프라이부르크에서 출발한 가톨릭 구호단체이다. 오늘날에는 198개국과 지역에서 154개 회원 기구가 활동하는, 세계에서 가장 큰 인도주의적인 조직이다.

지지하는 보살핌을 오랜 동안 받는 것이 절대적으로 필요합니다. 그리고 이런 보살핌을 받으려면, 좋은 신뢰 관계를 유지하고 있는 의사가 필요합니다. 이런 의사의 역할은 가정 주치의나 개업해 있는 암 전문의가 할 수 있습니다. 그렇지만 현재로서는 적절한 의사를 찾는 것이 중요합니다!

여러분은, 여러분을 치료하는 의사가 지니고 있는, 의사로서의 능력뿐만 아니라 인간적인 성품까지도 신뢰할 수 있어야 합니다.

암이라는 질병을 다루면서 필요한 결단을 내리려면, 한편으로는 의학적인 전문 지식이 필요합니다. 다른 한편으로 – 마찬가지로 중요한 것은 – 암과 관련하여 개인적으로 어떻게 접근해야 할지 또 암을 자기 나름대로 어떻게 상상해야 할지 이해해야 한다는 점입니다. 이러한 개인적인 관점은, 암이 얼마나 진행했는지 아니면 어떤 치료 전략을 세울 것인지를 판정할 때 고려해야 할 것입니다. 또 간단한 것은 아니지만, 여러분을 소중하게 대해주는 의사를 찾아내는 데에 어떠한 수고도 마다해서는 안 됩니다. 여러분이 암을 앓으면서 시간이 흐르다 보면 아주 많고도 다양한 의사들을 만나게 되는데, 이 때 여러분이 항상 신뢰하면서 대화를 나눌 수 있는 파트너와 함께 있다는 것은 도움이 되는 일입니다.

여러분을 담당하는 의사가 여러분을 단지 하나의 사건으로 간주하고 있다고 느껴질 때는 여러분이 신뢰의 기반을 가지고 있는 것

이 아닙니다. 여러분이 신뢰의 기반을 가지고 있는 것은, 여러분이 담당 의사에게 모든 문제를 털어놓을 수 있을 때뿐입니다.

문제점이 없는 것은 아니지만, 미래지향적인 정보 매체라 할 수 있는 것은 인터넷입니다. 인터넷에서 "암 질병"이라는 주제를 찾아보면 수백만 개의 사이트가 있고, 이런 사이트는 월드 와이드 웨브(Worldwideweb)에 접속되어 있습니다. 물론 사람들은 여기에서 정보의 밀림 속에 빠져서 길을 잃어버리기 쉽습니다. 특히나 인터넷에 있는 정보는 대부분이 전혀 걸러지지 않은 것이기 때문입니다. 이 책의 많은 장(章)과 부록에 수록한 Info(정보) 상자 속에 기재된 인터넷 주소는 여러분이 방향을 잡는 데에 도움이 될 것입니다. 여러분이 매우 다양하게 제공되는 정보를 접할 때, 그 정보를 제공하는 측이 아무런 사심이 없는 것인지 아니면 정보를 제공하는 뒷면에 금전적인 관심이 있는지를 항상 꼼꼼하게 살펴보십시오. 효과가 있다고 거짓으로 지어낸 이야기에 대해서는 의심을 품으십시오. 그렇지만 여러분 자신이 지니고 있는 치유 능력에 대한 믿음을 문제 삼지는 않도록 하십시오. 유감스러운 것은 인터넷에서도 암이라는 질병을 가지고 장사를 하고 있다는 점입니다. 한편 안야 포르브리거라는 여성을 예로 들 수 있습니다. 포르브리거가 만들어낸 인카넷(Inkanet)[14]은 어떠한 것에도 예속되어 있지 않으면서 오로지 환자를 중

---

14) "인카넷(Inkanet)"이라는 말 중에서 "인카(INKA)"는 "암 환자와 그 가족·친지들을 위한 정보 인터넷(Informationsnetz für Krebspatienten und ihre Angehörigen)"을 뜻한다.

심에 두고 있는 정보 인터넷 사이트라 할 수 있습니다.

- Beyersdorff, Dietrich(2002) 전체적인 암 치료를 위한 3가지 주요 안내 사항(Der große TRIAS Ratgeber zur ganzheitlichen Krebsbehandlung). Trias
- http://www.inkanet.de
- http://www.krebsinformation.de
- http://www.biokrebs.de

개인에게 맞는 방법을 신뢰한다

✽ 많은 종류의 암에 있어서, 암이 진단된 다음에 가장 먼저 취하게 되는 중요한 치료 조치로서, 수술(⇒70-75쪽)을 하는 수가 자주 있습니다. 여러분이 수술의 방법과 범위에 대하여 질문을 한다면, 벌써 여러 가지 서로 다른 의학적인 견해와 마주치게 됩니다. 예를 들어, 몇 년 전에는 유방암의 경우 근치 수술[15]을 했는데, 오늘날에는 일반적으로 유방암을 앓는 여성의 행복과 이득을 고려하여 수술 기법을 달리 합니다.

그런 이유에서 여러분은 계획된 대로 절제 수술 요법을 받기 전에 항상 가능한 한 충분한 정보를 얻도록 하십시오. 왜냐하면 그 절제 수술 요법도 항상 유일한 치료 방법이라고 할 수는 없기 때문입니다. 정보에 대해 문의하고 알아내는 것은 많은 경우에 힘든 일입니다. 그렇지만 여러분이 알아낸 정보에 대하여 만족할 때까지 문의하고 알아내도록 하십시오. 여러분이 결정 내린 내용이 확실하지 않을 경우에는 다른 전문가의 의견을 구하도록 하십시오. 이른바 "두 번

---

[15] 유방암의 근치(根治) 수술에서는 암이 있는 유방과 주변의 근육 및 림프절을 절제한다.

째 의견(second opinion)"도 또한 정통 의학에서 점점 더 많이 받아들이는 추세입니다. 여러분이 한 가지 치료법 – 이것이 정통 의학이든지 아니면 정통이 아닌 의학이든지 관계없이 – 에 더 잘 공감하고 이해할수록 여러분은 마음 속으로 그 치료법을 더 잘 지지하고 또 그럼으로써 여러분의 질병을 치료하는 과정에 더 잘 협력하게 될 것입니다. 예를 들어, 여러분이 화학 요법에 대해 마음 속으로 수긍하는 결정을 내린다면 여러분은 그 화학 요법을 받음으로써 분명히 더 좋은 효과를 얻을 것입니다. 몇 가지 결정은 여러분 자신만이 할 수 있고, 이러한 결정은 흔히 외줄을 타는 듯이 위험스럽기도 합니다. 여러분이 앓고 있는 병이 절대로 재발하지 않을 것이라거나 그 암이 전이되지 않으리라고 오늘 여러분에게 약속할 수 있는 사람은 아무도 없습니다. 통계란 암의 여러 속성 중에서 단지 아주 적은 부분만을 실제도 표현하고 있는 것입니다. 백분율로 표현한 확률이라는 것도 개별 환자의 경우를 고려해 본다면 그 중요성이 자꾸만 줄어드는 것입니다!

가장 중요한 것은, 여러분이 결단을 내리는 데에 있어서, 꼭 필요한 합리적인 정보 이외에, 정서적인 분야도 함께 참작해야 한다는 것입니다.

여러분의 감정과 느낌에 귀를 기울이십시오. 자신의 감정과 느낌, 그리고 예감에 주의를 하지 않았다고 나중에 스스로를 질책하는 환자들이 너무나도 많습니다. 암이라는 질병에 있어서 느낌이란 분명히 가끔 개미 쳇바퀴 도는 식일 수도 있습니다. 그러나 마음 속 가장 깊숙한 곳에 '근본적인 느낌'이 있어서, 여러분은 이 '근본적인 느낌'으로 가는 통로를 찾아내야만 하는 것입니다. 여러분을 이해하는 사람들과 함께 이 느낌에 대하여 이야기하십시오. 합리적이고 정서적인 영역에 있어서 개인에게 맞는 공통 집합을 모두 다 찾아내는 것이 그 요령입니다. 여러분이 처음부터 암을 없애버리는 방법을 찾으려고 하지는 마십시오. 오히려 여러분의 삶에 대하여 신뢰감을 쌓도록 하십시오.

여러분에게 주어지는 만남과 충고와 도움에 대하여 열린 마음으로 대하십시오. 한편으로 중요한 것은, "암이라는 질병은 어떤 것이나 어느 한 사람에게 개별적으로 속해 있는 것이다. 그래서 한 암 환자의 질병의 경과와 치료의 진행 과정을 다른 암 환자에게도 그대로 간단하게 옮겨서 적용할 수 있는 것은 아니다"라는 사실을 알아야 한다는 점입니다. 다른 한편으로, 비슷한 운명에 처해 있는 환자들은 매우 도움이 되는 조언을 해 줄 수 있고 암이라는 질병을 다루는 데에 있어서 여러분이 마주치는 문제를 이해해 줄 수 있습니다.

의사들, 가족, 친구, 그리고 다른 암 환자들의 조언을 들을 때, 여러분은 "현실은 항상 주관적으로 경험할 수 있는 것이며 주관적으로 모습을 나타낸다"라는 점을 끊임없이 생각해야만 합니다. 여러분에게 나름대로 주어진 현실, 그리고 그 현실을 어떻게 인식하느냐에 따라 최종적으로 여러분의 운명이 정해집니다. 매 순간마다 여러분의 생명체 안에서는 수 조 가지의 대사 반응이 세포에서 일어납니다 ('조'란 1에 0을 12개 붙인 숫자, 즉 1,000,000,000,000입니다). 그래서 여러분은 이 대사 반응에 아주 많은 영향을 줄 수 있습니다.

만일 여러분이 현실을 단지 부정적으로만 경험하고 있다면, 여러분은 의도적으로 긍정적인 순간들을 찾아내십시오. 왜냐하면 이런 방법을 써야만 여러분의 내적인 치유 능력을 북돋아줄 수 있기 때문입니다.

몇몇 암 환자들은 암을 이겨내기 위하여 자신의 삶을 완전히 바꾸었습니다. 어떤 암 환자들에게는 이렇게 접근하는 것이 아주 큰 도움이 되겠지만, 다른 암 환자들의 경우에는 매일 매일의 문제가 쌓여 있는 삶에 대한 자세를 조금만 바꾸어도 충분히 의미가 있을 것입니다. 즉 필요한 의학적인 조치 이외에도, 어떻게 하면 몸과 영혼과 마음이 함께 더욱 조화를 이루게 할 수 있을까 하는 방법도 항상 추구하도록 하십시오. 그러기 위하여 여러분이 아침부터 저녁까지 명상에 잠겨 있어야 하는 것도 아니고, 정신과 의사를 여기 저기 찾아 다녀야 하는 것도 아닙니다. 오히려 여러분은, 조화를 추구하는 것이 현자의 편안한 느낌을 얼마나 북돋아주고 또 영혼이 균형을 유지하는 데에 얼마나 도움이 되는지에 따라 평가해야 할 것입니다.

암을 치료하면서 이례적인 방법들 – 이런 방법들에 대하여 여러분의 주변에 있는 사람들이 의심의 눈초리를 보일지라도 – 을 사용할 수도 있으므로, 그에 대해 마음의 준비를 단단히 하십시오. 수많은 의사들이 증언하는 바에 의하면, 익숙한 방법을 버리고 담당 의사에게 반론을 제기할 마음의 준비가 되어 있는 암 환자들에서 치유의 가능성이 더 높다고 합니다.

"나는 당신을 믿습니다! 당신은 해 낼 수 있습니다!"라고 자꾸 되풀이해서 말할 수 있는, 믿을 만한 사람을 찾으십시오.

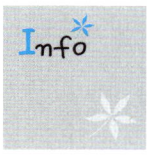

- 소책자 "분별력 있는 암 환자" (Broschüre "Der mündige Krebspatient"), GfBK 전화: 0 62 21/13 80 20
- http://www.biokrebs.de

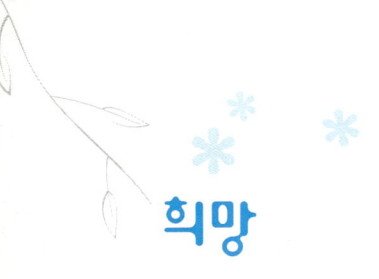

희망

 암을 치료하는 데 있어서 희망은 생명을 구할 수 있는 신비의 영약으로서 중요한 것입니다. 희망에 대해서는 결코 논란을 제기하지 마십시오. 무엇보다도 통계 수치를 대면서 희망을 꺾지는 마십시오. 여러분을 담당하는 의사들에게 맡겨진 과제란, 여러분의 희망이 지향하는 목표 안에서 여러분에게 확신을 주는 것이 되어야 합니다. 희망이란, 어떤 상태가 결코 변하지 않지만 긍정적인 방향으로 변할 수 있다는 믿음입니다. 긍정적인 변화란 강한 믿음이 있다고 해서 아니면 효과가 큰 어떤 물질을 투여한다고 해서 억지로 이루어질 수는 없습니다!

 의학적-과학적으로 예후를 판단해 보았을 때 어떤 약제가 여러분에게 결코 도움이 될 수 없는데도, 그 약제가 여러분에게 도움이 되는 경우는 분명히 있을 수 있습니다.

 개인적으로 암이 나을 수 있다는 긍정적인 태도를 취하는 것은, 건강을 회복하는 데 중요한 순간입니다. 여러분이 이런 희망을 포기하지 않는다면, 결코 어떠한 절망적인 예후도 또한 없을 것입니다! 정통 의학에서뿐만 아니라 보완-대체 의학의 분야에서도 도덕적이고 윤리적인 면을 완전히 무시하고 암을 치료함으로써 돈만 벌려고 하는 사람들이 있습니다. 이것은 겉치레로 하는 말이 아닙니다. 이런 사람들이 '알면서도 속이는 것'과 '거짓 희망을 갖게 하는 것'을 동일시해서는 안 됩니다. "다른 방법을 쓰거나 다른 의사에게 가면 안 되니, 오직 이 방법만 쓰거나 이 의사에게만 가야 한다"라고 주장한다면, 여러분은 그에 대해 의심을 두도록 하십시오. 또한 그 방법을 쓰거나 그 의사에게 갔을 때 여러분이 개인적으로 결단을 내리는 데에 자유롭지 못하다고 느낀다면, 마찬가지로 그에 대해서도 의심을 두도록 하십시오. "과학적이다"라고 주장하는 것도 마찬가지로 의문시해야 합니다. "전체적으로 본다"라고 주장하는 것에 대해서도 마찬가지로 의심을 두어야 합니다. 의학의 모든 분야에는 이단자들이 있습니다. 여러분이 그런 이단자들을 따르다가, 여러분 나름대로 치료할 수 있는 방법을 놓치는 일은 없도록 하십시오.

그러나 희망을 가진다는 것은, 눈 앞에 보이는 목표, 즉 질병을 물리치고 싶어 하는 희망만을 뜻하는 것은 아닙니다. 암이라는 질병을 이겨낸다는 것이, 결코 항상 성공할 수 있는 것은 아닙니다. 그리고 암을 이겨내지 못하는 경우에도 희망을 말할 수는 있습니다. 또한 희망이라 하면, 존재에 대한 영적인 질문 및 종교적인 질문 - 아니면 이 두 가지 중 한 가지 - 과 씨름하는 것까지 포괄합니다. 모든 종교에 공통적인 것은 죽음 후에도 삶이 있다고 확실히 믿는다는 점입니다. 여러분의 믿음과 상관없이 진정한 희망은 우리 존재의 다른 차원과 대결함으로써만 성장할 수 있는 것입니다.

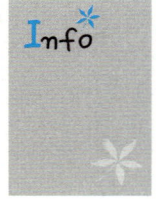
- Stangl, Anton und Marie-Luise (2000) 치유에 대한 희망 — 중병을 앓는 중에 영혼의 균형을 유지하는 방법 (Hoffnung auf Heilung — seelisches Gleichgewicht bei schwerer Krankheit). Econ

내적인 치유 능력

우리가 내적인 치유 능력에 대해 신뢰하는 경우는 자주 있습니다. 그렇지만 실제로 내적인 치유 능력은 그보다 더 뛰어난 것입니다. 우리는 암이 완전히 폭발했을 때 암을 알아볼 수 있습니다. 그런데 이 내적인 치유 능력이 작용하면 암이 폭발하여 우리가 알아보기 전에 암이 이미 사라져 버리는 수가 많습니다. 모든 건강한 생명체 안에서 날마다 암 세포가 생겨나고 있고, 신체 고유의 방어 체계가 이 암 세포들을 제거하게 됩니다. 사람이라는 기업체 안에는 70조 개의 협력체들이 고용되어 있습니다. 그렇게 많은 세포들이 사람의 몸 안에서 일하고 있습니다. 70조 개라는 숫자는 이 지구 상에 사는 사람 수의 15,000배가 됩니다. 이 거대한 재벌(財閥)같은 체계에서는 날마다 6천억 개의 구성원들이 떨어져 나가고, 그와 같은 수의 세포들이 날마다 새로 만들어져서 그 체계 속으로 다시 끼어 들어 갑니다.

매 초마다 신체는 우리의 대사 과정 안에서 약 10^{30} 가지의 화학적인 수술 내지 활동을 해냅니다. 스스로 치유하는 능력이 결정적으로 뒷받침해 주지 않는다면, 어떠한 외과 의사도 아니면 어떠한 영혼 치유자도 효과적으로 일할 수는 없을 것입니다.

암 혼자는 스스로 치유하는 능력에 대한 믿음을 잃어버릴 소지가 있습니다. 의심한다는 것은 타당한 일입니다. 왜냐하면 결국 확실치 않은 이유 때문에 내적인 치유 능력이 제대로 기능을 발휘하지 못했기 때문입니다. 제대로 기능을 발휘했더라면 암이라는 질병이 전혀 발생하지 않았을 것입니다. 그럼에도 불구하고 치료 방법을 찾기 위해서는, 몸과 영혼이 지니고 있는 방어 능력을 동원하는 것이 가장 중요합니다. 사실 암에 있어서 자연 치유라는 것이 – 드물기는 하지만 – 이루어지고 있습니다. 그리고 이러한 모든 자연 치유는 생명체 안에 치유의 잠재력이 있다는 증거입니다.

알베르트 슈바이처는 의학 담당 기자에게서, 무당이 병을 낫게 하는 것에 대해 설명해 달라는 부탁을 받고 다음과 같이 대답했습니다. 즉 "무당은 히포크라테스 이래로 많은 의사들이 잊고 있었던 무엇인가를 하는 것입니다. 무당은 환자의 몸 안에 있는 의사가 기능을 발휘할 수 있도록 허락해 줍니다."라는 대답이었습니다. 모든 암 환자에 있어서 의학적인 치료 조치 외에 내적인 치유 능력으로 향하는 통로를 찾아보는 것이 중요합니다(⇒361쪽 이하). 이 과정에서 어떤 방법이나 방식을 사용하느냐는 개인적인 성향과 느낌에 맡기게 됩니다. 가능한 한 빨리, 여러분 자신과 규칙적으로 이야기를 나누는 시간을 가지도록 하십시오!

- Hirschberg, Caryle (1998) 자신의 힘으로 건강을 찾는 방법(Gesundwerden aus eigener Kraft). Knaur
- Martin Müller-Stahl, Dirk-Ingo Wolfrum (2004) 암환자들, 가족·친지들, 간호사들 및 의사들이 희망을 갖도록 동기를 유발시키는 방법(Motivation zur Hoffnung für Krebskranke, Angehörige, Pflegende und Ärzte). KVC-Verlag

건강을 위하여?
아니면 질병에 맞서서?

❋ **정통 의학은 암 덩어리를** 떼어 내거나 몸 안에 있는 암 세포를 파괴하여 무해하게 만드는 데에 아주 많은 노력을 하고 있습니다. 먼저 이런 조치는 많은 경우에서 큰 성과를 거두고 있습니다. 그러나 가장 흔한 문제는 재발하거나 전이될 위험성이 있다는 점입니다. 여기에서 의학은, 몸과 영혼이 지니고 있는 방어 능력을 강하게 해 줌으로써, 환자의 면역 기능을 강하게 해주는 쪽으로 방향을 잡을 수 있습니다.

암이라는 질병을 일으키는 원인은, 한 가지가 아니고 여러 가지입니다. 이 여러 가지 원인들이 서로 작용하면, 하나하나의 원인이 지니고 있는 부정적인 영향이 강해지고, 암이라는 질병이 생길 수 있습니다. 그러므로 병의 치료를 목표로 하면서 포괄적이고도 적절한 조치를 취할 때는, 우리 존재의 모든 영역을 고려해야 합니다. 여기에서 말하는 우리 존재의 영역에는, 신체적인 영역, 정서적인 영역, 마음이나 영혼과 관련된 영역, 사회적인 영역, 그리고 영적-종교적인 영역이 있습니다.

암이라는 질병을 앓게 됨으로써 중요한 것은 개인적으로 어떤 방도를 취할 것인가를 찾아내는 일입니다. 여러분은 자신의 건강을 위하여 그리고 여러분이 편안한 느낌을 누리기 위하여 아주 많은 것들을 할 수 있습니다. 예를 들면, 나름대로의 창의력을 찾아내어 발전시키거나, 명상을 좋아하는 성향을 이용하거나(⇒370쪽), 운동을 하거나(⇒361쪽) 아니면 건강에 도움이 되는 영양분을 섭취하는 것(⇒264쪽 이하) 등을 들 수 있습니다. 사람들이 암을 유발하는 모든 요인을 피하기는 어렵습니다. 마찬가지로, 건강을 위해서 무엇인가를 해 보도록 안간힘을 다해서 노력을 해야만 하지만, 제대로 해내지 못하고 있습니다. 건강 제일주의자들은 스스로 즐거움을 느끼지도 못하고 다른 사람들을 즐겁게 하지도 못합니다. 오히려, 예를 들어 몸을 건강하게 해 주는 알약이라면 어떤 것이든지 가리지 않고 아침부터 저녁까지 꿀떡 삼켜 댄다거나, 아니면 이 의사를 쫓아다니고 저 의사를 쫓아다니면서 괴로워합니다.

여러분에게 적절한 만큼 절제를 하고 생활에서 적절한 리듬을 찾도록 하십시오. 여러분이 건강해지고 편안한 느낌을 가질 수 있도록 즐거운 마음으로 노력하십시오. 아주 부담스러운 치료를 받을 때나 암의 진행 정도가 심한 경우에도, 환자 개인이 가능한 한 편안하다고 느낄 수 있도록 도와주는 것이 중요합니다.

어떤 치료 방법이 믿을 만하다고 받아들이는 기준을 제시할 수 있습니다. 그것은 개인적인 느낌으로서, "그 치료를 받았더니 효과가 있구나! 담당 의사가 나을 수 있다는 희망을 준 것이 결코 거짓이 아니구나!"라는 느낌이 들어야 한다는 점입니다. 만약 여러분의 의사(意思)와 관계없이 어떤 결정이 내려지거나 어떤 치료에 대해 여러분이 많은 돈을 지불해야 한다면 무조건 의심해 보아야 합니다!

암을 몸 안에 지니고 산다

✽ **종양을 항상 제거할** 수 있는 것은 아닙니다. 그렇지만 이런 이유 때문에 암의 치료를 포기한다는 것은 결코 있을 수 없는 일입니다. 어떤 병에 걸렸을 때 체념하는 것과 지금 보기에 어쩔 수 없는 상황을 받아들이는 것 사이에는 엄청난 차이가 있습니다. 암이 자라다가 멈추거나 천천히 진행되고 있다면, 여러분은 여러 해 동안 그리고 삶의 질을 훌륭하게 유지하면서 살 수 있습니다. 다시 말해서 암을 몸 안에 지니고서도 살 수 있는 것입니다!

물론 여러분은 – 더 나아가 – 암이 없이 살겠다는 목표를 눈 앞에 두고 있어야 합니다. 그러나 여러분은 부디 이러한 목표에 집착하지는 마십시오. 오히려 일상 생활에서 여러 가지 일이나 사물을 대하면서 편안한 느낌과 기쁨을 누릴 수 있는 방법을 찾으십시오. 몸 안에 암을 지니고 있으면서도 여러분은 계속 살아갈 수 있습니다.

조만간 여러분은 이 암이라는 질병이 어떤 의미를 지니고 있는지 묻게 될 것입니다. 이러한 물음은 합당한 것이고, 암이 어떻게 진행하는지 더 잘 이해하는 데에 도움이 될 수 있습니다. 사실 인간이라는 피조물에 있어서 의미가 없는 것은 아무 것도 없습니다. 그럼에도 불구하고 우리로서는 "우리의 미약한 이해력으로 그 의미를 항상 이해할 수는 없고, 또한 항상 이해가 되어서도 안 된다."라는 점을 받아들일 필요가 있습니다. 많은 경우에 있어서 암이라는 질병은 ― 간단히 말해서 ― 이해할 수 없는 것입니다.

암을 극복하려고 하는 경우에 있어서, 죄책감을 느끼는 것은 적합하지 않습니다. 자신에게 질병이 있다고 해서, 자기 자신이나 다른 사람이나 생활 형편을 탓한다면, 불필요하게 책임을 지우는 셈입니다. 여러분이 어떠한 책을 읽더라도 죄책감을 느끼지는 마십시오. 또한 어떠한 담당 의사나 다른 의사도 또는 동료 환자도, 여러분이 죄책감을 느끼도록 암시해서는 안 됩니다.

"왜"라는 질문을 가지고 괴로워하지 말고, 병이 낫는 과정에 대해 더 많은 관심을 두도록 하십시오. 자신이 지니고 있는 무의식적인 기분과 입장, 정서적인 상태, 습관적인 행동과 태도 등에 대해 깊이 생각해 볼 필요가 있습니다. 이 경우에 해야 할 일을 하지 않은 결과로 암이 생겼다고 생각해서는 안 됩니다. 여러분은 지금까지 살아오면서 아마도 어떤 문제나 입장(立場)에 대해서 전혀 주의를 기울이지 않았거나 거의 주의를 기울이지 않았던 점이 있을 것입니다. 그러다가 여러분이 암을 앓으면서 그런 문제나 입장에 주의를 기울이는 수가 있습니다. 그렇지만 암이란 여러분이 그런 문제를 제기하고 그런 입장을 취하는 데에 몰두하게 하는 유발 인자일 뿐입니다.

여러분은 암이라는 질병을 앓고 있고, 또 암과 함께 온갖 것들이 여러분에게 다가오고 있습니다. 그렇지만 여러분은 삶(Leben)에 중요한 네 가지 L-비타민에 대해 자꾸만 되풀이해서 생각하십시오. 그 네 가지 L-비타민이란 웃음(Lachen), 사랑(Lieben), 즐거움(Lust), 그리고 마음의 자유(Loslassen)입니다. 여러분 자신의 마음속에서 더 자주 미소를 짓고 또 지금까지 이룩한 것에 대해 자기 자신을 어루만질 수 있도록 마음의 준비를 하십시오. 병에 대해 관심을 두면서도, 삶에 대해 더 많은 관심을 두도록 하십시오.

정통의학 및 그 중 생소한 분야들

암을 접하기 시작하면서, 여러분은 진단과 치료에 있어서 항상 정통의학 또는 이른바 학교 의학과 마주치게 됩니다.

여러분이 다음의 페이지에서 얻는 정보는 짤막하고도 중요하지만, 또한 정통의학의 가장 중요한 주제들에 대해서 비판적이기도 합니다.

여러분은 정통의학의 주제들에 대한 가장 중요한 정보를 얻음으로써, 여러분을 치료하는 의사들에게 목적의식을 지니고 질문을 할 수 있습니다.

따라서 여러분은 정통의학 중 어느 부분이 여러분에게 중요할지를 스스로 결정할 수 있게 됩니다.

의학에서조차도 생소하다고 간주되는 가장 새로운 방법들이 또한 제시될 것입니다.

정통의학에서 여러분에게 제공하는 가장 좋은 방법과, 처음부터 여러분에게 중요한 생물학적이고 전체적인 방법을 하나로 결합하십시오.

진단법
암에 대한 주의 조치
- 정통 의학의 관점에서

✳ "암을 빨리 발견할수록, 암이 나을 가능성은 더 높아진다." 이것은 대부분의 암에 적용되는 사실입니다. 여러분의 몸에 다음과 같은 암의 징후 중 한 가지가 나타난다면, 여러분은 의사에게서 철저한 검사를 받아야 합니다. 그래야만 그 원인이 암인지 아니면 다른 질병인지 확인할 수 있습니다.

■ 상처가 낫지 않거나, 피부나 점막에 있는 궤양이 낫지 않을 때.
■ 피부 안에 또는 피부보다 깊은 곳에 결절이나 종기가 있을 때, 특히 림프절의 부기(목, 겨드랑이, 샅굴 부위)와 마찬가지로 젖샘이 있는 부위에서 발생할 때.
■ 무사마귀나 점에 어떠한 변화라도 생겼을 때(염증이 생기거나 피가 나거나 더 커질 때).

- 소화 습관에 변화가 생겨서, 위나 창자의 기능 또는 삼키는 기능에 계속 지장이 있을 때. 몸무게가 심하게 줄어들거나, 얼굴이 눈에 띄게 창백하거나, 원인은 알 수 없으나 전반적으로 허약해졌을 때.
- 쉰 목소리 또는 새로 발생한 기침이 3 주 이상 계속될 때.
- 몸에 있는 여러 구멍 중 한 곳에서 비정상적인 분비물, 특히 피나 고름이 나올 때. 오줌 누는 데에 장애가 있거나, 오줌을 눌 때 아프거나, 오줌에 피가 섞일 때.
- 월경이 불규칙적으로 되거나 질 분비물에 피가 섞이거나, 또는 월경이 끝난 뒤에 출혈이 있거나 분비물에 피가 섞이는 경우.

일반적인 주의 조치로서는 다음과 같은 추천 사항들이 중요합니다.
- 여러분의 영혼이 무엇을 필요로 하는지 주의를 기울이고, 직업 생활이나 개인 생활에서 큰 부담이 가거나 만성적인 스트레스가 될 만한 상황에 빠지지 않도록 하십시오.
- 담배를 피우지 마십시오. 술은 적당한 양만 마시도록 하십시오.
- 강한 햇빛을 쬐지 않도록 하고, 일광욕을 오랜 시간 하지 않도록 하십시오.
- 신선한 과일과 야채, 그리고 섬유질이 많이 함유된 곡류 제품을 드십시오. 비만이 되지 않게 하십시오.
- 정기 검진을 받으십시오.
- 여성에게 중요한 것이 있습니다. 유방을 정기적으로 검사하십시오.

유전자 검사

❋ 의학에서 유전자 검사는 그 중요성이 점점 더해가고 있습니다. 현재 모든 암 질병의 약 10%는 유전될 소지가 있다고 생각되고 있습니다. 그래서 사람들은 유전자를 분석함으로써 암의 위험성이 높은지를 조기에 확인할 수 있기를 바랍니다. 일반적으로, 암을 유발하는 유전자와 암을 억제하는 유전자를 구별합니다. 여기서 암을 억제하는 유전자에 장애가 생기는 경우가 더 중요할 것으로 생각됩니다. 현재 유전자 검사가 무엇보다도 중요한 경우는 가족 안에서 암이 자꾸만 발생할 때입니다. 더욱이 암의 위험성이 예상했던 것도 더 낮다고 입증한다는 것이 특히 중요합니다. 그와 반대로 암의 위험성이 예상보다 높은 경우에는 검사 결과 때문에 정신적으로 큰 부담을 받게 됩니다.

암의 발생에 관여하는 모든 유전자가 이미 규명되어 있는 것은 아닙니다. 그리고 현재 사용되는 유전자 검사로는, 암이 실제로 발생할지 또는 일반적으로 암이 발생할 확률에 대해 확답을 하기가 아주 어렵습니다.

그와 반대로, 어떤 사람에게서 암을 유발하는 유전자가 발견되면 분명히 그 사람은 암에 걸릴 소지가 크다고 낙인 찍힐 위험성이 있습니다. 그러면 그런 사람과 가까운 친척도 암의 위험성이 높다고 간주될 소지가 있습니다. 유전자 검사를 하여 암의 위험성이 높다는 결과가 나왔을 때 얻을 수 있는 한 가지 장점이 있다면, 철저한 예방 조치를 해야 한다는 근거가 된다는 점입니다. 단점으로는 암을 앓을 확률이 높다는 것을 알게 되는 점이 있습니다. 환자는 모르고 지낼 권리를 지니고 있으며, 인간 유전학 학회는, 이런 종류의 유전자 검사를 미성년자에게 절대로 시행하지 말라고 분명하게 권고하고 있습니다. 게다가 현재 암에 걸릴 확률을 알아보기 위하여 유전자 검사를 해 보면, 최대한으로 잡았을 때 모든 암 질환의 2%까지 걸릴 수 있다는 결론이 나옵니다. 또한 최근에 반도체 소자의 기술이 발달했다고 하더라도 윤리적인 문제를 해결해 주지는 못하고 있습니다. 이런 반도체 소자를 이용하면 유전자 분석의 결과를 내는 데에 시간이 덜 걸리고 장기적으로는 가격을 낮출 수 있습니다. 그렇지만 이런 방법만으로는 암을 앓고 있을 소지가 있는 사람에게 암을 더 효과적으로 예방할 수 있었다거나 더 좋은 치료를 제공하지는 못했습니다!

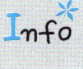

- 독일 인간 유전학 학회(Deutsche Gesellschaft für Humangenetik e.V.), Inselkammerstr. 4, 82008 München-Unterhaching, 전화: 0 89/55 02 78 55, 팩스: 0 89/55 02 78 56
- http://www.gfhev.de

혈액에서 암 세포를 증명하는 방법

❄ 누구든지 알고 있는 바와 같이 종양은 전이하게 됩니다. 전이는 암 세포가 혈액으로 운반될 때 생기는 것이며, 전이가 시작되었던 부위의 종양을 이미 수술로써 제거하더라도 전이는 생깁니다.

암 세포는 원래의 종양에서 떨어져 나와 여기 저기로 돌아다니는 경향이 있는데, 이런 경향이 환자에게는 매우 위험한 것입니다. 다른 한편으로는 암 세포가 이렇게 돌아다니기 때문에 방사선 치료나 화학 요법을 받은 후에 암 세포가 실제로 파괴되었는지를 진단하는 방법과 통제하는 방법이 새롭게 개발되어 나오고 있습니다.

유감스럽게도 종양이라는 질병에 대하여 또는 암 세포가 혈액 속에서 어떻게 돌아다니는지에 대하여 일반적으로 진단할 수 있는 믿을 만한 창법이 지금까지는 전혀 없습니다!

"임상 암 연구 2005"라는 유명한 학술 잡지에서 실제로 발표된 바에 의하면, 유방암 때문에 유방 절제술을 받은 여성들 중 3분의 1

은, 최소한 7년 내지 심지어 20년 이상 동안 암이 치유되었다고 간주되고 있는데도, 살아있는 암 세포들이 혈액 속에서 순환하고 있음이 발견되었습니다. 그렇지만 이 환자들 중에서 암이 재발했다고 입증할 만한 사례는 한 건도 없었습니다. 이것을 어떻게 설명해야 할까요? 연구자들은 이 여성들의 방어 체계는 어느 일정한 양의 암 세포들을 꼼짝 못하게 통제할 수 있는 것으로 보인다고 추론하고 있습니다. 과학자들이 추측하는 바로는, "혈액 속에서 떠다니는 세포들은 그 수명이 극히 제한되어 있으며, 몸 안에서 죽지 않고 살아남아서 평화적으로 공존하는 아주 작은 종양에서 유래한다"라는 것입니다.

아직은 시험 단계이지만 특별한 방법을 든다면, 새로운 레이저 검사의 도움을 받아 혈액 한 방울에서 암 세포들을 분리하는 것입니다. 이 레이저 검사를 하면 현미경 시야에서 형광을 내는 항체를 발견할 수 있게 됩니다. 이런 항체 중 한 가지는 '항-MUC-1'이라 하는데, 건강한 여성의 혈액보다도 유방 종양이 있는 여성의 혈액 안에서 더 높은 농도를 보입니다. 생물물리학자들은 암 세포의 특징을 나타내는 분자들이 밝은 빛을 내게 하기 위하여, 색소가 붙은 더듬자를 몸 안에 넣어서, 암 세포에 있는 목표가 되는 분자들에 부착하게 합니다. 붉은 레이저 광선이 이 암 세포들을 비추면 이 암 세포들은 자체적으로 빛 에너지를 방출하면서 빛을 내기 시작합니다.

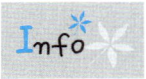 • http://www.medical-tribune.de/patienten/news

종양 표지자

❋ **종양 표지자란,** 암 세포의 자극을 받아서 생기는 여러 가지 성분입니다. 종양 표지자는 혈액에서 증명할 수 있고, 몇몇 암 종류에서는 소변에서도 증명해 낼 수 있습니다. 종양 표지자를 증경함으로써 암을 조기에 진단하고 싶어했지만, 이러한 희망이 지금까지는 거의 이루어지지 않았습니다. 다만 몇몇 암 질환 – 예를 들면, 전립샘암 – 을 조기에 진단하려는 조치로서 종양 표지자를 찾아내는 것은 중요합니다.

종양 표지자는 암에만 특이하게 나타나지 않는 수가 많고, 건강한 세포에서도 – 그 양이 많든 적든 – 분비되는 수가 있습니다. 종양 표지자는 다른 질병의 원인으로서 또는 특정한 치료의 결과로서 증가하는 수가 있고, 영양 상태에 따라 달라질 수도 있습니다. 그래서 예를 들면 담배를 피우는 사람들에게서는 CEA–수치가 항상 높습니다.

일부의 종양 표지자는 커다란 종양에서 처음에 너무나 많은 양이 생기므로 그 수치가 뚜렷하게 올라가면 계속 검사를 하게 하는 계기가 될 수 있습니다. 몇 가지 암이 있을 경우 종양 표지자를 검사하면 치료를 조절할 수 있고 재발을 적절한 시기에 진단하는 데에 적합합니다. 또한 암 환자가 회복기 치료를 받으면서 종양 표지자를 검사하는 것이 틀에 박힌 일상의 과정이 되는 수도 자주 있습니다. 그렇지만 이런 경우에도 종양 표지자가 있거나 없다고 해서 항상 암의 경과에 대해 확실하게 추론할 수 있는 것은 아닙니다.

많은 경우에 종양 표지자가 어느 정도 올라가게 되면, 암이 재발하거나 전이되었다는 암시라고 해석합니다. 그 다음에는 신중을 기하기 위해서 그 밖의 진단 조치를 계속해야만 합니다. 당사자인 환자가 이처럼 철저한 검사를 받게 되면 불안과 걱정을 느끼게 됩니다. 그렇지만 암이 새로 발생하지 않았더라도 종양 표지자의 수치가 올라가 있을 소지가 반드시 있습니다. 통상적인 검사를 한다고 해서 공포에 사로잡히거나, 검사를 받기 며칠 전부터 신경과민이 될 필요는 전혀 없습니다. 여러 가지 검사에서 수치가 계속적으로 두 배나 세 배로 올라 있을 때에야 비로소 이런 경향을 암의 재발이나 전이의 가능성이 높은 암시라고 해석하는 것입니다.

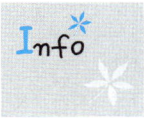

- http://www.biokrebs.de
- http://www.krebsinformation.de

악성 질환을 진단하고 치료하는 데에 영상을 이용하는 방법

❋ **영상을 이용하는 방법은** 암 진단에 있어서 점점 더 큰 위상을 차지하고 있으며, 치료에 있어서도 또한 ― 예를 들면, 수술 중 방사선 치료(⇒83/86쪽)나 지역적 깊은 온열요법(⇒181쪽)에서 통제 가능성으로서 ― 그 중요성이 점점 더 커지고 있습니다. 이 경우 영상으로 나타내는 진단 방법은 여러 가지 임상적인 진단 방법들 중 한 부분일 뿐입니다. 즉 종양 진단의 영역에 있어서 영상 진단 방법은 임상적인 진찰, 검사실 분석 및 조직 검사(생검)와 함께 병력(病歷)을 보완합니다.

오늘날 현대적인 영상 진단 방법은 높은 해상력을 지니고 있어서, 종양의 구조 및 종양을 이루는 분자에 관해 여러 가지 중요한 정보를 제공할 수 있습니다.

전산화 단층촬영(CT), 자기 공명 단층촬영(MRT 또는 MRI) 및 초음파 검사(US)를 사용하면, 종양의 종류와 종양이 퍼지고 침투하는 양상을 구조적으로 서로 구별하여 묘사할 수 있습니다.

CT-영상은 방사선에 대한 조직의 투과성이 서로 다르다는 점에 기초하고 있으며, 컴퓨터의 도움으로 조직의 투과성을 포착하여 영상으로 변환할 수 있습니다. CT-영상이 시간적으로나 공간적으로 해상력이 높다는 점도 있지만, 그밖에도 영상을 이용하는 방법은 이용 가능성이 높다는 장점이 있으므로 거의 대부분의 병원에서 그에 합당한 장비를 갖추고 있습니다. 그렇지만 단점이라면 이온화 효과 때문에 방사선에 노출된다는 점을 들 수 있습니다.

그와 반대로 MRT는 매우 강한 자장(磁場)을 이용하며, 양성자의 공명 신호가 몸 안에서 영상을 이루게 됩니다. 따라서 이런 기술을 사용하면 이온화하는 방사선이 나오지 않습니다. CT와는 반대로, MRT에서는 물렁조직 대조 효과가 높기 때문에 물렁조직에 대한 더욱 정확한 진단을 하기 위하여 이 방법을 사용하는 수가 많습니다. MRT를 사용하면 종양과 건강한 조직 사이의 경계선을 더 잘 볼 수 있습니다.

초음파 검사에서는 초음파를 사용하는데, 초음파는 이온화하지 않고, 진단하는 과정에서 조직에 손상을 주지 않습니다. 초음파는 조직 안에서 파동으로서 퍼지고 조직의 구조에 따라 서로 다른 방법으로 반사되며 따라서 마침내 영상 정보를 만들어냅니다. 초음파 검사의 적응증으로는 배안에서 치밀 조직으로 이루어진 장기, 목 부위(갑상샘 종양, 림프절) 또는 관절 구조를 보려 할 때 등을 들 수 있습니다.

초음파로 검사하면 물렁조직의 대조 효과가 매우 높게 하여 조직의 구조를 관찰할 수 있지만, 영상의 질은 '검사의 조건' 및 '검사자의 경험에 따라 영상을 평가하고 판독하는 능력'에 달려 있습니다. 따라서 초음파 검사는, 예를 들어 수술로 절제하는 계획을 세우는 데에는 적합하지 않습니다.

이처럼 영상을 이용하는 세 가지 방법 모두에 대하여 — 어떠한 것을 알아내고자 하는가에 따라서 — 조영제를 사용할 수 있습니다. 조영제를 사용하면 장기와 혈관 구조를 더 잘 볼 수 있고 여러 가지 병적인 변화(예를 들면 간 전이, 염증, 고름집 등)를 처음으로 알아낼 수 있게 됩니다.

양전자 방출 단층촬영술(PET)에서는, 조영제를 사용하지 않고, 이른바 "추적자"를 사용하여 기능적인 영상 데이터를 만들어냅니다. 추적자를 사용하면, 예를 들어 조직 안에서 당의 대사가 어떻게 이루어지는지 알 수 있고, 따라서 당이 조직 안에서 분포되고 축적되는 것을 정확하게 귀납적으로 추론할 수 있습니다. 그러나 단백질 대사를 브기 위해서 방사능 표지가 된 단백질 분자를 투여하기도 합니다. 특징적인 것은 종양 안에서 당의 대사율이 현저하게 증가하여 신호가 풍부하게 나타나므로 정상 조직과는 대조를 이루는 수가 흔히 있다는 점입니다. 더욱 최근에 등장한 추적자는, 당과는 달리, 조직을 더욱 특이적으로 보여주는데, 이는 이 추적자가 암 덩어리 속에 있는 특수한 수용체에 직접 결합하기 때문입니다.

전문가들은 PET가 암을 알아내는 데에 미래지향적인 방법이라고 간주하고 있습니다. 그렇지만 의료보험조합은 현재 PET에 대해서 비용을 지불하지 않고 있으며 이것은 합법적인 일입니다.

PET와 섬광조영술은 핵의학적인 방법입니다. 즉, 몸 안에서 나오는 "감마선"을 기록한다는 뜻입니다. 핵의학의 도움을 받으면 몸 안의 거의 모든 장기를 영상으로 나타낼 수 있습니다. 섬광조영술[16]은 그리스 말에서 온 것이며 "섬광"을 뜻하는 "스친티"와 "기록하다"를 뜻하는 "그라페인"으로 이루어져 있습니다. 섬광조영술이 사용되는 대표적인 예는 갑상샘 검사입니다.

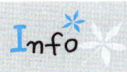

- http://www.krebsinformation.de

---

16) "섬광조영술"에 해당한 독일 낱말은 "스친티그라피(Szintigraphie)"이다.

유방 조영술 - 찬성과 반대

❋ 유방암은 여성의 암 중에서 26%를 차지하고 있어서 가장 흔한 암 종류입니다. 유방 조영술이라고 부르는 방사선 검사를 규칙적으로 받음으로써 유방암에 대한 단서를 조기에 찾아내려고 노력합니다.

그러나 가능한 한 모든 여성을 대상으로 자주 유방을 검사하는 것이 얼마나 이로울지에 대해서는 아직도 논란의 여지가 있습니다. 연구 결과에 의하면, 10년 동안의 기간에 규칙적으로 유방 조영술 검사를 받았던 1,000명의 여성 중 3명이 유방암으로 사망한 것으로 밝혀졌습니다. 그와는 달리 유방 조영술을 받지 않았던 1,000명의 여성 대조 그룹에서는 4명이 유방암으로 사망했습니다.

현재 독일에서 유방 조영술을 시행하고 그 결과를 평가하는 의사들이 수련을 받은 정도는 다양하고 그 실력도 천차만별입니다. 스칸디나비아와 네덜란드에서는 40세 이상의 여성은 2년마다 병원에서 유방 조영술을 받도록 서면으로 호출하고 있어서 더 나은 상황입니다. 이들 나라에서도 유방암이 새로 발생하는 것은 독일에서와 비슷하지만 유방 조영술에 찬성하는 사람들의 말에 의하면 유방암으로 사망하는 숫자가 독일의 절반 정도에 불과하다고 합니다.

독일에서, 유방 조영술 검사에 대해 국제적으로 요구하는 수준을 실제로 유지하고 있는 병원은 몇몇 대학 병원뿐입니다. 이른바 선별(選別) 검사[17] — 이는 현재도 보편적으로 이루어지고 있는데 — 를 하고 나면 많은 여성들이 매우 불안해하게 되고 잘못된 소견이 나오는 예가 많습니다.

잘못하여, 유방 조영술 검사를 받은 여성이 유방암에 걸렸다고 결과를 내는 상황에는 문제가 있습니다. 왜냐하면 이렇게 함으로써 그 여성이 불안해하고 불필요한 유방 절제 수술을 받게 되기 때문입니다. 앵글로색슨계의 나라들에서는 유방 조영술을 할 때마다 전문의 두 명이 그 소견을 판독해야만 합니다. 독일에서 전문 지식을 풍부하게 갖춘 부인과[18] 의사들의 의견에 의하면, 수많은 방사선과 의사들이 유방 조영술로 유방암이 의심된다고 판독했던 건들이 조직 검사 결과 정상으로 판명되었다고 합니다. 암의 선별 검사를 하면 암으로 진단되는 비율이 20–30% 늘어납니다. 이것은 과잉 진단 때문에 유방암이

---

[17] 선별 검사란, 겉으로는 건강한 것처럼 보이지만 질병에 걸려 있다고 생각되는 사람들을 골라내기 위한 검사이다. 질병을 진단하려는 것은 아니고, 많은 사람들 중에서 비교적 간단한 방법으로, 의심이 가는 사람을 골라내는 것이 목적이다. 선별된 사람은 더욱 상세한 검사를 받을 필요가 있다.
[18] 한국에서는 유방암 수술을 외과 의사들이 담당하지만 독일에서는 부인과 의사들이 담당하고 있다.

많아진다는 것을 뜻합니다. 이런 여성들이 선별 검사를 받지 않았더라면, 유방암이라고 진단되지 않았을 것입니다. 그러나 유방암이라고 진단되면 수술, 방사선 치료 또는 화학요법으로 치료받게 됩니다.

한편으로 유방 조영술 엑스선 사진에서 종양을 잘못 진단할 수도 있지만, 다른 한편으로는 유방 조영술에서 종양이 전혀 포착되지 않는 수도 있습니다. 심지어는 종양이 손으로 만져지는 데도 유방 조영술에서 나타나지 않는 수가 있습니다. 검사 받기 전에 2주 동안 호르몬 보충 제제를 절대로 복용하지 말라는 지시를 받는 여성은 아주 적습니다. 호르몬 보충 제제를 복용하는 모든 여성 중 3분의 1 이상에서는 유방 조직의 구조에 변화가 생깁니다. 호주에서 이루어진 어느 연구에 의하면, 호르몬을 전혀 복용하지 않았던 여성들에게 유방 조영슬을 받게 했더니 호르몬 요법을 받고 있던 여성들에 비해 유방암이 약 세 배 정도 자주 발견되었다고 합니다.

자기 공명 유방 조영술(MR-유방 조영술)은 임상에 적용된 지 거의 20년이 지났지만, 아직은 임상에서 진단을 하는 데에 그에 상응하게 사용되지 못하고 있습니다. MR-유방 조영술은 유방을 진단함에 있어서 새롭고 훨씬 더 정확하면서도 방사선을 쬐지 않는 방법입니다. 이 방법을 사용하면, 엑스선이나 초음파로 알아볼 수 없는, 몇 밀리미터 크기의 아주 작은 유방암을 확실히 진단할 수 있습니다. 그렇지만 이 방법을 사용하는 경우에도, 담당 의사가 철저하고도 충분한 수련을 거쳤을 경우에만, 진단을 정확히 내릴 수 있습니다.

자가 검진은 현재로서는 – 믿을 만한 선별 검사 방법을 사용하기 전까지는 – 종양을 조기에 알아내는 데에 가장 적합합니다. 여러분을 담당하는 산부인과 의사가 여러분에게 아무런 안내를 해 주지 않았다면, 인터넷에서 http://www.mamazone. de[19]를 검색하여 정확한 도움을 받도록 하십시오.

아무튼 유방암은 자가 검진을 통해 발견되는 수가 흔히 있습니다. 그래서 50세 이하의 여성에서는 차라리 유방 조영술 선별 검사를 받지 않도록 권고하고 있습니다. 유전적으로 유방암에 걸릴 성향이 있거나, 가족 중에 유방암에 걸린 사람이 있거나, 이미 유방암에 걸린 여성에 대해서는, 유방 조영술, 특히 MR-유방 조영술이 가장 좋은 방법입니다. 최근 몇 년 동안에 새롭게 알려진 바가 많이 있기는 하지만, 유방암과 그 진단에 대한 실제적인 지식의 수준은 불확실한 점이 아주 많습니다.

- Mühlhauser, Ingrid; Höldke, Birgit (2000) 유방 조영술: 유방암을 조기에 알아내기 위한 검사 (Mammographie: Brustkrebs-Früherkennungsuntersuchung). Kirchheim
- http://www.gesundheit.uni-hamburg.de
- http://www.brustkrebs.de
- http://www.mamazone.de

---

19) 이 사이트는 독일어로 되어 있으므로, 독자들에게 별로 도움이 되지 않을 것이다. 한글 사이트로는 "유방암 자가 검진"이라는 키워드로 검색하면 적절한 정보를 얻을 수 있다.

수술

수술에 대한 계획과 준비

✻ 고형 종양이 발견되면 일반적으로 수술이 가장 효과적인 치료 방법이라고 할 수 있습니다. 수술을 하는 목적은 종양을 근본적으로 제거하는 것인데, 림프절까지 포함해서 제거하는 수가 많습니다.

시간을 조금이라도 허비해서는 안 되지만 암이라는 진단을 받았다고 하여 성급하게 다루어야 한다는 뜻은 아닙니다. 즉시 메스를 대야 할 정도로 긴급한 경우는 드뭅니다.

서둘러야 하는 경우를 예로 든다면, 대장암이 있어서 큰창자가 곧 막히려 할 때입니다. 이런 경우에는 망설이지 않고 수술을 하여 암을 떼어내도록 해야 합니다. 한편 전립샘암의 초기에는 수술을 할 필요가 있는지를 아주 차분하게 논의해 볼 수 있습니다. 어쩌면 이 경우에는 항호르몬 요법을 시작하는 것이 적절한 선택일 수도 있습니다.

폭넓은 정보를 얻고 상황을 제대로 평가하는 것이 항상 더욱 중요합니다. 이 경우에 성급하게 정보를 모으는 것은 피해야 합니다. 오히려, 다가오는 일을 조용히 받아들일 수 있어야 하고, 이 때 가까이 있는 사람들과 충분히 이야기를 나누고 수술에 임하면서 영혼을 가다듬는 것이 좋습니다.

암을 떼어내는 수술을 받기 전에 미리, 지지해 주는 조치를 시작하고, 생물학적 활성이 있는 물질을 섭취하거나(⇒292쪽) 겨우살이 제제(⇒213쪽 이하)나 가슴샘 제제(⇒170쪽)처럼 면역 능력을 강하게 하는 약제를 사용하여 신체 고유의 방어 체계를 강하게 하는 것이 중요합니다.

많은 경우에 있어서 여러분이 수술 자체를 피할 수 없을지라도, 예정된 수술이 왜 필요한지를 물어보는 것은 여러분이 환자로서 지니는 권리입니다. 주치의, 개업해 있는 전문의, 종합병원의 전문의, 환자 자조 그룹, 친구들 및 자신이 아는 사람들에게 조언을 구하고 물어 보아야 합니다. 환자가 "두 번째 의견"을 얻어내려고 애쓰더라도, 의사는 결코 그 점을 나쁘게 받아들여서는 안 됩니다.

수술 기법이 빠른 속도로 발전하고 있기 때문에, 여러 병원에서 완전히 서로 다른 방법으로 수술이 이루어지는 수도 있습니다. 따라서 의심이 가는 경우에 여러분은 항상 또 다른 전문가의 의견(이른바 "두 번째 의견")을 알아보아야만 합니다. 마지막으로, 예를 들어 불가피하게 인공 창자 출구를 만드는 것이 아주 많은 종류의 불편한 점을 수반하는 결정이 되는지에 대해서 물어볼 수도 있습니다. 나이가 많은 남성에서 전립샘암은 항상 수술해야만 하는 것이 아니고, 기다리면서 관찰한다거나 방사선 치료의 특별한 형태로서 이른바 근접 치료[20]를 하도록 하는 것이 대안(代案)이 될 수도 있으며 이런 대안은 충분히 받아들일 만합니다. 유방암에서는 암의 크기를 줄이기 위하여 미리 화학요법을 하는 것(⇒98쪽 이하)이 중요할 수 있고, 그렇게 함으로써 나중에 유방 전체를 절제할 필요가 없어질 수도 있습니다. 마지막으로 유방암의 경우 다음과 같은 중요한 질문에 대해서 미리 명백히 해 두어야 합니다. 즉, "병원에서 일반적으로 하듯이 수술 중에 10개 내지 20개의 림프절을 떼어낼 것인가? 아니면 수술 중에 암 주변의 림프절에 표시하고 검사함으로써 그 림프절을 떼어낼 필요가 있는지를 확인해야 하는가?"입니다.

예정된 수술을 받았을 경우 국제적으로는 성공률이 얼마나 높은지 미리 알아보아야 합니다. 또 수술에 대해서는 큰 병원에 있는 경

---

[20] 근접 치료란, 방사선을 이용하여 치료하는 방법의 한 가지로, 전리방사선원을 치료받을 신체 표면이나 가까운 거리에 두고 행하는 요법이다.

험 많은 외과 의사에게만 마음을 터놓고 상의해야 합니다. 수술의 성공률은 수술하는 외과 의사에게 달려 있다고 입증되어 있습니다. 비교할 수 있는 환자 그룹 사이에 5년 생존율을 조사해 보면, 어느 외과 의사에게서 수술을 받느냐에 따라서 30퍼센트 이상 차이가 납니다.

외과적인 치료의 질을 표준화하기 위하여 독일 암 협회와 독일 외과의사협회는 기본적인 지침을 작성해 둔 바 있습니다. 무엇보다도 환자들은, 어려운 수술이나 복잡한 치료를 해야 할 경우에, 더 큰 치료 센터에서 치료하는 것이 더 좋습니다. 이자와 식도의 종양에 대한 수술을 할 때는 규모가 큰 치료 센터에서 치료하는 것이 더 낫다는 명백한 통계적인 근거가 있습니다.

외과 의사는 퇴원 후에 진료를 담당할 의사에게 모든 관련된 정보를 서류에 작성하여 전해 줌으로써, 서로 잘 협력할 수 있게 해 주어야 합니다. 외과적인 수술을 시행하고 그에 따른 위험성이나 있을 수 있는 결과에 대해서, 수술 받기 전날에야 비로소 설명하는 일은 없어야 합니다. 수술 전날은 환자가 수술에 동의한다고 서명해야 하는 때입니다. 계획된 수술에서 어느 범위까지 도려내게 되는지 상세한 정보를 얻어내십시오. 마찬가지로 검토해야 할 점은, 수술로 도려내기 전에, 종양 접종(⇒166/169쪽)이 의미가 있겠는지 하는 것입니다: 그래서 수술을 받기 전에 미리, 백신을 만들어내는 실험실과 접촉해 두어야 합니다. 최근 들어서는 특히 유방암에 대한 수술을 하기 전에, 암 덩어리를 줄이기 위하여 미리 화학요법을 받도록 강하게 권하고 있습니다. 종양의 크기가 작은데도 수술 전에 화학요법을 한다는 것은 비판적으로 보아야 할 일입니다.

마취를 하면 항상 어떤 위험성이 따르듯이, 수술을 하는 경우에도 항상 근본적으로 위험성이 따른다는 점을 염두에 두어야 합니다. 그렇지만 최근 몇 년 동안에 수술과 마취의 기술이 크게 발달했습니다. 수술을 준비하는 과정이 개선되었고 수술하는 기술이 세련되어서 오늘날에는 과거보다 수술을 훨씬 조심스럽게 하는 편이고, 치료의 성과도 분명히 더 나아졌습니다. 이삼십 년 전에는 생각지도 못했던 수술 방식이 그 동안에 보편적인 수술 기법으로 자리 잡게 되었습니다.

새로 개발된 '물 분사-메스'로 수술을 한 경우도 몇 건 있었습니다. 이 방법은 훨씬 더 조심스러운 방법이고, 따라서 나중에 수술 부위에 가까이 있던 장기에 기능 장애가 오는 일이 더 드물게 되었습니다.

수술이 어려울 때는 컴퓨터로 조작한 3차원 영상을 이용함으로써, 몸 안의 장기와 수술 과정을 통제할 수 있습니다.

전산화 단층촬영과 자기 공명 단층촬영(⇒62/65쪽)을 이용하여 현대적인 방법으로 영상을 얻음으로써 국소적인 종양 치료에 혁신적인 변화가 생겼습니다. 이런 장치를 밀리미터 단위로 상세하게 조작함으로써 조직을 계속 관찰하면서 아주 정밀하게 떼어낼 수 있고 효과적인 약물을 국소적으로 투여할 수 있으며, 종양에 열을 가하고, 골절 부위를 시멘트로 치료하고, 통증을 목적에 부합하게 치료할 수 있습니다.

오늘날에는, 깊은 곳에 위치한 대장암을 수술로 떼어 낼 때 큰창자의 출구를 인공적으로 만들지 않고도 할 수 있게 되었고, 유방암이 있을 경우 유방을 보존하면서 수술하는 수도 자주 있습니다.

최근에 와서는 수많은 대학 병원에서 몸의 기능을 강하게 해 주는 면역 요법을 받아들이게 되었습니다.

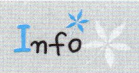 • http://www.krebsgesellschaft.de

최소 침습적인 기술
– LITT®, HITT®, 고주파 절제술

❋ **관례적으로 시행하는** 큰 수술 이외에도 종양을 제거하는 기술로서 아주 작게 절개하여 시행하는 수도 있고 전기, 열 또는 레이저로써 국소적으로 종양 조직을 파괴할 수 있습니다.

세포 성장 억제제나 방사능 물질을 직접 종양 속으로 넣는 방법도 또한 시험 대상이 되고 있습니다. 요즘 들어서 의사들은 이런 기술들을 점점 더 자주 사용하고 있습니다. 이러한 기술에는 장점이 많기도 하지만, 위험성도 있어서 제한된 경우에만 사용됩니다. 이런 기술이 적합한 경우는 무엇보다도 식도, 위, 그리고 창자의 부위에 종양이 있을 때입니다. 이런 최소 침습적 방법이 특히 중요한 것은, 진단 목적의 침습적 방법 – 예를 들면 반사 장치(내시경) – 을 바로 덧붙여서 사용할 수 있을 때입니다.

독일에 있는 수많은 대학 병원에서는 레이저 유발 사이질 열요법

(LITT®[21]), 고주파 유발 열요법(HITT®[22]) 또는 고주파 절제술을 사용합니다.

간 전이에 대해서는 수술적인 절제나 화학요법처럼 이미 확립된 방법이 있습니다. 그렇지만 이런 방법을 보완하고 싶어 하는 많은 환자들을 위해서, 레이저 유발 사이질 열요법(LITT®)과 같은 최소 침습적인 방법이 개발되었습니다. 이 방법을 사용하는 경우에는, 레이저 더듬자를 사용하여 안쪽에서부터 전이 병소에 열을 가하여 파괴합니다. 그렇지만 의료보험조합은 특별한 경우에만 비용을 부담합니다. 치료의 성과가 좋은 경우는 유방암이나 대장암이 진행되어서 간으로 전이되었을 때, 그리고 더 작은 간 종양이 있을 때입니다. 많은 환자들에서 이 방법을 사용하면, 간을 도려내지 않고 보존할 수 있습니다. 이런 최소 침습적인 방법은 현재 폐 전이를 치료하는 데에도 사용되고 있습니다.

프랑크푸르트 대학 병원에서 방사선과 교수로 있는 포글 박사는, 폐 전이가 있을 때 LITT®로 치료하는 것이 고주파 절제술보다 더 좋은 방법이라고 생각하고 있습니다. LITT®로 폐 전이를 치료할 때는, 주로 전산화 단층촬영(⇒62/63쪽)으로 통제하면서 시행하게 됩니다.

---

[21] Laserinduzierte Interstitielle Thermotherapie를 줄인 말이다.
[22] Hochfrequenzinduzierte Thermotherapie를 줄인 말이다.

- LITT®: 프랑크푸르트 대학 병원 방사선과 포글 교수 (Universitätsklinik Frankfurt, Radiologie, Prof. Dr. Vogl), 전화: 0 69/63 01-72 77
  http://www.kgu.de/zrad/Diagnostik/index.htm,
  http://www.trumpf-med.com/l
- HITT®: 에르랑엔 대학 병원 의학부 제1 클리닉 헨슬러 박사(Universitätsklinik Erlangen, Medizinische Klinik I, PD Dr. Johannes Hänsler), 전화: 0 91 31/85-3 50 57, www.med1.med.uni-erlangen.de

냉동 요법

❋ **냉동 요법은, 점점** 그 기술이 향상됨에 따라 무엇보다도 전립샘암을 치료하는 데에 있어서 정통 의학의 국소적인 치료 결과에 필적할 만한 위치에 이르게 되었습니다. 오늘날 미국에서 전립샘암의 일차적인 치료에 사용되는 방법 중에는 수술로 전립샘을 제거하는 방법, 외부의 방사선 치료, 이른바 근접 치료(내부에서 방사성 동위원소를 사용하는 방사선 치료)가 있고, 그 다음에 네 번째로 흔히 사용되는 것이 냉동 요법입니다.

냉동 요법에서는 암 조직을 얼리고 녹임으로써 통제하면서 암 조직을 죽이게 됩니다. 이 경우 암 세포들을 파괴하는 데에는 여러 가지 작용이 관여하고 있으며, 그런 작용으로는 빨리 얼리고, 천천히 녹이며, 이러한 차가움-따뜻함의 순환 과정을 되풀이하는 것을 들 수 있습니다.

냉동 요법은, 국소에 국한되어 있거나 국소에서 전이된 전립샘암을 지닌 환자가 다음과 같은 상황에 있을 때 적절한 치료 방법이 될 수 있습니다. 즉,

■ 방사선 치료가 충분히 효과를 내지 못할 때,

- 종양이 국소에 국한되어 있지만 수술 위험성이 높을 때,
- 조직학적으로 확인된 국소 재발로서, 초음파 검사로 위치를 확인할 수 있을 때,
- 환자가 수술을 거부할 때.

그렇지만 전립샘의 폭이 매우 넓을 때는 전립샘의 옆 부분이 골반뼈의 뒤쪽에 놓이게 되고 이 때는 이런 냉동 요법이 적절하지 않습니다. 또한 전립샘암이 재발했더라도 초음파 검사에서 나타나지 않으면 냉동 요법으로는 거의 치료할 수 없습니다. 가장 흔한 부작용은 발기 부전입니다. 오늘날 사용할 수 있는 3세대 냉동 요법은 거의 침습적이 아니어서 특정한 전제 조건에서는 근치 수술, 외부의 방사선 치료 또는 근접 치료에 대한 대안(代案)이 될 수 있습니다. 장기적인 결과는 아직 충분하게 나와 있지 않습니다. 전체적인 비용은 평균 8,500 유로가 들며, 이 비용은 환자가 모두 부담해야만 합니다. 그러나 특수한 경우에는 의료보험조합에서 비용을 부담합니다.

- 정보 안내지: 프랑크푸르트/마인 북서 병원, 비뇨기과 및 소아비뇨기과 클리닉(Nordwest Krankenhaus Frankfurt/Main, Klinik für Urologie und Kinderurologie) (CA Prof. Dr. E. Brecht), http://www.krankenhaus-nordwest.de/nwk/
- http://www.prostatakrebs-bps.de
- http://www.oncura.com/prostate-cryotherapy.html

빛 역학적인 레이저 요법

* **빛 역학적(力學的)인 레이저** 요법에서는, 빛에 의해 활성화될 수 있는 특정한 색소를 혈관 속에 주사합니다. 이렇게 주사한 성분은 '빛 증감제(增感劑)'라고도 일컫는데, 종양 안에 쌓이게 됩니다. 며칠 후에 암 조직과 건강한 조직 사이에 가장 적절한 분포 관계가 이루어지면, 특정한 파장의 빛을 종양에 쬡니다. 빛 증감제가 반응하여 빛 에너지를 산소 분자에게 전달하고, 산소 분자는 암 세포에 손상을 주게 됩니다. 이 과정에서 빛에 활성을 나타내는 색소와 분자가 부산물로 생기게 되는데, 이 색소와 분자도 암 세포의 막에 손상을 줍니다. 이 치료 방법이 성공하는 것은, 종양 안에 있는 빛 증감제의 농도가 어느 정도인지 또 충분한 양의 산소가 있는가에 달려 있습니다.

이 치료 방법에서 사용되는 빛은 엑스선보다 에너지를 훨씬 적게 지니고 있어서 정상적인 조직에는 손상을 주지 않습니다. 가시광선의 일부, 즉 파장이 긴 빨강색만 사용하는데, 레이저 기술을 사용하면 이 빨강색을 다발로 꾸려낼 수 있습니다.

빛을 유도하는 유리 섬유와 내시경을 이용하면 이 빛을 종양 쪽으로 끌어올 수 있습니다. 이 빛이 조직 속으로 6 밀리미터 깊이 이상은 도달할 수 없으므로, 이 방법으로 치료하는 것은 단지 작은 종양에서만 가능합니다. 기술적인 이유 때문에 이 방법은 사용이 극히 제한되어 있고, 어떤 종양의 초기에만 효과적으로 사용할 수 있습니다. 경우에 따라서 이미 림프절에 전이되어 있으면, 이 방법으로는 제거할 수 없습니다. 현재 이 방법은 피부와 점막에 암이 있는 경우에 연구 목적으로 사용되고 있고, 특히 입과 혀에 암이 있을 때 좋은 성과를 낼 수 있습니다.

이 빛역학적인 레이저 요법에 대한 연구에 있어서는, 암을 치료하는 효과를 더 좋게 할 뿐만 아니라, 부작용을 줄이는 데에 노력하고 있습니다. 빛 증감제는 온몸으로 퍼지기 때문에 이 치료를 받는 중에 환자는 빛에 매우 예민해지고 약 1주 동안 어두운 방에서 지내야 합니다. 이 치료를 받은 환자들은 직사광선을 몇 주 동안 피해야 합니다. 그 밖에도 치료받은 조직의 부위에 심한 통증과 부기가 생길 수 있습니다.

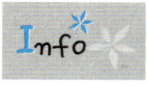 • http://www.krebsinformation.de

방사선 치료

방사선 치료에 대한 일반적인 사항

✽ 방사선 치료에서는 에너지가 풍부한 전자기 방사선이 사용되는데, 그 예를 들면 엑스선, 세슘선, 코발트-감마선, 입자 방사선, 또는 특수한 가속기에서 만들어지는 중성자와 전자도 있습니다.

화학 요법에서는 약제가 온몸으로 퍼지지만, 방사선 치료에서는 화학 요법에서와 달리 국소에 한정되어 사용됩니다.

모든 암 환자들 중 약 50 내지 70 퍼센트가 방사선 치료를 받고 있다고 할 수 있습니다. 암이 뼈로 전이되어 있는 경우에는, 치료를 받지 않으면 뼈와 척추뼈몸통이 골절될 위험이 있습니다. 이처럼 뼈에 전이되어 있어서 방사선 치료를 하는 경우와 수술 후에 예방 목적으로 방사선 치료를 하는 경우를 구별할 필요가 있습니다. 예방 목적으로는 다른 방법도 있을 수 있으므로, 경솔하게 방사선 치료를 받지는 않아야 합니다.

방사선 치료의 효과는 방사선의 양과 작용 시간에 달려 있습니다. 종양이 방사선에 감수성을 가지고 있는가에 따라서, 방사선 치료로 나을 수 있는 확률이 결정됩니다. 여기에서는 혈액 순환의 상태가 큰 역할을 하는데, 그것도 종양에 혈액 순환과 산소 공급이 잘 될수록 종양이 방사선에 더욱 감수성 있게 반응한다는 방식입니다. 전립샘암 및 결합 조직과 지지 조직의 암은 특히 방사선에 감수성이 없다고 여겨지고 있습니다.

다른 문제점으로는, 방사선을 쬐어야 할 부위에만 국한해서 치료를 해야 한다는 점입니다.

방사선을 쬐면 세포핵에 있는 DNA-사슬이 전하(電荷)를 띠게 되고, 그 결과 부서지게 됩니다. 세포는 더 이상 분열을 일으킬 수 없고, 새로운 세포로 보충되지 못하여 결국은 죽게 됩니다. 암 세포와 건강한 세포에 대한 작용은 원칙적으로 같습니다. 다만 차이점이라면 암 세프의 감수성이 더 크다는 점에 있습니다.

최근 몇 년 동안에 방사선 치료의 기술이 특히 발달하여, 건강한 조직을 보호하는 데에 괄목할 만한 발전을 할 수 있었습니다. 주위의 조직은 가리개로 가리고, 자기 공명 단층 촬영(MRI 또는 MRT)과 CT를 사용하여 감시하고, 또 방사선이 쬐어지는 몸의 부위를 제 위치에 두기 위하여 특별한 장치를 개발해 냈습니다.

몸의 깊숙한 곳에 종양이 있으면, 방사선 치료를 하더라도 방사선이 종양에 도달하지 못하는 문제가 있었습니다. 그렇지만 코발트-60-감마선과 투과율이 아주 높은 엑스선을 동원하면서부터, 이런 문제가 완전히 해결되었습니다. 전자기 방사선 중에서는, 이 두 가지 종류의 방사선을 가장 흔히 사용합니다. 그 이유는 대다수의 종양이 몸 속 깊숙한 곳에 자리잡고 있기 때문입니다. 표층에 있는 종양을 치료하는 데에는 전자선(電子線) 치료법을 선호합니다. 중(重)이온이나 양성자도 사용할 수 있습니다. 이러한 입자선이 지니는 장점이라면 정확하게 조절할 수 있다는 점입니다. 이런 입자선이 도달할 수 있는 한도 내에서는, 아주 정확하게 조작할 수 있습니다.

방사선은 대부분이 몸의 외부에서 피부를 통하여 작용합니다. 방사선 치료에서 방사선을 쬘 때는, 통상적으로 매주 나흘이나 닷새 동안 25번 내지 35번씩 각각의 부위에 쬠으로써 이루어지고, 몇 주 동안 끌게 됩니다. 건강한 조직은, 방사선을 쬐다가 쉬는 기간에 회복됩니다.

많은 경우에 수술 중에도 방사선을 쬘 수 있으며, 건강한 조직은 방사선을 쬐는 부위에서 멀리 떨어져 있게 할 수 있습니다.

또한, 방사선을 내는 물질을 종양 속에 직접 넣거나 종양 가까이에 두고 사용할 수도 있습니다. 이렇게 할 경우에는 미량의 방사선이 오랜 기간에 걸쳐 지속적으로 나오게 하는 것이 중요합니다.

방사선을 내는 성분이 혈관을 통해서 종양에 도달하게 공급할 수도 있습니다. 이런 형태의 치료는 갑상샘암 및 뼈로 전이된 경우에 흔히 사용되고 있습니다.

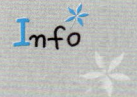
- www.krebsinformation.de
- www.inkanet.de

방사선 치료의 특별한 형태: 강도(强度) 조정 방사선 치료 - 수술 중 방사선 치료 - 정위(定位) 방사선 - 사마륨 요법

✱ 강도 조정 방사선 치료(IMRT[23])는 방사선 치료의 변형으로서, 아직 독일에서 오래 되지 않았지만 현대적이면서 기술적으로는 매우 복잡한 형태입니다. IMRT를 사용하면 방사선이 종양 속에 가장 적절하게 퍼지도록 할 수 있습니다. 종래의 방법을 쓰면 방사선이 전체적으로 균일하게 나오는데, 이 강도 조정 방사선 치료 방법을 쓰면 방사선 조사영역(照査領域)을 종양 조직에 맞출 수 있습니다. 방사선을 더 정확하게 조종할 수 있기 때문에 더 높은 용량을 쬘 수 있으며 주변 조직에 쬐는 일은 줄일 수 있습니다. 방사선 조사영역은 수많은 미세한 영역으로 나눌 수 있고, 그 다음에 이 미세한 영역에 따로따로 정한 강도로 방사선을 쬘 수 있습니다. 하나 하나의 부위에 방사선을 쬐지 않게 할 수 있고, 암이 있는 다른 부위에는 지금까지 사용하지 않았던 많은 양의 방사선을 쬐면서도 인접한 조직에 위험이 가지 않게 할 수 있습니다. 한 번 방사선 치료를 하는 데에는 대략 40분이 걸립니다.

---

23) Intensitätsmodulierte Strahlentherapie를 줄인 말이다.

이 방법은 머리, 목, 척추 부위에 종양이 있을 때 특히 적절합니다. 머리나 목에 있는 종양에 방사선 치료를 하면 신경이 손상됨으로써 입이 마르게 되지만, 이 방법을 사용하면 그런 부작용을 피할 수 있습니다. 또한 유방암, 기관지암, 전립샘암에 사용하여도 효과적입니다. 예를 들어 척추에 가까이 있는 종양에 방사선 치료를 할 때 IMRT를 사용하면, 하반신 마비를 피할 수 있습니다. 또한 전립샘암에 방사선 치료를 한 후에 곧창자에 염증이 생기거나 배변이 잦아지는 일은 더욱 드물게 나타납니다.

이 치료법을 사용하려면 특수한 장비가 필요하고 또 담당 의사는 특별한 수련을 받아야 합니다. 독일에는 IMRT-장비가 전체적으로 20개가 있습니다. 그 동안 하이델베르크에서만 500명 이상의 환자들이 IMRT로 치료받았습니다. 하이델베르크에 있는 암 연구 센터에서 추정한 바에 의하면, 불리한 위치에 암 병터를 가지고 있으면서 IMRT로 도움을 받고 있는 환자들은 해마다 약 40,000명에 이르고 있습니다.

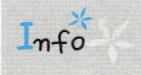
• http://www.krebsinformation.de

수술 중 방사선 치료는 현재 무엇보다도 만하임[24)]의 대학병원에서 유방암 수술을 받은 여성에서 효과가 있다고 입증되었습니다. 그것은 수술 중 방사선 치료를 함으로써 유방암이 있는 여성에서 유방을 보존하는 수술을 한 다음에 '수술 후 방사선 치료'의 기간을 줄이거나 아니면 이런 방사선 치료를 전혀 받지 않아도 된다는 효과입니다. 이러한 새로운 방법을 사용할 때는, 종양을 제거한 다음에 종양을 직접 둘러싸고 있던 유방 조직에 방사선을 쬡니다. 따라서 20 그레이(Gy)라는 비교적 높은 방사선 용량을 작은 공 모양의 방사선 가닥으로서 직접 상처 공간에 쬘 수 있습니다.

이 방법은 새로운 선형 가속기를 통해서 할 수도 있으며, 이 선형 가속기에는 렉싱턴[25)]에 있는 미국-기업 광전자 법인의 "인트라빔(Intrabeam)"이라는 이름이 붙어 있습니다. 이 장비는 2 킬로그램 밖에 되지 않아서 어떤 수술실에서도 사용할 수 있습니다. 이 방법은 아직 국제적인 학술 모임에서 평가를 받지 않은 상태입니다. 이 장비는 만하임 대학병원 외에도 런던, 뉴욕 및 퍼스[26)]에 있는 연구소들에서 사용되고 있습니다.

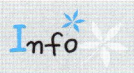 • http://www.krebsinformation.de

정위 모임-방사선 치료는 무엇보다도 뇌종양에 사용되고 있습니다. 이 치료법에서는 모임-방사선을 목표 부위에 아주 정확히 쬐게 되며, 주변 조직에는 방사선을 거의 쬐지 않습니다. 정위 방사선 치료와 방사선 수술은 서로 다릅니다. 정위 방사선 치료에서는 여러

---

24) 독일 남서부의 도시로서, 인구는 30만여 명이다.
25) 미국 매사추세츠 주에서 보스턴의 북서부에 있는 지명이다.
26) 호주 서부의 스완 강 근처에 있는 도시이다.

날 동안 계속하여 방사선을 쬐는데, 방사선 수술에서는 단 한 번에 특히 많은 양의 방사선을 투여하게 됩니다. 방사선 수술을 하는 경우에는, 비교적 적은 에너지를 지닌 방사선을 서로 다른 여러 방향에서 종양을 향해 쬠으로써 이 방사선이 종양에서 서로 만납니다. 이 방사선을 컴퓨터로 처리하면 다발을 이루게 되고 방사선이 서로 만나는 점에서는 아주 높은 에너지에 도달합니다.

이런 맥락에서 미래 지향적인 방법으로는 이른바 감마-나이프-방법도 들 수 있습니다.

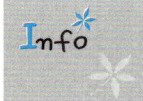
- http://www.hirntumorhilfe.de
- http://www.krebsinformation.de

사마륨은 방사성 물질로서, 암이 뼈로 전이되어서 통증이 있을 때 특히 효과가 좋습니다. 여성의 유방과 남성의 전립샘에 암이 있어서 진행되면 뼈로 전이될 수 있습니다.

사마륨 요법은 원래 통증을 없애려고 사용했습니다. 그러면서 자꾸 사용해 보았더니 결국 통증만 없어지는 것이 아니라 뼈에 전이된 암도 없어진다는 것이 밝혀졌습니다. 사마륨 요법은 비스포스포네이트로 치료할 때(⇒131쪽) 중요한 보완 요법이 될 수 있습니다.

이 치료법은 외래에서 시행할 수 있습니다. 이 치료를 시작하기 전에 뼈의 섬광조영술과 혈액 검사를 해 두어야만 치료 과정을 통제할 수 있습니다.

이 치료법은 석 달에 한 번씩 반복해서 1년 동안의 기간에 걸쳐 시행해야 합니다.

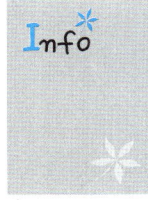

- 핵의학 대학 병원(Universitätsklinik für Nuklearmedizin), H. 진칭어 교수(Prof. Dr. H. Sinzinger), Währinger Gürtel 18-20, A-1090 Wien, 전화: 00 43/14 04 00 55 33, http://www.akh-wien.ac.at

SIR-구(球)®
-종양 조직의 방사선 치료에 적합한 방사성 미세구(微細球)

❋ SIR-구(球)®는 방사선 치료에 사용되는 혁신적인 의학적 제품으로서 이트륨-90으로 표시되어 있고 아주 작은 미세구로 이루어져있습니다. 이 미세구는 약 35 미크론[27] 크기의 작은 공으로서, 방사선 치료를 하는 중에 간 동맥을 통해서 직접 간 속으로 주사할 수 있으며 종양 조직에 도달합니다. 그러면 종양 조직은 말하자면 안에서부터 파괴되거나, 최소한 더 작아지게 됩니다. 이 치료를 받고 나면, 일반적으로 종양을 둘러싸고 있는 정상 간 조직은 빨리 회복됩니다.

이 방법은 지금까지, 간 종양 중 진행되어 수술할 수 없는 경우에만 사용된 경험이 있습니다. 대체로 SIR-구®는 단 한 번만 투여하는데, 단독으로 투여하거나, 아니면 화학요법을 계속하면서 함께 투여합니다.

유방암과 대장암은 간으로 전이되는 수가 상당히 자주 있고, 지금

---

[27] 1 미크론은 100만 분의 1 미터, 즉 1,000 분의 1 밀리미터이다.

까지 간 종양에 대해 효과적인 치료 방법이 거의 없기 때문에, 치유 가능성이 높아질 수 있습니다. 지금까지는 다른 치료 방법이 거의 없는 환자에게만 SIR-구®로 치료를 했습니다. SIR-구® 치료법은 PET-CT-방법(⇒64/65쪽)으로 조정합니다.

1990년대 초부터 SIR-구® 치료법으로 간 종양을 치료한 경험들이 있습니다. SIR-구® 치료법은 호주, 뉴질랜드, 홍콩, 말레이시아, 싱가포르, 태국 및 미국에서 1,500명 이상의 환자들에게 사용되었고, 확실한 효과가 있었습니다. 유럽에서는 뮌헨 대학의 임상방사선과학 교실이 이 분야에서 선구적인 역할을 하고 있습니다. 호주에서 시행된 무작위 연구에서는, 화학요법으로만 치료한 환자들과 비교했을 때 수명이 29.4개월 연장되었고, 이것은 통계학적으로 유의성이 있는 것입니다. 지금 독일의 종양학자들은 바로 초기 암에서 SIR-구® 치료법과 화학요법을 함께 사용하는 방법에 대해 논의하고 있습니다. 그렇지만 아직은 연구 데이터가 너무 적습니다. 지금까지 독일에서는 뮌헨 대학병원 임상 방사선과 연구소에서 극소수의 환자들을 이 방법으로 치료했습니다. 치료에 드는 비용은 약 10,000 유로의 규모가 되지만, 유감스럽게도 독일의 의료보험조합에서는 법률 상의 이유 때문에 부담하지 않습니다.

Info
- http://www.sirtex-europe.com

방사선 치료 중에 부작용이 생겼을 때 도움이 되는 방법

❋ 방사선 치료가 많이 발전했지만 그 부작용을 완전히 피할 수는 없습니다. 방사선 치료의 종류와 범위를 정할 때는, '몸의 어느 부위에 방사선을 쬘 것인가? 또 얼마나 많은 양의 방사선을 투여할 것인가?'를 고려해서 정합니다. 또한 개인적인 요인도 작용합니다.

방사선 치료에서 생길 수 있는 부작용은 다음과 같습니다.
- 피부와 점막이 손상되고, 일부에서는 염증이 생길 수도 있습니다.
- 방사선을 쬔 부위에 있는 장기의 기능에 지장이 생길 수 있습니다.
- 방사선을 쬔 부위에 있는 장기에 손상이 생기고, 또 그 손상이 오래 갈 수 있습니다.
- 혈액 검사에 이상이 올 수 있습니다.
- 쉽게 피로하고 지칠 수 있습니다.

그렇지만 적절한 예방 조치를 취하면 부작용을 피하거나 최소한으로 줄일 수 있습니다.

> 방사선 치료를 하면, 일광욕을 너무 오래 했을 때처럼 피부가 붉어집니다. 그래서 이 경우에는 카밀레 분말을 발라서 관리해야 합니다. 방사선 치료를 하면서 카밀레 분말로 피부를 관리하면 효과가 좋습니다. 카밀레의 작용 성분에 의해서 피부가 치유되고 피부 관리의 효과가 나기 때문입니다. 소독된 상처 압박 붕대에 쐐기풀 추출물과 아르니카 추출물(콤부도론®-용액)을 발라서 습포로서 붙여 두면 크게 도움이 됩니다.

방사선 치료를 하는 동안과 그 후의 오랜 기간에 피부에서 비늘이 떨어져 나가지만, 더 이상 염려하지 않아도 됩니다. 드물게는 비늘이 떨어지면서 상처에서 진물이 나는데, 이 때는 치료를 해야 합니다. 이런 상태를 치료하는 데에는, 유탁액과 로션, 과망간산칼륨이나 붕산수가 적당합니다. 염증이 있는 부위에는 순수한 비타민 E를 바를 수 있지만, 잘 낫지 않는 경우에는 의사와 상의한 후에 코르티손 연고를 쓰면 도움이 될 것입니다.

피부의 탄력성과 유연함이 없어지게 되면, 방향제가 첨가되지 않은 피부 관리 약제를 사용하여 낫게 할 수 있습니다. 피부는 가급적이면 자주 맑은 공기에 노출시키고, 미지근한 물 - 그리고 경우에 따라서는 연한 비누 - 로만 씻어야 합니다. 이런 피부 문제가 좋아지기 전에는, 바닷물이나 염소로 소독한 물에서 목욕을 하지 않아야 합니다.

방사선 치료를 하게 되면 자유 라디칼이 많은 양 생기므로, 방사선 치료에 전혀 직접 노출되지 않았던 점막에 통증을 수반하는 만성 염증이 생길 수 있습니다.

방사선 치료를 하는 중에 셀렌(⇒305/309쪽)을 - 마실 수 있는 앰풀의 형태로나 셀렌-효모-정제로서 - 복용하면, 부작용이 줄어듭니다. 또한 비타민 A, C, E(⇒292쪽 이하)를 많은 양 섭취하여도 점막에 대한 손상을 막을 수 있습니다. 오로틴산아연(⇒310쪽)도 마찬가지로 도움이 되고 피부에 대한 손상이 생기지 않게 됩니다.

방사선 치료를 받은 후에 입안의 점막에서는 상처 부위가 생길 수 있으므로, 특별한 관리가 필요합니다. 입안의 점막에 대한 배려 조치로서 판테놀 용액으로 헹구어 내거나 샐비어 차를 마실 수 있습니다. 동종 요법 약제인 트라우멜®은 마실 수 있는 앰풀로서, 국소적인 피부 문제를 치료하는 데에 효과가 있다고 입증되었습니다.

얼음을 사용하면 시원하게 해 주는 작용이 있어서 특히 편안해집니다. 우유도 점막을 보호해 줍니다.

입안의 점막에 상처가 나 있을 때는 음식물을 퓌레로 만들어서 먹게 할 수 있습니다. 그 밖에도 수분을 많이 마셔야 하는데, 여러 번에 나누어서 조금씩 마시면 됩니다. 적어도 하루에 2 리터는 마셔야 합니다.

그렇지만 술은 마시지 않아야 하고 담배를 피우면 점막이 더욱 손상을 받게 됩니다.

드물게는 방사선 치료를 받고 나서 후유증이 생길 수 있습니다. 이런 후유증은 치료를 받은 지 몇 달이 지나서야 비로소 나타납니다. 이 후유증은 무엇보다도 목 부위와 목구멍 부위, 폐, 배안, 아랫배에 강한 방사선을 쬔 후에 나타날 수 있습니다. 이런 부위에서 흉터가 생길 수 있고, 점막이 서로 끈적끈적하게 달라붙을 수 있고, 나중에는 조직에 염증이 생기거나 조직이 떨어져 나갈 수 있고, 궤양과 샛길이 생길 수 있습니다.

> **Info**
> - 소책자: 공격적인 치료의 부작용들-화학 요법과 방사선 치료를 위한 안내 책자(Broschüre Nebenwirkungen aggressiver Therapien-Ein Ratgeber bei Chemo – und Strahlentherapie), GfBK Heidelberg, 전화: 0 62 21/13 80 20, www.biokrebs.de

화학 요법

화학 요법에 대한 일반적인 사항

✹ **수술과 방사선 치료** 이외에, 화학 요법은 암을 치료하는 데 있어서 세 번째 기둥입니다. 화학 요법을 할 때는 세포의 분열을 방해하는 화학 물질, 무기질 또는 식물성 물질을 투여하게 됩니다. 화학 요법을 하면 불편한 부작용이 많이 생기므로, 이 치료 형태에 대해 논쟁의 여지가 많고 또 그 논쟁은 약간 감정에 치우치는 수도 있습니다.

화학 요법에 부작용이 있다는 점을 염두에 둔다면, 화학 요법의 의미와 목적에 관한 철저한 정보가 절대적으로 필요할 것입니다. 의사에게서 압력을 받아서 화학 요법을 받기로 결정해서는 안 됩니다. 의사들은 통계적인 자료와 확률론을 근거로 하여 화학 요법을 권하는데, 이런 통계적 자료와 확률론이 타당한지를 검증하기는 어려운 일입니다.

여러 가지 그룹의 세포 성장 억제제를 투여하게 됩니다. 이러한 약제는 세포의 분열을 방해하거나 지연시킵니다. 암 세포는 건강한 세포보다 더 빨리 분열하기 때문에, 이런 약제는 건강한 세포보다 암 세포에 더 강하게 작용합니다. 화학 요법은 오로지 종양에만 작용하게 해야 합니다. 그렇게 할 수 있으려면 건강한 세포와 암 세포 사이에 차이점이 커야 하겠지만, 실제로는 이 차이점이 충분히 크지 않습니다. 화학 요법을 했을 때 부작용이 특히 잘 생기는 세포는, 바로 자주 새로이 생겨나고 분열하는 세포들로서, 다음과 같습니다.
- 골수의 세포들 – 골수 안에서는 혈구 및 방어를 담당하는 세포들이 만들어집니다.
- 점막의 세포들,
- 털뿌리의 세포들.

게다가 암 세포들이 실제로 화학 요법에 반응을 하는지는 확실하지 않습니다. 왜냐하면 암 세포는 화학 요법에 내성을 띠거나, 아니면 치료를 반복함에 따라 더 이상 반응을 보이지 않을 수도 있기 때문입니다(⇒103쪽). 그래서 여러 가지 약제를 함께 투여하는 수가 자주 있습니다.

화학 요법을 첫 번째 시행하고 나서는 그 효과가 있는지 검사해 보아야 합니다. 그래야만 종양이 화학 요법에 반응하지 않을 때 화학 요법을 중단할 수 있습니다. 또한 치료를 하는 중에 혈액 검사를 계속해야 하는데, 그렇게 해야만 상태가 갑자기 악화되었을 때 약제의 투여량을 즉시 줄인다거나 다음 번 화학 요법을 할 때까지 쉬는 기간을 늘일 수 있기 때문입니다.

세포 성장 억제제는 다음과 같이 여러 가지 그룹으로 나눌 수 있습니다.
- 알킬화 제제: 세포의 유전 암호가 바뀌게 하여 더 이상 읽어낼 수 없도록 작용합니다.
- 대사 억제제: DNA가 만들어지지 못하게 방해합니다.
- 항생제: 이것도 마찬가지로 세포의 분열을 방해합니다.
- 탁산(Taxane): 이것은 주목(朱木)의 껍질에서 얻어냅니다(⇒ 105쪽).

화학 요법을 하여 좋은 효과가 있었던 경우는, 백혈병, 림프계의 암과 고환암입니다. 많은 경우에서 화학 요법은 단지 지지해주는 치료로서 문제가 되고 있습니다. 화학 요법을 해도 효과가 거의 없는 경우는 일반적으로 식도암, 갑상샘암, 이자암, 담도암, 간암, 콩팥암, 방광암, 폐암, 피부암 등입니다. 또한 유방암이 진행된 경우에도 화학 요법은 효과가 확실하지 않습니다.

세포 성장 억제제는 분명히 꼭 필요한 경우가 있고, 몇몇 암 환자들에 있어서는 병과 싸워 이기도록 하는 데에 도움을 줄 수 있습니다. 일반인들과 마찬가지로 의사들도, 화학 요법이 생명을 연장시키는 작용을 하는 것이 당연하다고 간주하지만, 위에 언급한 질병 이외에서는 이렇다 할 만한 정도로 효과를 낸다는 어떠한 암시도 없습니다. 흔히, 종양이 작아지면 수명이 연장되는 것과 같다고 간주하고 있습니다.

화학 요법에 대한 연구가 무수히 많이 이루어졌고, 또 화학 요법을 옹호하는 사람들은, "화학 요법을 받으면 고통이 줄어들고 질병이 더 천천히 진행하게 된다."라고 주장하고 있습니다. 그렇지만 화학 요법을 받음으로써 삶의 질이 향상되었다는 증거는 거의 없습니다.

화학 요법을 받을 것인가 말 것인가의 결정은 심사 숙고해야 할 일입니다. 정통 의학뿐만 아니라 면역 생물학적 치료 방식에 대해서도 잘 알고 평가할 수 있는 의사와 함께 심사 숙고하는 것이 가장 좋을 것입니다.

화학 요법을 받은 환자들 중에는, 화학 요법을 받음으로써 삶의 질이 극도로 제한되는 것을 감수해야만 하더라도 그 화학 요법의 효과가 아주 좋은 개별적인 경우가 자주 있습니다. 이런 사실에 주목하는 것은 중요합니다. 왜냐하면 구역질과 구토를 치료하는 약제나 성장 인자(⇒129쪽)를 사용하면, 화학 요법의 부작용을 완전히 없애지는 못할지라도 줄여줄 수는 있기 때문입니다.

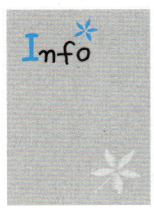

- Moss, Ralph W. (1997) 화학 요법에는 문제점이 있다. (Fragwürdige Chemotherapie). Haug
- www.krebsinformation.de
- www.biokrebs.de

화학 감수성 검사 – 화학 요법의 효과를 알아보는 검사인가?

❋ **화학 요법은 어느 환자에서나** 또 어느 때나 똑같이 효과를 내는 것은 아닙니다. 왜냐하면 똑같은 종류의 암에서도 암 세포가 사람에 따라 다르게 반응하기 때문입니다. 그래서 어떤 종류의 암에서는 환자들 중 절반이 화학 요법에 반응하지 않고 오히려 심한 부작용을 감수해야만 하는 수도 있습니다. 더욱이 모든 화학 요법은 면역계에 해롭게 작용합니다. 원래 몸이 스스로 암에 저항할 수 있도록 보장하려면 이 면역계를 더 강하게 만들어주어야 하며, 이는 화학 요법이 작용하는 것과 반대가 됩니다.

또한 암 세포가 어떤 약제에 대해 내성을 보일 수도 있습니다. 화학 요법을 되풀이해야만 할 경우, 그 화학 요법이 환자에게 더 이상 효과를 내지 못한다는 사실이 갑자기 밝혀지기도 합니다. 그러므로 화학 요법으로 파괴해야 할 종양을 실제로 파괴할 수 있는지 확실하게 예측하여 미리 말할 수 있다면 매우 바람직할 것입니다. 항생제에 대해서는 이런 방식이 이미 오래 전부터 보편화되어 있습니다.

유방암과 난소암에 대한 화학 요법에 있어서는, 치료를 시작하기 전에 암 세포가 치료에 반응을 보일지 확인하는 방법이 이미 있습니다. 현재는 폐암과 대장암에서도 계획한 화학 요법이 효과를 낼는지 예측하여 미리 말할 수 있게 하는 검사 방법이 개발되었습니다.

유방암과 난소암에서 화학 감수성 검사로 예측하는 것은 정확성이 아주 높습니다. 따라서 시험의 대상이 되는 약제가 어떤 환자 개인에게 효과를 낼 수 있을지를 상당히 정확하게 알아낼 수도 있습니다. 그렇지만 그 확실성이란 이론(異論)의 여지가 없는 것은 아니고, 화학 감수성 검사에 드는 1,000 유로라는 비용은 의료 보험 조합에서 부담하지 않습니다.

이 화학 감수성 검사는 실험실에서 작은 조직 표본을 사용하여 검사할 수 있습니다. 또한 여러 가지 세포 성장 억제제 중에서 어느 것이 가장 잘 듣는지를 알아낼 수도 있습니다. 화학 감수성 검사는 오늘날 이미 많은 대학 병원에서 시행되고 있습니다.

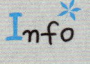

- 임상 종양 연구 및 세포 성장 억제제-평가를 위한 검사실 협회(Lance – Laborgesellschaft für angewandte Neoplasieforschung und Cytostatika-Evaluation mbH), Bonn, 전화: 02 28/4 33 58 36, http://www.lance.de
- 정보 안내지: 화학 요법의 효과를 알아보는 검사 (Infoblatt: Wirksamkeitstest für Chemotherapie), GfBK, 전화: 0 62 21/13 80 20

주목(朱木) = 자연적인 화학 요법?

❋ 탁산(Taxane)은 1990년대 초에 암을 치료하는 화학 요법에서 세포 성장 억제제로서 세계 무대에 등장했습니다. 그 때에 탁솔®(파클리탁셀)은 — 태평양 지역의 주목에서 얻어지는데 — 곧 중요한 약제로 개발되었습니다. 탁솔은 체계적으로 탐색하는 프로그램[28]의 과정에서 발견되었고, 그 동안에 난소암, 유방암, 기관지암에 필수적으로 사용되었습니다.

탁솔을 발견하게 된 것은 1960년대까지 거슬러 올라갑니다. 탁솔은 1994년에 등장한 이래 곧 세포 성장 억제제의 시장을 주도하게 되었습니다. 그 동안 탁솔에 관한 출판물은 6,000 가지 이상이 간행되었습니다. 단, 이 출판물들은 주로 암의 증상이 나타나기 전에 검사하는 방법을 다루고 있었고, 이런 검사를 통해서 환자에 대해 귀납적인 추론을 할 수 있었던 것은 일부에 국한되어 있었습니다.

유명한 "약물 전보(電報)"[29]가 최근에 확인한 바에 의하면, — 실제로 믿을 만한 자료가 있는지 명백하게 제시하지는 않았지만 — 탁솔이 수십 억 바이알씩 팔리고 있다고 합니다. 뚜렷한 부작용은 다른 세포 성장 억제제를 썼을 때보다 더 현저하게 나타납니다.

비판적인 의견이 계속 발표되고 있습니다. 즉, "파클리탁셀이 지금까지 사용되던 약물만큼 강하게 작용하기 때문에, 세포 성장 억제제로서 효과가 있다는 것은 이론의 여지가 없다. 그렇지만 다른 약물과 비교해서 월등히 낫다고 입증되지는 않았다."라는 것이 그것입니다. 그 동안에 주목의 작용물질은 반합성 방식으로 생산할 수 있게 되었습니다. 아마도 주목의 작용물질이 사멸될 뻔했지만, 태평양 주목과 살아있는 동물 종류에서 보존된 듯합니다. 주목의 작용물질은 다른 세포 성장 억제제처럼 중대한 부작용을 나타낼 수 있습니다.

이런 부작용은 다음과 같습니다.
- 과민 반응,
- 심장에 대한 손상,
- 골수에 대한 손상,
- 신경에 대한 손상,
- 탈모.

---

28) 1960년대 초에 미국의 국립암연구소에서는 자연에서 나오는 수많은 추출물을 생물학적으로 탐색하는 프로그램을 시작했다. 1962년에는, 이 추출물들 중 한 가지가 설치류의 여러 암에서 뚜렷한 항종양 효과를 나타낸다는 사실을 발견했고, 그로부터 5년 후에 작용 성분을 추출할 수 있었다.
29) 약물 및 그 부작용에 관한 중요한 정보를 싣는 독일 잡지이다.

주목의 작용 물질은 그 작용이나 부작용과 관련하여, 그 동안 사용되던 약물과 비교했을 때 거의 차이가 나지는 않습니다.

그렇지만 또한 연구 결과에서 나타난 바에 의하면, 어떤 치료에도 반응하지 않는 난소암이 파클리탁셀에 대해 예민하게 반응하고 거의 3분의 1의 경우에서 치료에 성공한다고 합니다.

국소적인 화학 요법(RCT[30])

❋ **국소적인 화학 요법을** 시행하면, 종양에 대한 세포 성장 억제제의 작용이 높아지면서도, 동시에 온몸에 나타나는 부작용을 줄일 수 있습니다. 혈액 검사의 이상 소견, 점막의 염증과 탈모 등이 생기지 않게 됩니다. 국소적인 화학 요법은, 진행 상태에 들어선 특정한 암 종류에서 사용하는 것이 적절합니다.

국소적인 화학 요법을 시행하면 수명을 연장시킬 수 있습니다. 종양이 클 경우에는 작아지므로 그 다음에 수술하기가 더 쉬워집니다. 고통을 줄일 수 있고, 특정한 경우에는 장기의 기능을 보존할 수도 있습니다. 예외적이지만 완치가 되는 수도 있습니다. 국소적인 화학 요법은 고형 종양에서 효과적입니다. 상당수의 종양은 극도로 높은 농도의 세포 성장 억제제를 필요로 하고, 다른 종양들의 경우에는 더 낮은 농도에서 벌써 효과가 나타납니다. 다양한 RCT-기법을 사용하면, 종양에서 세포 성장 억제제의 농도가 3배 내지 10배, 그리고 극단적인 경우에는 70배까지 도달하게 됩니다. 암에 침범당한 장

---

30) Regionale Chemotherapie를 줄인 말이다.

기의 기능은 혈액 순환에 좌우되고 있고, 따라서 심장허파기계를 장치하여 기능을 유지하게 해야 합니다. 외부에서 공급하는 혈액 속에 고용량의 세포 성장 억제제를 첨가합니다. 그 다음에는 특별한 방법을 써서 종양과 연결된 혈관을 막습니다. 그래야만 종양 세포에 대한 독소가 종양 안에 머물러 있으면서 몸 전체로는 퍼지지 않게 됩니다.

이 방법이 중요한 경우는 무엇보다도, 종양이 한 군데에 국한되어 있어서 전이가 전혀 없을 때입니다. RCT는 항상 몸의 한 부위 또는 한 장기에 국한되어 작용하기 때문에, 종양에 대한 국소적인 효과가 크더라도, 몸 전체에 대한 부작용은 전체적으로 극히 적다고 보고되고 있습니다.

대부분의 경우 RCT에 대해 주관적으로 말하자면, 잘 참아낼 수 있으며, 삶의 질은 나빠지지 않고 오히려 개선됩니다. 성공률이 비교적 높은 경우는 유방암, 목과 머리 부위의 종양 및 팔다리의 결합 조직에 암이 있을 때입니다. 성공률이 조금 떨어지는 경우는, 골반 안에 있는 암, 간암, 방광암과 이자암이 있을 때입니다.

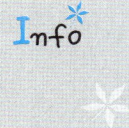

- 메디아스 병원(Medias-Klinik), 아이그너 박사(Prof. Dr. K. R. Aigner), Erlenhofstr. 3, 56235 Ransbach, 전화: 0 26 23/89 00, http://www.medias-klinik.de

고용량 화학 요법

❋ **고용량 화학 요법에** 대해서는 매우 비판적인 입장에서 판단을 내려야 합니다. 고용량 화학 요법을 하는 경우에는 세포 성장 억제제를 아주 많은 용량으로 투여하므로 골수가 파괴됩니다. 따라서 처음부터, 줄기세포 요법(⇒127쪽)을 추가해야 한다는 점을 계획에 넣어 두어야 합니다. 조혈계의 암이 있을 때는 이런 종류의 치료가 도움이 될 수도 있습니다만, 진행된 유방암이나 다른 암의 진행된 형태에서 이런 치료에 의지한다는 것은 그 타당성이 매우 의심스럽습니다.

유방암을 앓는 여성 환자가 이처럼 공격적인 화학 요법을 받게 되면 위험성이 높아지고, 치료를 받음으로써 얻을 수 있는 이익이란 오히려 불확실한 것입니다. 독일에서 이런 치료법은 단지 연구 목적으로 시험 삼아 사용되고 있으며, 보편적으로 치료에 사용할 수는 없습니다.

지금까지 남아프리카 공화국에서, 진행된 유방암 환자에게 고용량 화학 요법을 시행하여 산출해낸 성공률은 잘못된 것이라고 몇 년 전에 판명되었습니다. 미국에서는 고용량 화학 요법의 결과에 대해 논란이 많습니다. 왜냐하면 고용량 화학 요법의 결과가 재래식 화학 요법의 결과에 비해 더 나은 점이 없다는 연구 결과가 나와 있기 때문입니다.

고용량 화학 요법을 시행하면 부작용이 현저하게 나타납니다. 약제의 용량을 몇 배 높인 만큼, 부작용도 그에 상응하게 훨씬 강한 형태로 나타납니다. 그 밖에도 인지 능력이 떨어지고 백혈병이 나타날 수 있습니다. 폐, 심장, 콩팥, 간, 창자, 신경계, 골수, 생식샘, 피부와 근육 등이 손상될 수 있습니다. 성 기능, 당 대사, 미각 및 정신의 장애가 생길 수 있습니다.

화학 요법을 끝내고 나서 새로 배양한 골수로 줄기세포 요법을 성공리에 마치기까지 그 사이의 기간에는, 감염이 생기고 또 이 감염을 막아내지 못할 위험성이 아주 높습니다.

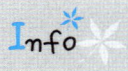
- http://www.ralphmoss.com

부작용이 생겼을 때 도움이 되는 방법

❋ 화학 요법에 사용되는 약제는 세포를 공격하는 독소라 할 수 있습니다. 이 세포 독소를 더 잘 견뎌내게 하기 위해 온갖 노력을 다 기울이더라도, 부작용을 피할 수는 없습니다. 화학 요법의 결과로 생기는 부작용은, 방사선 치료를 올바르게 시행한 후에 따라오는 부작용보다 훨씬 중대합니다. 그렇지만 이 두 가지 치료 형태에 있어서는 아주 많은 자유 라디칼이 생기고, 면역계는 약해지고, 점막이 손상되고, 쉽게 피로해지고 지치게 됩니다. 이처럼 자유 라디칼 때문에 생기는 손상을 줄이기 위해서는, 라디칼 제거제(⇒ 292쪽 이하)를 조기에 투여하는 것이 중요합니다. 그런데 화학 요법의 약제는 온몸의 혈액 순환에 도달하므로, 정작 죽여 없애야 할 암세포뿐만 아니라 생명체 전부와 모든 세포에도 작용합니다.

이미 언급한 부작용 외에도, 혈액 검사 소견에서 심각한 이상이 생기고, 구역질, 구토, 소화 장애, 장기에 대한 지속적인 손상, 탈모 등이 나타나는 수가 많습니다. 이런 부작용들이 항상 나타나는 것은 아닙니다. 상당수의 환자들은 화학 요법을 받으면서도 다른 환자들보다 더 잘 견뎌내고 있습니다. 화학 요법에서 나타나는 것처럼 혈액 검사에서 이상이 생기는 것은, 백혈구의 수가 줄어들고, 면역 능력과 저항력이 약해지고, 감염이 더 자주 생길 수 있음을 뜻합니다.

혈액 검사에 이상이 생겼을 때 이에 대한 조치를 취하려면, 예를 들어 에키나세아나 다른 면역 제어 물질을 적절한 시기에 투여하도록 해야 합니다.

혈액의 응고 능력을 보장해주는 세포가 너무 적게 만들어짐으로써 출혈이 생길 수도 있습니다. 마침내는 산소를 운반하는 데에 책임지고 있는 적혈구의 수도 줄어듭니다. 쉽게 피로해지고 지치며, 심지어는 호흡 곤란이 생길 수도 있습니다. 병원에서는 이런 증상에 대처하려고 성장 인자(⇒129쪽)를 사용하게 됩니다. 조혈계가 화학 요법의 부작용에서 얼마나 빨리 회복될지는, 그 부작용이 얼마나 오랫동안 또 얼마나 심하게 나타났는지에 달려있습니다. 화학 요법을 가볍게 또 보완적으로만 시행했을 때는 그 부작용이 몇 주간만 나타나는데, 화학 요법을 강력하게 시행하면 그 부작용이 몇 년 동안에 걸쳐 나타날 수도 있습니다. 겨우살이 추출물(⇒213쪽 이하)처럼 식물에서 유래한 제제라든가, 가슴샘이나 지라(⇒170-173쪽)같은 동물성 제제를 사용하면 면역계에 대한 손상을 현저하게 줄일 수 있고, 암에 대해 몸이 원래 지니고 있는 저항력을 높여줄 수 있습니다.

면역 제어를 북돋아주는 방법으로는, 효소(⇒325-330쪽)를 섭취하고, 창자정상균무리(⇒284-288쪽)가 잘 자라게 하기 위하여 빵 음료®31)같은 젖산 제품을 섭취하고, 산소 요법(⇒187쪽 이하)을 받을 수 있습니다.

화학 요법을 받기 2주 전에 이미 겨우살이 제제나 장기 제제로 치료를 받기 시작해야 합니다. 이런 제제는 화학 요법을 받기 직전과 직후에는 주지 않아야 합니다. 그와 반대로 비타민과 셀렌은 날마다 공급할 수 있습니다.

화학 요법에서 사용되는 제제는 뇌 안에 있는 구토 중추를 자극합니다. 화학 요법에 따라오는 불편한 증상으로는, 구역질에서 시작하여 구토에 이르고, 몇 시간 동안 계속될 수 있습니다. 이런 증상에 대해 동종 요법에서 사용하는 단일 약제로는 타바쿰 C30[32]이나 눅스 보미카 C30[32]이 있으며, 서너 방울씩 여러 차례 섭취할 수 있습니다. 그와 반대로 병원에서는 이른바 구토약으로서 초프란® 같은 약을 줍니다. 이런 약제가 구역질과 구토에 대해 사용되고 있지만 누구에게나 효과를 내는 것은 아닙니다.

화학 요법을 받기 전에는 원칙적으로 식사를 아주 가볍게 하고 단

---

31) 빵 음료칸 "Brottrunk"를 번역한 말로서, "칸네 빵 음료(Kanne Brottrunk)"라고도 한다. 칸너 빵 음료는 독일의 빌헬름 칸네가 20년 이상 연구한 결과, 통밀빵에 샘물을 넣어서 빵의 재료가 되는 곡물을 발효시켜 개발한 건강 음료로서, 우리나라에도 수입되고 있다.
32) 타바쿰 C30이나 눅스 보미카 C30은 독일에서 사용되는 동종 요법 약제의 상품명이다.

것은 절대로 먹지 않아야 합니다. 라벤더나 아니스 같은 향기를 사용하면 구역질이 누그러질 수 있습니다. 근육의 긴장을 풀어주는 유연 체조(⇒366-369쪽)도 도움이 될 수 있고, 아니면 음악이나, 책 읽기, 대화 등도 도움이 될 수 있습니다. 화학 요법을 받는 중과 또 무엇보다도 화학 요법을 받은 후에는 수분을 많이 마시도록 해야 합니다. 그래야만 해로운 약물이 잘 배설됩니다. 이처럼 해로운 약물을 배설시키는 데에 특히 적절한 것으로는, 녹차(⇒243쪽), 라파초 차(⇒245쪽), 루이보스 차(⇒248쪽) 또는 엉겅퀴나 뱀무[33]에서 추출한 식물 즙 등을 들 수 있습니다.

화학 요법을 함으로써 창자 점막과 요로 점막이 손상 받게 되고, 따라서 소화 불량과 요로 감염이 생길 수 있습니다. 환자의 규정식(規定食)(⇒274-278쪽)을 먹고 수분을 많이 마시고 좌욕을 하면, 창자 점막과 요로 점막의 손상을 낫게 하는 데에 도움이 됩니다.

탈모에 대해서는 할 수 있는 것이 거의 없습니다. 털의 뿌리에 있는 세포들은 빨리 분열하는 세포에 속하며 그래서 세포 성장 억제제에 의하여 더 강한 공격을 받게 됩니다. 화학 요법이 끝나고 나서는 털이 다시 자라는데, 경우에 따라서는 이전의 털보다 더 강하기도 합니다. 얼음(얼음모자)으로 차갑게 하거나 가슴샘-머리카락로

---

[33] 뱀무(Benediktinenkraut)는 지중해권에서 자라는 식물로서, 약효가 있는 고미소(苦味素) — 예를 들면 크니시(Cnici)와 에테르성 오일 — 를 함유하고 있어서, 동종 요법에서 약제로 사용된다.

션[34]을 국소적으로 사용하여 예방 조치를 하면, 대체로 탈모를 조금이나마 덜 생기게 할 수 있습니다.

- 소책자: 공격적인 치료의 부작용들 – 화학 요법과 방사선 치료를 위한 안내 책자(Broschüre Nebenwirkungen aggressiver Therapien – Ein Ratgeber bei Chemo- und Strahlentherapie), GfBK Heidelberg, 전화: 0 62 21/13 80 20, www.biokrebs.de

---

34) 가슴샘-머리카락로션은 송아지의 가슴샘에서 추출한 물질을 함유하는 로션으로서 탈모를 방지하는 효과가 있다. 또 이처럼 송아지의 가슴샘에서 추출한 물질은 샴푸의 형태로도 시판되고 있다.

호르몬 차단 요법

❄ **항호르몬 요법은 무엇보다도** 유방암, 자궁암 중 몇몇 종류, 그리고 전립샘암에서 사용됩니다. 이런 형태의 치료 방법은 호르몬이 만들어지는 것을 억제하거나 조직에서 호르몬의 작용을 차단하므로, 항호르몬 요법이라고 부릅니다. 호르몬은 특정한 세포가 새로 만들어지고 성숙하는 것을 관장합니다. 그래서 몇몇 종류의 암은, 몸 자체에서 분비되는 호르몬에 의하여 더 잘 자라게 된다고 추정되고 있습니다. 암 세포가 새로 만들어지거나 자라는 것을 억제하기 위해서는, 수술을 하거나 약물을 써서 이러한 특정한 호르몬을 차단해야 합니다. 확실히 호르몬 때문에 암이 생길 수 있다고 암시할 만한 몇 가지 근거가 있습니다. 그렇지만 "실제로 호르몬이, 몸 안에 있는 종양이 자라는 것을 얼마나 촉진하는가?"라는 물음에 대해서는 결정적으로 명백한 해답이 없습니다. 실험실에서나 생체의 조직에서 명백한 연구 결과가 나오더라도, 그 결과를 우리의 살아있는 생명체에 그대로 적용하는 데에는 상당한 제한이 따릅니다.

한 번 수술을 하면 원래의 상태로 되돌릴 수는 없습니다. 그와 반대로 호르몬 약제 때문에 생긴 고장이나 장애는, 그 약제를 끊으면 누그러집니다. 이런 관점은 무엇보다도 전립샘암에서 중요합니다. 전립샘암은 환자의 나이와 검사 결과에 큰 영향을 받고 있고, 항호르몬 요법이 매우 중요합니다. 전립샘암이 있을 때는, 프로스타졸(⇒237쪽)의 형태로 되어 있는 식물성 호르몬을 사용할 수도 있습니다. 전체적으로 보자면, 환자들에게는 항암 화학 요법 약제보다도 항호르몬 약제가 더 편합니다. 이 두 가지 치료법을 모두 다 시행하는 경우에는, 화학 요법이 끝난 다음에야 비로소 항호르몬 요법을 시작해야간 합니다.

유방암이 있을 때 항호르몬 약제로 치료한 연구 결과에서 확실히 긍정적인 효과가 나타나기는 했지만, 개개의 경우에 사용하기 위해서는 – 이른바 수용체의 상태 외에도 – 엄격한 검사를 해야 할 것입니다.

삶의 길이 자주 명백하게 나빠지더라도 생존 기간이 몇 달 더 길어질 소지가 있다면 항호르몬 요법이 타당하다고 말할 수도 있습니다. 그렇지만, 유방암에 대해서 항호르몬 요법을 시작해야 할지 결정하기 위해서는 그 개인에 맞게 고려해 보아야 합니다.

항호르몬 약제는 한 달에 한 번씩 주사로 투여하거나 날마다 복용하게 합니다. 유방암의 경우에는 요즈음 타목시펜, 이른바 GnRh[35]–유사 물질, 게스타겐[36] 외에도 새로운 세대의 항호르몬 약제를 투여하게 되었는데, 그것은 아로마타제라는 효소를 억제하는 물질로서 스테로이드에 속합니다. 아로마타제 억제제의 작용 성분들은 예를 들어 아나스트로졸, 레트로졸 또는 엑세메스탄이라고 불리고 있습니다. 아로마타제 억제제는 새로운 치료의 대안(代案)이라고 밝혀져 있습니다. 그렇지만 연구 결과에서 아로마타제 억제제들이 실제로 치료 가능성을 높여주는지는 아직 확실히 밝혀지지 않았습니다. 이 약제는 폐경 전에는 절대로 투여하지 않아야 합니다.

가장 흔히 처방되는 항호르몬인 타목시펜을 복용했을 때, 확실치는 않으나 긍정적인 효과가 있습니다. 그렇지만 여성의 건강에 중대한 위험성을 내포하고 있습니다. 즉 자궁 점막에 암이 더 잘 생길 수 있고, 눈의 망막과 각막에 손상이 생길 수 있으며, 위험한 혈전증과 폐색전증이 생길 가능성이 더 커지고, 간이 타목시펜을 분해한다는 것은 부담스러운 일입니다. 마지막으로 몸이 타목시펜에 대해 내성을 나타낼 수 있다고 알려져 있습니다. 그 밖에도 자각 증상으로서 갱년기 증후군이 악화되는 형태로 나타납니다. 즉 갑자기 땀이 나고, 열이 오르고, 몸무게가 늘고, 관절이 불편해지고, 빨리 피로해지고, 정서적으로 불안정해지고, 성욕이 떨어지게 됩니다. 승마(升麻; 학명은 Cimicifuga) 추출물 및 고추나물(⇒240쪽)과 같은 식물성 약제를 사용하면 이런 불편한 증상을 누그러뜨릴 수 있습니다. 또한

---
35) GnRh는 '생식샘자극호르몬 유리촉진호르몬'을 뜻한다.
36) 난소의 황체에서 분비되는 여성호르몬, 즉 황체호르몬이나 그것과 같은 작용을 하는 물질을 총칭한다.

새로운 세대의 항호르몬 제제라고 할 만한 아로마타제 억제제도, 타목시펜의 경우와는 다른 종류이지만, 심한 부작용을 일으킬 소지가 있습니다. 독립적으로 발행되면서 유명한 잡지인 "약물 전보"는 2005년 제1호에서, "아로마타제 억제제를 사용하면 골절 및 근육과 관절의 불편함이 분명하게 증가한다"라고 보여주고 있습니다. 골다공증 및 골다공증 때문에 생기는 골절의 위험성을 예방하기 위해서는 비스포스포네이트(⇒131쪽)를 투여할 수 있습니다.

삶의 질이 심하게 저하되고 항호르몬 제제에 대해 거부감이 있는 경우에는, 항호르몬 제제가 필요한지에 대해서 심각하게 검토해 보아야 할 것입니다. 왜냐하면 이런 경우에는 부정적인 결과가 나올 가능성이 높기 때문입니다.

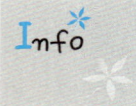
- http://www.krebsinformation.de
- http://www.biokrebs.de

그 밖에 임상에서 사용하는 방법

사이토카인

✽ 사이토카인은 면역계의 상태를 알려주는 신호 물질이라 할 수 있습니다. 이런 사이토카인에 속하는 것으로는, 수십 가지 다른 물질 외에도, 또한 인터페론과 인터루킨, 적혈구생성소, 성장인자(⇒129쪽) 및 종양괴사인자 등을 들 수 있습니다. 오늘날 임상에서 사이토카인은 자유롭게 대량으로 투여할 수 있습니다. 암을 치료하는 데에 있어서 사이토카인은 면역계의 기능을 강하게 해 주기 위하여 투여합니다. 사이토카인은 여러 가지 작용을 합니다. 그 작용을 열거해 보면,

- 방어 세포와 조혈계의 세포를 활성화하고,
- 세포의 분열을 억제할 수 있고,
- 암에 걸린 세포에서 특별한 신호 성분(표지자)이 나타나도록 촉진하고, 이렇게 함으로써 면역계가 이들 암 세포를 더 잘 알아챌

수 있게 합니다.

사이토카인은 자주 화학 요법이나 온열 요법을 하면서 함께 사용하거나 아니면 종양 접종을 하면서 사용합니다. 부작용으로는 피로감과 열이 생길 수 있는데, 사이토카인을 많이 투여했을 때는 이런 부작용이 더 심해져서 혈액 순환의 장애와 폐부종까지도 생길 수 있습니다. 인터루킨과 함께 투여했을 때는 알레르기가 생길 수 있고, 특히 방사선 조영제와 함께 사용했을 때 알레르기가 더 잘 생깁니다.

사이토카인과 관련된 임상 연구에서 목적으로 삼는 바는, 특히 화학 - 면역 요법과 함께 사용했을 때, 부작용을 줄이고 효과를 높이며 환자가 치료를 더 잘 참아낼 수 있게 하려는 것입니다.

치료의 성과가 좋았던 것은, 예를 들어 털세포 백혈병과 같이 드문 암 종류에서만 관찰되었습니다. 그렇지만 일관성 있는 효과를 낼 수 있는지에 관해서 본다면, 전체적으로 보았을 때 오히려 일관성이 없는 편입니다.

현재 사이토카인은 임상적인 연구에서 아주 많이 사용되고 있지만, 치료 방법으로서는 제한된 범위에서만 허용되어 있습니다. 사이토카인은 내복약으로서 복용할 수 있는 것이 아니고, 정맥 주사나 피하 주사로 투여하게 되어 있습니다. 그러나 더욱 중요한 것은 몸에서 스스로 사이토카인을 만들어내도록 자극하는 방법일 것입니다. 이런 방법의 예를 들자면, 겨우살이 요법이나 가슴샘 요법 그리고 다른 식물성 또는 동물성 면역 자극제를 통해서 자극할 수 있는 것입니다.

항체

✽ 항체는 병원체를 물리치기 위하여 몸 안의 형질 세포에서 만들어집니다. 아주 많은 종류의 항체가 만들어지고 있으며, 한 가지 항체는 그때그때 오직 한 가지 병원체를 알아내는 데에 특별히 관여하고 있고, 그 병원체의 표면에 항체가 달라붙게 됩니다. 그리고 나면 이렇게 표시된 세포를 면역계의 세포독성세포가 파괴할 수 있습니다.

단클른항체(單clone抗體)는 인위적으로 만들어낼 수 있으며, 무엇보다도 암의 진단에 사용됩니다. 암 질환을 확인하기 위해서는 조직더듬자 안에 있는 세포의 일부에 표시를 하여 볼 수 있게 하고, 이렇게 함으로써 현미경으로 보는 것보다도 훨씬 더 자세한 모습을 보여줄 수 있습니다.

암 치료에 있어서는, 세포에 손상을 주는 성분을 운반하는 수단으로서 항체를 이용하려고 합니다. 그렇지만 암 세포들이 건강한 세포들과 충분히 구별되지 않으므로, 실제로는 항체가 암 치료에서 효과를 나타낼 가능성이 전혀 없습니다.

> 어떤 암 세포의 표면에 있는 특징이 다른 세포에는 없다면, 적절한 항체를 치료 목적으로 투여할 수 있을 것입니다. 그러나 실제로 그런 일은 아주 적고 드물기 때문에, 적절한 항체를 치료 목적으로 투여하기가 어려울 것으로 보입니다.

실제로 암 세포 표면에 있는 특징이 다른 세포에는 없는 경우가 드물다고 하더라도, 자연 상태의 조건에서 항체가 종양 세포와 결합하여 종양 세포에 직접 손상을 줄 수 있는 경우는 극히 드뭅니다. 훨씬 더 흔한 것은, 항체가 종양 세포와 결합함으로써 항체가 덮고 있는 종양 세포를 통해서 신호가 전달되고, 따라서 면역계가 종양 세포를 알아내고 제거하게 되는 일입니다. 그밖에도 인위적으로 만들어낸 항체에 대해서는 생명체가 거부 반응을 나타낸다는 점을 항상 염두에 두어야 합니다. 이것은 무엇보다도 진행된 암에 해당하는 일입니다. 진행된 암에서는 항체를 대량으로 투여할 필요가 있기 때문입니다.

유방암을 치료하는 데에 사용되는 항체는 헤르셉틴®입니다. 헤르셉틴®은 화학 요법과 함께 사용하기도 하고 단독으로 사용할 수도 있으며, 유방암 환자들의 약 25%에서 예후가 좋아진다고 보고되어 있습니다. 부작용으로는 통증이 있거나 가슴이 불편하거나 호흡 곤란이 생기거나 오한이 나타날 수 있습니다. 이 제제를 투여했을 때 심각한 부작용이 생길 수도 있지만, 병원에서는 환자가 잘 참고 받아들일 만한 약제라고 추천하고 있습니다.

또한 백혈병, 림프종, 난소암, 콩팥암 및 대장암에 대한 수많은 항체를 대상으로 임상 시험이 진행되고 있습니다.

줄기세포 요법

✽ **화학 요법에서 약제를** 다량 투여하면, 혈액을 만드는 골수가 심하게 손상됩니다. 이런 화학 요법을 받은 후에는, 이른바 줄기세포 요법으로써 골수가 다시 형성되게 해 주어야 합니다. 줄기세포로 치료해야만 오늘날 화학 요법 중 일종의 극단적인 방식[37]이 이루어질 수 있습니다. 줄기세포 요법에 필요한 세포는, 원래의 암 치료를 시작하기 전에, 환자의 골수나 혈액에서 빼냅니다. 골수에서 세포를 빼낼 때는 통증이 아주 심하기 때문에, 마취를 한 상태에서 빼내도록 합니다.

혈액에서 줄기세포를 빼내려면, 먼저 줄기세포의 수를 늘리고, 골수로부터 혈액 속으로 줄기세포가 떠내려가게 합니다. 이처럼 골수로부터 혈액 속으로 줄기세포가 떠내려가게 하는 것은, 성장 호르몬의 도움을 받아서 될 수도 있고, 아니면 이미 암 세포를 공격하는 약제에 의하여 이루어질 수도 있습니다.

---

[37] 여기에서 말하는 "극단적인 방식"이란, 고용량 화학 요법(⇒110쪽)을 뜻한다.

줄기세포를 빼내는 것 자체는 헌혈하는 것과 비교할 만하지만, 시간이 더 많이 걸립니다. 혈액에서 빼낸 줄기세포는 골수에서 빼낸 줄기세포보다 더 빨리 수가 늘어나고 성숙하게 됩니다. 어린이들의 경우에는 태반이나 탯줄에서 얻은 혈액을 사용할 수도 있습니다. 또 다른 가능성으로는, 전혀 모르는 제공자에게서 줄기세포를 빼낼 수도 있습니다. 그러나 그 다음에는 수혈이나 장기 이식을 할 때처럼 적합성에 대하여 검사를 해야만 합니다.

줄기세포는 냉동하여 보존합니다. 고용량 화학 요법이 끝나고 이틀이 지나면 줄기세포를 다시 살짝 데워서 정맥 속으로 주입합니다. 그러면 줄기세포는 정맥에서 길을 찾아 골수 속으로 들어갑니다. 두세 주 후에는 자신의 혈액 세포가 생산되기 시작합니다. 이 때까지가 환자에게는 아주 위험한 시간입니다. 경우에 따라서는 환자에게 수혈을 해 주어야 하고 또 감염에 대해 보호하도록 해야 합니다. 어떤 경우에는 항생제를 즉시 투여할 필요가 있습니다. 부작용으로는 피부 발진, 설사, 그리고 황달이 생길 수 있습니다. 또한 많은 시간이 지나야만 혈액 수치가 정상으로 되는 수도 있습니다.

- Delbrück, Hermann(2005) 암 환자에게 시행하는 골수 이식과 줄기세포 이식 – 환자와 가족,친지를 위한 충고와 도움(Knochenmark-und Stammzelltransplantation nach Krebs – Rat und Hilfe für Betroffene und Angehörige). Kohlhammer
- http://www.krebsinformation.de

성장 인자

❋ **성장 인자는 몸에서** 자체적으로 만들어지는 전달 물질로서, 사이토카인(⇒121쪽)에 속하기도 하고, 특정한 세포들이 분열하고 증식하도록 자극합니다. 방사선 치료나 화학 요법 때문에 생긴 빈혈을 치료하기 위해서, 조혈 작용이 있는 성장 인자를 투여합니다. 이런 성장 호르몬에 있어서는 당-단백질-결합이 중요합니다. 이 당-단백질-결합은 화학적으로 만들 수도 있어서, 수많은 이런 물질들을 약제로 투여할 수 있습니다.

적혈구를 만들고 성숙하게 하는 데에는 적혈구생성소라는 인자가 결정적으로 중요하고, 다른 성장 호르몬들은 백혈구 또는 혈액 응고에 관여하는 세포들이 만들어지도록 자극합니다. 오늘날 유전자 기술을 이용하면 성장 인자들이 사람의 몸 안에서 자연스럽게 나타나는 것처럼 정확하게 만들어낼 수 있습니다. 이미 몇 가지 성장 인자들은 임상에서 약제로 투여할 수 있는데, 예를 들면 과립구집락자극 인자(G-CSF) 및 과립구-/대식세포집락자극 인자(GM-CSF) 등입니다.

줄기서포 요법처럼, 성장 인자로 치료하는 것도 또한 방사선 치료나 화학 요법을 뒷받침해 줄 수 있습니다. 이 경우에는 성장 인자로 치료함으로써 이러한 방사선 치료나 화학 요법의 부작용을 줄이거나 없애게 됩니다.

성장 호르몬은 암을 억제하는 작용을 지니고 있지는 않습니다. 성장 호르몬은 고용량 화학 요법을 시행할 때 투여합니다. 또 정상 용량의 화학 요법에서 성장 인자를 투여함으로써 화학 요법 사이의 쉬는 기간을 짧게 하려고 합니다. 그렇게 하면 특정한 종양을 치료할 때 더 강력한 효과를 내게 됩니다. 그밖에도 화학 요법 후에 감염의 위험성을 줄이기 위하여 성장 인자를 투여할 수 있습니다. 화학 요법을 하면, 암을 억제하는 약제 때문에 백혈구의 분열과 증식이 방해를 받고, 면역계는 약해지며, 환자는 감염에 대해 저항력이 없어지게 됩니다.

성장 인자를 투여할 만한 또 다른 경우로는, 줄기세포 요법을 준비할 때를 들 수 있습니다. 성장 인자를 투여했을 때 부작용은 뚜렷하지 않으며, 두통 및 유행성 독감과 비슷한 증상을 보일 수 있습니다.

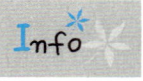 • http://www.krebsinformation.de

비스포스포네이트

❋ **많은 암 종류,** 예를 들어 유방암에서는 조기에 뼈로 전이됩니다. 이렇게 전이되면 뼈의 성분이 파괴됩니다. 건강한 뼈의 대사에 있어서는, 뼈 형성세포와 뼈 파괴세포의 기능이 균형을 이루고 있습니다. 암은 뼈의 성분을 파괴하기 때문에, 뼈 형성세포의 작용을 강하게 하려면 뼈 파괴세포의 활동을 억제해 주어야 합니다. 비스포스포네이트라는 물질은 뼈 조직 속으로 흡수됩니다. 그리고 그 곳에서 뼈를 규칙적으로 파괴하는 데에 관여하는 세포를 억제합니다. 비스포스포네이트는 합성 인(燐) 결합으로서 뼈 안에 들어가서 몇 년 동안이나 머물러 있기도 합니다.

비스포스포네이트는 골다공증에서뿐만 아니라 암의 치료에서도 중요하게 사용할 수 있습니다. 비스포스포네이트는 암 때문에 손상된 부위를 복구할 수 있을 것으로 보이기까지 하고, 또 일부에서는 암이 뼈로 전이되는 것을 늦추기도 합니다.

비스포스포네이트를 허가하기 위한 세 가지 대규모 연구에서 나타난 바에 의하면, 비스포스포네이트는 뼈로 전이된 유방암 환자들에서만 효과를 나타내는 것이 아니라, 전립샘암과 폐암과 같은 다른 진행된 암에서 뼈의 합병증(예를 들면, 골절이 생긴다거나 방사선 치료가 필요해지는 경우 등)이 몇 달씩 늦게 나타나도록 작용하기도 합니다. 뼈를 보호해 주는 작용과 함께 뼈의 통증을 막아주기도 합니다. 비스포스포네이트를 예방 목적으로 투여하는 것이 타당한지는 아직 확실히 밝혀지지 않았습니다.

대부분의 비스포스포네이트가 가장 좋은 효과를 내도록 하기 위해서는 주사를 합니다. 요즈음에는 또한 뼈 전이를 치료하기 위하여 효과가 늦은 비스포스포네이트가 새로 개발되어 사용되고 있기도 합니다. 이런 제제는 3주 내지 4주마다 15분 동안에 걸쳐 주입함으로써 간단하고도 확실하게 투여할 수 있습니다. 부작용으로는 소화불량과 근육통이 나타날 수 있지만, 이 약제는 대체로 환자들이 아주 잘 참아낼 수 있다고 알려져 있습니다.

Info
- http://www.krebsinformation.de
- http://www.mamazone.de

폐-통과 화학 색전술 (TPCE[38])

✱ **악성 종양의 병터가** 폐에 흩어져 있으면 "폐 전이"라고 부르며, 지금까지 치료하기가 아주 어려웠습니다. 이런 병터들은 수술을 하여도 항상 제거해 낼 수는 없었습니다. 많은 경우에 화학 요법을 하더라도 약제가 혈액을 통해서 충분한 양이 전이 병터에 도달하지 못하기 때문에, 효과를 낼 수 없습니다. 이 방법에서는 이른바 화학 색전물질이라고 하는 특정한 용액을, 풍선 카테터의 도움으로 폐 동맥을 통해서 직접 폐에 있는 전이 병터에 주사합니다. 이 색전 물질은 전이를 치료하는 약제 및 이 약제가 조직에 더 잘 흡수되게 하거나 분해가 잘 되지 않게 하는 성분으로 이루어져 있습니다. 카테터의 끝에 풍선이 있기 때문에, 색전 물질이 다른 혈관 속으로 더 이상 흘러들어가지 못하도록 더욱 방해를 받습니다. 이 새로운 방법은 프랑크푸르트/마인 대학의 토마스 포글 교수가 지도하는 진단 및 중재 방사선학 연구소의 팀이 개발했습니다.

이 방법의 장점이라면 무엇보다도 환자에게 부담이 적다는 점입니다. 이 방법을 사용해 본 사람들이 말하는 바에 의하면, 온몸 화학 요법에 필요한 세포성장억제제의 양에 비해, 이 방법에서는 6분의 1 내지 10분의 1만 필요하다고 합니다. 그 밖에도 병원에서 치료를 받느라고 머물러야 하는 기간이 더 짧아집니다.

　최근에 고형 종양과 폐 전이가 있는 23명의 환자들이 2주 내지 4주 간격으로 내원하여 그 때마다 두 번 내지 네 번 TPCE[38]를 받았고, 그 데이터가 발표되었습니다. 3개월마다 전산화 단층촬영(CT)으로 대조하여 입증된 바에 의하면, 환자들 중 60 퍼센트에서 전이 병터가 자라는 것이 멈추거나 심지어는 작아지기까지 했습니다. TPCE의 효과가 특히 좋은 경우는, 갑상샘암종, 근육암종 및 콩팥세포암종과 같은 고형 종양이 폐로 전이되었을 때라고 생각됩니다.

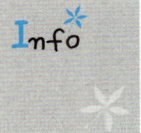

- http://www.krebsgesellschaft.de
- http://radiology.rsnajnls.org/
- http://www.kgu.de/zrad/Diagnostik/index.htm

---

38) Transpulmonale Chemoembolisation을 줄인 말이다.

혈관형성-차단제

❋ **1 밀리미터 크기의** 아주 작은 종양이더라도 산소와 영양분을 공급받으려면, 벌써 혈관계와 연결되어 있어야만 합니다. 그렇게 하기 위해서 종양에서는 기존의 혈관계에서 종양 속으로 혈관이 자라도록 하는 물질을 분비합니다. 이런 과정을 혈관형성이라고 합니다.

이런 과정을 멈출 수 있게 한다면 종양에 혈액이 더 이상 공급되지 않습니다. 종양이 자라는 것은 방해 받게 되고, 결국 혈액 공급이 완전히 차단되어, 종양은 없어지게 됩니다.

현재 시행하는 연구에서는, 종양이 자체적으로 혈관을 만들지 못하도록 방해할 목적으로 투여할 수 있는 성분에 대해 더욱 더 많은 관심을 두고 있습니다.

그러나 종양은 새로 생겨난 길을 통해서 영양분을 공급받을 뿐만 아니라 그밖에도 암 세포를 혈관 속으로 들어가게 하여 전이가 되게 할 수 있습니다. 전이가 생기려면 우선 첫째로 혈관형성에 좌우되기 때문에, 혈관형성을 차단한다면 큰 성과를 거둘 수 있을 것입니다. 그렇지만 아직도 모델로 삼을 만한 치료 방법은 전혀 개발해 내지 못했습니다. 혈관을 만드는 여러 단계를 아직 파악하지 못했기 때문입니다.

종양에서뿐만 아니라 건강한 조직에서도 혈관이 새로 만들어지는 것을 아직 완전히 이해하지 못하고 있기 때문에, 혈관형성을 방해하기 위한 여러 가지 연구들은 아직 아주 초기 단계에 있습니다. 그래서 아주 진행된 암이 있는 환자들이 치료된다고 하더라도 단지 몇 명에 불과할 것입니다.

최근에는 진행된 대장암이 있는 환자들을, 항체 요법(⇒124쪽)에 속하는 다른 새로운 원칙으로 치료할 수 있습니다. 즉 베바시주맙®은 종양에 산소와 영양분을 공급하는 새로운 혈관이 만들어지는 것을 방해합니다. 따라서 종양은 완전히 굶주려서 지치게 됩니다. 암에 맞서는 이처럼 새로운 무기를, 진행된 대장암이 있는 환자들에게 사용하면 수명을 확실하게 연장시킬 수 있었습니다.

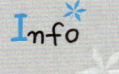
- http://www.krebsinformation.de
- http://www.experten-sprechstunde.de

유전자 요법

✽ **유전자란 생명체에서** 유전되는 물질로서, 머리카락이나 눈의 색과 같은 개인적인 특징을 결정합니다. 유전자 한 개는 DNA에서 잘라낸 조각에 해당합니다. 사람의 유전자 지도를 해독한 것처럼 보이지만, 모든 유전자의 기능은 전혀 연구되어 있지 않고, 유전자의 개수도 알려져 있지 않습니다. 사람의 유전자의 개수는 50,000개에서 100,000개 사이입니다.

유전자는 정보를 지니고 있으며, 이 정보에 의하여 세포가 특정한 단백질을 만들어낼 수 있는 것입니다. 유전자에 결함이 있으면 병을 일으킵니다. 그래서 암이 발생하는 데에 역할을 하는 유전자도 있습니다.

그러므로 유전자의 연구에 진척이 있게 되면, 분명히 암에 대해 더 잘 예방할 수 있을 것입니다.

현재 유전자 요법은 아직도 실험 단계에 있습니다. 세포 안에 있는 유전자에 결함이 있으면 그 유전자를 건강한 유전자와 바꾸는 방법을 찾고 있습니다.

난소암을 앓고 있는 여성들에서 유전자 요법으로 치료하는 방법을 연구하고 있습니다.

　또 다른 가능성으로는 암 세포들이 자멸하도록 자극하는 것입니다. 이 경우에는 특정한 약물이 암 세포에게 독성을 나타내도록 하는 유전자를 암 세포 속으로 넣어 줍니다. 원래는 자체적으로 해롭지 않았던 약물이더라도, 이런 방법으로 유전자에 의해 돌연변이를 일으킨 세포에게는 독성을 나타내면서, 다른 세포를 공격하지는 않습니다. 이런 방법은 벌써 뇌종양에 사용되고 있습니다.

　몸 안에는 나르개 체계라는 것이 적절하게 작용하고 있어서, 목표가 되는 암 세포 속으로 유전자를 정확하게 운반해 가도록 되어 있습니다. 그런데 유전자 요법을 하면서 생길 수 있는 문제점들 중 한 가지는, 이 나르개 체계가 광범위한 결함을 나타내기 때문에 생깁니다. 유전자 요법은 면역 제어의 영역에서 가장 널리 적용되고 있습니다. 독일에서 이루어지는 거의 모든 연구에서는 면역 요법과 유전자 요법을 함께 사용하려고 노력하고 있습니다.

　현재 유전자 요법은 충분히 발전하지 않은 상태이고, 그래서 아직은 실제 상황을 접했을 때 유전자 요법에 희망을 걸 수 없는 실정입니다.

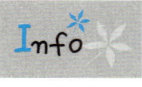 • http://www.krebsinformation.de

통증 치료법

통증 치료법에 대한 일반적인 사항

❋ 질병을 앓을 때는 절대로 통증이 수반되지 않아야만 합니다. 그런 점에서 암을 앓을 때도 통증이 수반되지 않아야만 합니다. 또 거의 모든 암 환자들에게 적절한 조치를 취하면 통증에서 해방시킬 수 있습니다.

통증을 용감하게 참아내는 것은 무의미한 일입니다. 통증은 몸 안에서 무엇인가가 질서가 잡혀있지 않다는 표시가 될 수 있으므로 그런 신호로서 중요한 기능을 지니고 있습니다. 통증을 통해서 질병을 알아차릴 수 있게 되고, 치료하는 방법을 끌어올 수 있습니다. 그러나 통증은 계속 남아 있을 수도 있고 그렇게 되면 통증은 더 이상 중요한 기능을 하지 못합니다.

통증은 그 원인을 치료할 수 있고, 이 경우 질병 – 예를 들면 종양도 해당합니다 – 을 없애도록 노력해야 합니다. 통증의 원인을 없앨 수 없는 경우에는, 통증을 덜 느끼게 할 수 있습니다.

다른 사람들보다 통증을 더 강하게 느끼는 사람들이 많습니다. 그 밖에도 기분이 좋은가 나쁜가에 따라 통증을 느끼는 강도가 달라서, 불면증이나 우울증을 치료하는 약제(⇒240쪽)를 사용하면, 만성 통증을 치료하는 약물이 더 큰 효과를 내게 됩니다.

약물을 사용하면 통증을 잘 다스릴 수 있습니다. 그러나 환자들이 호소하는 통증을 모든 의사들이 충분히 진지하게 받아들여 주는 것은 아닙니다. 그러므로 통증을 합당하게 치료해 달라고 환자 혼자만 요구할 것이 아니라, 환자의 이런 요구에 가족, 친지, 친구들이 힘을 합해 주는 것이 도움이 될 것입니다.

세계보건기구가 마련한 지침에서는, 환자가 암의 고통에서 해방되어 살아갈 권리를 보장하고 있습니다. 이 경우 아편 제제를 사용하면, 심한 신경 통증이 줄어듭니다. 아편 제제를 사용한다고 해서 마약 중독이 되지는 않습니다. 그렇지만 아편 제제는 마약법의 적용을 받고 있으므로, 의사들은 아편 제제를 처방하지 않을 수만 있으면 처방하지 않으려 합니다.

통증으로 고통 받는 환자들은 아편 제제에 의지하고 있습니다. 환자들이 아편 제제를 달라고 하는 것은, 심리적인 욕구 때문이 아니라, 신체적인 욕구 때문입니다. 아편 제제가 문제를 일으키는 것은 단지 갑자기 끊을 때뿐입니다. 용량을 단계적으로 줄여간다면, 금단 현상은 전혀 두려워할 필요가 없습니다.

또한 자연에서 채취한 대마초 제제(⇒259쪽)나 전통 중국 의술에서 유래한 약초 추출물도 뛰어난 효과를 낼 수 있습니다. 어떠한 통증이 있더라도 – 강한 통증이든지 약한 통증이든지 – 긴장을 푸는 훈련(⇒366쪽)과 물리 치료를 적용할 수 있습니다. 물리 치료에는 체조 요법, 마사지(⇒390-394쪽), 목욕, 차가움과 따뜻함을 이용하는 방법 등이 있습니다. 통증을 치료할 때 약물과 물리 치료를 병행하면, 약물을 사용하는 통증 치료법이 더 좋은 효과를 낼 수도 있습니다.

통증 일기를 쓰는 것이 중요합니다. 통증 일기를 쓸 때는, 통증이 생기는지 생기지 않는지, 또 생긴다면 언제 그리고 얼마나 강하게 나타나는지, 통증이 항상 있는지, 통증이 어떤 때는 더 강하고 어떤 때는 더 약하게 나타나는지를 적기만 해서는 안 됩니다. 약물을 투여하고 있는지 투여하지 않고 있는지, 투여한다면 어떤 약물을 투여하는지, 환자 자신이 생각하기에 통증과 관련이 있을 만한 상황이 있는지도 적어야 합니다.

의사가 환자에게 통증에 대하여 물어 보지 않더라도, 환자는 통증에 대하여 의사에게 자발적으로 말을 하거나 통증 일기를 보여 주어야 합니다. 독일에서 의사들이 암 환자에게 진통제를 처방할 때는 여전히 아주 조심스러워 하고 있습니다.

의사는 아주 다양한 진통제를 처방할 수 있고, 많은 경우에 먼저 어떤 진통제가 가장 잘 듣는지 시험해 보아야만 합니다. 왜냐하면 통증을 느끼는 것만 사람에 따라 다른 것이 아니고, 진통제가 작용하는 것도 사람에 따라 다르기 때문입니다.

통증이 다시 나타나지 않게 하려면, 강한 진통제를 규칙적으로 주어야만 합니다. 진통제의 부작용으로서 어지러움증이 생기거나, 식욕이 없어지거나, 대소변을 배설하는 데에 어려움이 생기면, 다른 약물을 투여해야 하는 수가 많습니다.

- 독일 통증 연합(Deutsche Schmerzliga e.V.), Frankfurt/M, 전화: 07 00/3 75 37 53 75, 평일에는 오전 9시부터 낮 12시까지.
- KID[39]의 통증 전화: 0 62 21/42 20 00 (월-금 오후 1시-5시)
- http://www.schmezliga.de
- http://www.schmerzselbsthilfe.de

---

39) KID는 "암 정보 서비스(Krebsinformationsdienst)"를 뜻한다(484쪽 참조).

통증 치료법의 특별한 형태

✱ 최근 들어서, 침술은 많은 대학 병원의 통증 외래 진료부에서도 사용되면서 인정받고 있으며, 통증을 치료하는 데에 있어 부작용이 가장 적은 방법입니다.

심한 통증으로 고생하는 환자에게는 척수 근처에 진통제 1회분을 주사할 수도 있습니다. 이렇게 했을 때는, 진통제가 아주 적은 양만 필요하게 된다는 장점이 있습니다. 환자에게 정맥 주사로 투여해야만 하는 아주 강한 진통제가 필요한 경우라 하더라도, 환자가 침대에 꼼짝 않고 누워 있어야 한다는 것을 뜻하는 것은 아닙니다. 약물 펌프를 몸에 부착해 두면, 통증 발작이 생길 때마다 단추를 누름으로써, 적절한 용량의 진통제가 정맥 카테터를 통해서 투여됩니다.

통증을 전달하는 신경을 차단하거나 잘라낼 수도 있습니다. 암 통증의 종류를 세심하게 가려내면, 신경 내지 신경 얼기[40]를 차단함으로써 통증이 효과적으로 줄어들고 심지어는 통증이 없어지는

---

40) "얼기"라는 낱말은 "신경이나 혈관의 다발"을 뜻하는 해부학적인 용어로 쓰이고 있다.

수도 있습니다. 이런 방법은 돈이 많이 들고 합병증이 심하게 나타날 수 있으므로, 통증 외래진료부가 딸린 종양 센터에서만 실시해야 합니다.

비텐-헤르데케 대학에서는 통증을 치료하는 새로운 방법을 개발했습니다. 즉, 종양 때문에 생긴 통증을 국소적으로 치료하기 위하여, 몇 밀리리터의 순수한 알코올을 종양 바로 가까이에나 종양 조직 속으로 주사합니다.

이런 창법을 사용하면 수술을 할 필요가 전혀 없게 되고, 오히려 긴 주사바늘로 종양에 도달할 수 있습니다. 그리고 이 주사바늘의 정확한 위치는 모니터로 조절합니다. 몇몇 경우에는, 통증이 없어질 뿐만 아니라, 종양이 더 이상 자라지 않는 것도 또한 관찰되었습니다. 이런 치료를 받으면 대부분의 환자들에서는 통증이 없어졌습니다. 그렇지만 통증이 단지 줄어들기만 하고 얼마 후에 다시 나타나는 수도 있었습니다.

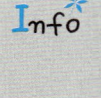

- 비텐-헤르데케 대학, 미세 요법 연구소(Universität Witten-Herdecke, Institut für Mikrotherapie), Bochum,
  전화: 01 80/5 05 04 38, 팩스: 09 00/115 07 41 80
- http://www.microtherapy.de

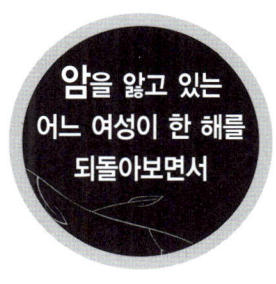

암을 앓으면서 두 번째 해를 맞이하고 있다.
삼백 예순 다섯 날 하루 하루를 의식하면서 살아왔다.
얼마나 풍요로운 한 해였던가!
내가 쉰다섯 해를 살아오면서 가장 풍요로운 한 해였지.
나 자신을 발견했고 또 내가 발견한 것을 받아들였지.
그런 과정에서 나는 얼마나 자유로웠던가!
가족과 친구들이 보여주는 의견과 견해로부터 자유를 얻었다.
다른 사람들이 나에게서 아무 것도 기대하지 않게 되는
자유로움을 얻은 것이다.
나에게 무엇인가가 자유롭게 주어질 때,
나는 행복해지고 감사하는 마음을 갖게 된다.
당연한 것은 더 이상 아무 것도 없다.
내가 새로 얻은 자유에 대해 나는 마음 속으로
웃음을 짓고 기쁨으로 가득 차 있다.
홀로 떠난다는 것, 그것은 그만한 가치가 있다!
암이란 그에 대한 대가였던 거야.
그것이 너무 비싼 것일까?

(림부르크에 있는 어느 암 환자 자조 그룹의 회원)

생물학적 – 전체적 및 보완대체적인 방법[41]

다음 페이지에 서술한 치료법들 중에서 어느 것을 고를 것인가는, 정통 의학의 치료법이 끝난 다음에야 비로소 여러분에게 중요한 것이 아니고, 이미 정통 의학의 치료법이 시작될 때 중요합니다.

암의 진행 단계에서마다 정통 의학의 치료 방법을 생물학적 – 전체적인 방법으로 보완하는 것이 타당하다고 점점 더 인정하고 있는 추세입니다.

생물학적 – 전체적인 방법은 드물게는 정통 의학의 방법에 대해 현실적인 대안이 될 수 있습니다. 그렇지만 여러분은 분별력 있는 환자로서 어떤 방법이 여러분에게 합리적인 것인지를 결정하십시오.

---

41) ① 암을 치료하는 데에 있어서 "생물학적(biologishch)", "전체적(ganzheitlich)", "대체적(代替的: allernative)"인 방법이라는 말은 모두가 학교 의학 내지 정통 의학을 보완한다는 뜻으로서, "보완적(komplementär)"이라는 말로 바꾸어 쓸 수 있다.
② 현재 의학은 크게 두 가지로 나눌 수 있다. 그 중 하나는 "정통의학" 또는 "학교 의학"이라 부르고, 다른 하나는 "보완의학" 또는 "대체 의학"이라 부른다. 한편 독일에서는 "전체 의학" 또는 총체(總體)의학"(독일어: Ganzheitsrnedizin, 영어: holistic medicine)이라고 부르는 분야가 있다. 전체 의학은 이 두 가지 의학 사이에 빈 틈을 메워주려 하고 있으며, 여기에는 전적으로 의사들이 관여하고 있다. 전체 의학에 종사하는 의사들은 기본적으로, 사람은 몸과 마음과 영혼으로 이루어져 있으며, 정통 의학이 전체 의학의 토대를 이루어야 한다고 생각하고 있다. 그래서 의학적인 지식을 바탕으로 하여 보완 의학을 과학적으로 설명해 내려고 노력한다. 따라서 이 책의 다른 대목에서 "전체 의학"이라는 말이 사용될 때는, 보완 의학이 아니라 총체 의학을 뜻한다는 점에 유의할 필요가 있다.

진단법

면역 진단법:
면역 상태 - 림프구 분화 - NK-특이성 검사 - 미량 영양소 상태

❋ 건강한 생명체는 복잡한 면역계를 관장하고 있습니다. 이 면역계는 몸 안으로 침입하는 병원체와 유해 물질로부터 몸을 보호합니다. 이 면역계가 제대로 작동하지 않으면, 환자에게 올바른 치료를 하더라도 건강해질 수 없습니다. 그밖에도 면역계는 자기 몸 안에 병든 세포가 있을 때 알아내고 물리칠 수 있습니다. 그래서 면역계는 또한 암 세포에 대해서도 방어합니다.

종양이 있으면 면역계에 명백한 결함이 생기게 됩니다. 그러나 공격적인 암 치료를 한 후에도 면역계에 명백한 결함이 생깁니다. 방사선 치료나 화학 요법을 받고 나면, 림프구는 매우 약해지는 수가 많고, 그 다음 석 달 동안에 다시 정상으로 회복되어야 합니다.

특히 화학 요법을 받은 후에는 면역계의 결함이 오랜 동안 남아 있을 수 있습니다. 그 결과로 감염에 걸릴 소지가 높아집니다. 면역계는 아직도 모든 분야가 자세히 연구되어 있지 않고, 아주 많은 서로 다른 종류의 세포들이 협력하고 있으며, 이 세포들 중 몇 종류가 알려져 있습니다. 이 세포들은 전달 물질을 통해서 서로 정보를 주고받습니다. 이 전달 물질은 인터페론과 인터루킨 같은 이른바 사이토카인입니다.

의사는 면역계의 상태를 알기 위하여, 검사실에서 혈액 검사를 하고, 또한 혈청과 소변을 조사하여 기능 검사를 합니다.

정맥 혈액을 빼내면 면역 상태를 알아낼 수 있으며, 이 면역 상태에 따라서 면역 세포들이 분화됩니다. 이 면역 상태는 백혈구의 여러 가지 작은 집단, 특히 림프구의 상태로 표현됩니다. 그렇지만 검사 결과가 항상 믿을 만한 것은 아닙니다. 왜냐하면 특히 암이 있을 때는, 백혈구 중 상당수가 종양 안에서 활동하고 있어서, 혈액 안에서는 명확하게 나타나지 않기 때문입니다. 그밖에도 여러 가지 세포들이 얼마나 많이 있는지를 판단하기만 해서는 생명체 안에서 그 기능을 얼마나 잘 발휘하고 있는지, 또 기능의 상호 작용이 어떠한지를 말할 수는 없습니다. 그러나 최근에는 여기에서도, 면역 인자들이 시험관 안에서 복잡한 협력과 조화를 이루는 것을 알아낼 수 있는 검사가 개발되었습니다.

검사실에서 이루어지는 의술로는 면역계의 상태에 대한 단서를 알아낼 수 있을 뿐입니다. 경험 있는 의사만이 검사 결과를 그에 합당하게 해석할 수 있으며, 일정한 간격으로 검사를 해 보아야만 일반적인 경향을 알아낼 수 있습니다.

면역 진단법을 이용하면 경우에 따라서는 질병을 더 빨리 알아낼 수 있을 뿐만 아니라, 면역계의 상태를 문서에 기록함으로써 질병이 계속 진행되는 상황을 더 명백하게 알 수 있게 됩니다. 오늘날 대부분의 검사실에서는 면역 상태를 간략한 양식의 결과로 낼 수 있습니다

결정적인 것은, 면역계에 이상이 생겼을 경우, 그 이상을 조기에 바로 잡아 치료할 수 있다는 점입니다. 많은 종양 환자들이 면역 제어 요법을 받고 있는데, 이는 수술, 방사선 치료 또는 화학 요법의 성공률을 개선시키고, 환자들이 이러한 치료를 더 잘 참아낼 수 있게 하려는 것입니다.

혈액 속에 있는 무기질과 미량 원소의 양을 재는 것은 이른바 미량 영양소 상태를 알아내는 것인데, 이렇게 함으로써 의사는 영양 보충 약제[42](⇒292쪽 이하)를 처방하는 데에 중요한 힌트를 더 얻어낼 수 있습니다.

---

42) 9쪽의 역자 주를 참조할 것.

오늘날에는 에키나세아(⇒224쪽), 겨우살이 제제(⇒213쪽) 또는 장기 요법 제제(⇒170-173쪽) 같은 면역 자극제가 개별 환자에게서 효과를 낼 수 있는지를 검사실에서도 알아낼 수 있습니다(NK-체크®). 그렇지만 이런 검사 결과를 해석하는 데에는 주의해야 합니다. 그 이유는 검사실에서 일어나는 반응은 몸 안에서와 반드시 똑같게 진행되는 것이 아니기 때문입니다.

면역계는 아주 다양한 영향을 받고 있고 여러 가지 과정에 대해 반응하기 때문에, 면역계에 나타나는 변화를 토대로 그 정확한 원인을 알아내기가 어렵다는 것은 당연한 일입니다. 많은 경우에서 면역 상태에 덧붙여 호르몬 상태를 알아내는 것도 도움이 됩니다.

- 면역 상태를 알기 위한 NK-체크®: 분자 종양학을 위한 검사실(zu Immunstatus NK-Check®: Labor für molekulare Onkologie), 틸러 박사(Dres. Tiller), München, 전화: 0 89/54 30 80, www.labortiller.de 면역 검사실(Immunlabor Bach, Solingen), 전화: 02 12/7 45 75
- 미량 영양소 상태를 알아내는 방법: 임상검사학 박사 바이에르(Labor Dr. Bayer), Stuttgart, 전화: 07 11/16 41 80
- http://www.schmerzselbsthilfe.de

조절식 체열 촬영술

❋ **조절식 체열 촬영술에서는** 세밀하게 정한 몸의 어느 한 점에서 몸 표면의 온도를 잽니다. 조절식 체열 촬영술을 하려면 먼저 한 번 온도를 재고 나서 10분 동안 몸을 차갑게 한 다음에 다시 온도를 잽니다. 체온을 잴 때는 접촉식 체온계를 피부 위에 올려놓고 잽니다. 이렇게 재는 것은 위험하지도 않고 피가 나지도 않으므로, 교육을 받고 임상에 종사하는 사람(의사, 치과 의사, 자연요법 치료사)이면 누구든지 실무에서 사용할 수 있습니다. 체온을 잼으로써 또 체온을 재면서 몸을 차갑게 하는 시간을 둠으로써, 몸은 자극을 받아 활발하게 활동하게 됩니다. 만약 호르몬, 신경 또는 혈액 순환과 관련된 질병이 있어서 몸에 지장이 생기면, 체온의 표준 형태에 특징적인 변화가 나타납니다. 이러한 체온의 표준 형태는 임상적인 질병보다 먼저 나타납니다.

조절식 체열 촬영술은 결코 암을 검사하는 것이 아니고, 생물학적인 의술로서 보완적인 관계에 있지만, 암 치료를 끝까지 할 수 있게 하고 감독하는 데에 큰 도움이 됩니다.

충분히 교육을 받은 임상 종사자는 몸 안에서 열이 만들어지고 분배되는 데에 이상이 생기거나 또 무엇보다도 몸의 조절 능력에 이상이 생기면 조절식 체열 촬영술을 사용하여 알아낼 수 있고, 그렇게 함으로써 확실한 진단을 할 수 있습니다. 나중에 생길 수 있는 질병의 초기 단계에는 정통 학교 의학의 검사로는 모든 것이 정상이라고 생각될 수도 있겠지만, 체열 촬영술을 사용하면 벌써 몸 표면의 해당 부위에 변화가 나타납니다. 특정한 종류의 암, 예를 들어 유방암에서는 체온의 표준 형태가 특징적으로 나타나기 때문에, 조절식 체열 촬영술을 하면 병을 알아낼 수 있습니다. 유방조영술로 유방암을 발견할 수 없는 초기 단계에서도, 이처럼 체열 촬영술을 사용하면 유방암을 찾아낼 수 있습니다.

조절식 체열 촬영술은 세 가지 방법으로 적용할 수 있습니다. 즉,
- 특정한 암 질환에 대해 미리 조심하고 주의하기 위하여 사용할 수 있습니다.
- 생명체의 전체적인 조절 능력을 알아내는 방법으로서 보편적으로 사용할 수 있습니다.
- 치료조치를 시작하여 끝까지 할 수 있게 하고 감독하는 데에 사용할 수 있습니다.

- 독일 체열 촬영술 및 조절 의학 학회
  (Deutsche Gesellschaft für Thermographie und Regulationsmedizin e.V.), Spitalgasse 20, 71083 Herrenberg, 전화: 0 70 32/66 88
- http://www.thermomed.org

CEIA-생체 역학 단백질 분포상

✻ **CEIA-솜털침전검사[43]에서는** 혈액 검사가 중요합니다. 전형적인 검사실 검사에서는, 혈당, 콜레스테롤, 요소 및 그밖의 여러 가지 성분들이 얼마나 많이 들어 있는지 검사합니다. 즉 낱낱의 성분을 알아보는 것입니다. 그렇지만 CEIA-솜털침전검사에서는 혈액을 구성하는 전체 성분의 특성을 결정해 냅니다. 이 검사는 종전에는 "혈청 불안정성 검사"라고 알려져 있었습니다.

혈액, 세포, 호르몬 및 신경계 안에는 방어 체계들이 있고, 이런 방어 체계들은 서로 협력과 조화의 관계를 이루고 있습니다. 그런데 이미 암 질환의 초기 단계에서, 이러한 협력과 조화 관계에 아주 미세한 장애가 생기는 수가 흔히 있습니다. 이런 변화가 있더라도 전형적인 검사실 수치에서는 여전히 정상 수치를 보입니다. 그렇지만 CEIA-솜털침전분포상에서는 이런 변화가 이미 조기에 나타납니다.

---

[43] 솜털침전검사란, 피검물 안에서 솜털 모양으로 침전되는 정도가 얼마나 되는가에 의해서 양성도를 결정하는 검사이다.

CEIA-솜털침전분포상은 결코 암 검사가 아닙니다. 그러나 생물학적인 관점에서 보는 의사는, 이 검사를 함으로써, 질병이 발생하기 전에 장애를 일찍 알아내고, 질병의 경과를 감시하고, 치료를 하면서 계속 판단을 하는 데에 결정적인 도움을 얻고자 합니다.

CEIA-생체 역학 단백질 분포상은 예를 들어 다음과 같은 사항을 암시합니다. 즉,

- 간 장애 …… 통상적인 간 수치가 정상일지라도.
- 창자의 장애 …… 내시경 검사에서 모든 것이 정상일지라도.
- 이자의 장애 …… 예를 들어 혈당과 초음파 사진이 정상 소견을 보일지라도.

의사는 CEIA-생체 역학 단백질 분포상(CEIA-솜털침전분포상)을 검사함으로써, 암 질환이 경과하면서 어떤 변화가 생기는지 암시를 얻게 됩니다. 이미 질병이 발생하기 몇 달 전에 간단히 혈액을 채취하면 이런 암시를 얻을 수 있습니다. 그리고 나서는 의심이 가는 질병에 맞추어서 정통 의학의 검사를 하여 보완하면, 검사 소견에 확신을 가지게 되고, 그에 합당한 치료를 시작할 수 있습니다.

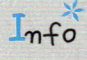

- 독일 생물학적 의학 및 정보 과학 학회
  (Deutsche Gesellschaft für Biologische Medizin und Informatik), Rheinstr. 7, 76337 Waldbronn,
  전화: 0 72 43/6 60 22
- http://www.hsauer.de

생체 전자 진단 방법
-전기침 진단법

❋ **현대의 몇몇 자연** 치유 방법들에서는, 생체가 전류에 대해 어떤 반응을 나타내는가를 보고서, 어떠한 장애와 질병이 있는지에 대한 척도로 삼고 있습니다. 특히 질병의 원인이 잘 나타나지 않는 경우 – 예를 들면, 지구 방사선이 원인일 때, 독소가 잠복되어 쌓여 있을 때, 창자균무리가 손상 받았을 때, 염증 병터가 드러나지 않을 때 – 에 생체 전자 진단 방법을 사용하면 도움이 될 수 있습니다. 또한 생체 전자 진단 방법은, 질병을 조기에 알아내는 데에도 적절합니다. 가장 오래된 방식으로는, 라인하르트 폴-방식 전기 침술(EAV[44])이 아주 널리 사용되고 있습니다. EAV에서 더욱 발전한 것으로는, 베가테스트-방식, 생체-전자 기능 진단(BFD[45]), 예측-시스템, 모라-방식, 퍼포먼스 2000, 그리고 많은 다른 종류가 있습니다. 이 경우에 항상 척도로 삼는 것은, "침술의 혈 자리가 낮은 전류에 대해 어떠한 반응을 나타내는가?"입니다.

---

[44] EAV는 Elektroakupunktur nach Reinhard Voll을 줄인 말이다.
[45] BFD는 bioelektronische Funktionsdiagnostik을 줄인 말이다.

생체 전자 측정 방법에서 측정하는 것 자체는 측정용 로봇이 똑같이 측정해 내는 것과 같은 객관적인 방법이 결코 아닙니다. 유용하고도 확실한 결과를 내기 위해서는 검사를 담당하는 임상 종사자가 감수성과 경험을 지닐 필요가 있습니다.

　이 방법은 임상 종사자의 감수성에 좌우되기 때문에 과학적으로 인정받지 못하고 있고 의료 보험 조합에서는 이러한 이유로 비용을 지급하지 않습니다. 그렇지만 생체 전자 진단 방법은 경험 있는 임상 종사자들에게는, 질병의 원인이 깊숙한 곳에 자리 잡고 있을 때 그 원인들을 알아내는 데에 대단히 소중한 도움이 되고 있습니다.

　한 가지 특수한 형태로 전기 충격 전기도와 부분 전기도가 있는데, 이 경우 몸의 특정한 부위에 교류 전류가 흐르게 합니다. 전류가 나타내는 반응을 보면, 생명체 중에서 어느 부위가 약한지를 알 수 있습니다.

　더 넓은 의미로는 킬리안-사진도 생체 전자 진단 방법에 포함시킬 수 있습니다. 높은 전기장에서 손과 발의 복사(輻射) 상태를 사진으로 포착하면, 어느 침술 경락과 그에 해당한 몸의 부위가 장애를 받고 있는지 알 수 있습니다. 킬리안-사진에 대해 널리 알려진 바로는 신비로운 기운을 측정한다는 견해가 있지만, 사실은 그와 다릅니다. 즉 심하게 긴장하고 있는 조직이 어떠한 상태에 있는지를 측정하는 것입니다. 손가락의 특정한 부위는 몸의 특정한 부위와 기능에 배정되어 있어서, 몸의 그 부위와 기능에 장애가 있음을 추론할 수 있습니다.

약물을 검사하는 데에 있어서 앞서 말한 방법을 사용하면 크게 도움이 됩니다. 이 경우 특히 동종 요법의 약물에 대해 생명체가 어떤 반응을 보이는지 검사합니다. 임상 종사자는 약물을 차례대로 검사하는데, 생명체가 검사에 대해 균형 잡힌 반응을 나타낼 때까지 검사합니다. 경험에 비추어 볼 때 이렇게 검사한 약물은 그 치유 효과가 특별히 뛰어납니다.

또한 특별한 검사용 주사약 앰풀을 사용하면, 살충제, 아말감 및 다른 독소가 질병의 원인으로 작용하고 있음을 알 수 있습니다.

모든 생체 전자 진단 방법으로 알아낼 수 있는 것은 제한되어 있고 약간은 주관적입니다. 임상 종사자와 마찬가지로 환자도 이런 한계성을 잘 알고 있어야 합니다. 그래야만, 잘못된 기대감을 품고 오류를 범하는 일이 없을 것입니다. 이 방법은 경이로운 방법이 아니고, 진단하는 데에 보조 수단으로서 정보를 주는 특징을 지니고 있는 것입니다.

정통 의학에서 사용하는 검사 방법도, 다른 생물학적인 방법으로 할 수 있는 대조 검사와 마찬가지로 중요하고 필요합니다. 이런 생물학적인 방법에는 조절식 체열 촬영술(⇒152쪽), 반사 진단법 및 다른 방법들이 있습니다. 생체 전자 진단 방법이 줄 수 있는 정보에는 한계가 있지만, 자연 의술을 시행하는 의사가 실제 임상에 적용해 보면 타당성이 있음을 알게 되고, 질병의 원인이 잘 나타나지 않을 때 그 원인을 알아내는 데에 중요합니다. 이렇게 함으로써 가능한 한 최선의 치료 방법을 찾을 수 있고, 미세한 물질로 이루어진 몸의 에너지가 조화를 이루도록 할 수 있습니다. 그리하여 이러한 치료를 받는다면 결국은 질병이 가장 잘 치유될 수 있을 것입니다.

Info

- 폴-방식 전기 침술에 관한 국제 의학 협회 (Internationale Medizinische Gesellschaft für Elektroakupunktur nach Voll e. V.),
  Am Promenadenplatz 1, 75520 Freudenstadt,
  전화: 0 74 41/92 48 50
- Banis, Reimar (1998) 정신신체 에너지 일원론 (Psychosomatische Energetik). Comed

암시야 현미경

✼ 엔데르라인[46]이 고안한 암시야(暗視野)에서 혈액을 검사하면 사람의 몸 안에서 일어나는 신진 대사의 과정을 알 수 있습니다. 엔데르라인은, 예를 들어 동물성 단백질을 너무 많이 섭취하면 암이 더 잘 생길 수 있다는 사실을 발견해 냈습니다. 진단을 담당하는 숙련된 의사가 암시야 현미경을 사용하여 알 수 있는 것으로는 혈액이 어느 정도의 유동성을 가지고 있는가, 노폐물이 얼마나 많이 쌓여 있는가, 백혈구는 어느 정도로 기능을 발휘할 수 있는가, 세포의 신진 대사는 원활한가, 그리고 몸 안에 단백질이 얼마나 저장되어 있는가 등이 있습니다.

암시야 현미경은, 주치의가 권해서 하게 된 혈액 검사의 소견을 결코 대신할 수 없습니다. 주치의의 혈액 검사에서는, 혈액 속에 적혈구와 백혈구, 그리고 다른 세포들이 얼마나 많이 들어 있는지 숫자를 세게 됩니다. 암시야에서 하는 혈액 검사에서는 혈액이 얼마나 기능을 발휘할 수 있는지 조사합니다. 이 두 가지 검사는 서로 보완

---

[46] 엔데르라인(1872-1968)은 라이프치히 출신의 교수로서 동물학을 전공했다.

하는 것입니다.

이 검사를 하기 위해서는 혈액 한 방울을 빼서, 더 이상 표본으로 만들지 않고, 즉시 암시야 현미경으로 관찰합니다. 그 다음에 몇 시간 내지 며칠 동안 되풀이해서 이렇게 관찰합니다.

대부분의 경우 공복 상태에서 혈액을 검사합니다. 그러나 혈액이 일을 얼마나 잘 해 내는지를 보기 위해서는, 식사한 후에 혈액의 활동 상태를 관찰하는 것도 재미있습니다. 많은 환자들에게는 자신의 혈액이 일하고 있는 것을 비디오 모니터로 관찰하면서, 자신의 백혈구가 어떻게 혈액 속을 통과하면서 움직이는지 보는 것도 새롭고 재미있는 경험이 됩니다. 그래서 환자들은 면역계가 일을 잘 하고 있을 때 어떤 모습을 나타내는가를 보면서 처음으로 감동을 받습니다. 이런 방법을 사용하면 건강 상 어떤 위험이 있는지를 알 수 있습니다. 이미 몸에 부담이 되고 있는 것을 진단할 수 있고, 그 상태가 진행하는 것을 관찰할 수 있습니다.

엔데트라인은 암시야에서 혈액을 검사하는 것 외에도, 그와 같은 맥락에 있는 치료법으로서 동종 병독 요법을 개발했습니다. 동종 병독 요법을 하려면 여러 가지 약제를 준비하고 있어야 합니다. 그리고 건강 상 어떤 종류의 장애가 와 있는지에 따라, 생명체가 자체적으로 잘 조절해 나갈 수 있게 하기 위하여, 그 목적에 맞게 약제를 적용합니다. 신진 대사에 부담이 적을수록, 내과 의사가 더 잘 도와

줄 수 있습니다.

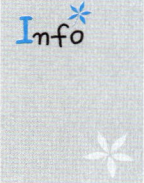
- 응용 다형성 및 세포내 생물학 연구소
(Institut für Angewandte Pleomorphismologie und Endocytobiologie-IAPE), Kreuzstr. 79, 73730 Esslingen, 전화: 07 11/3 18 06 66, www.iape.de

머리카락 분석

✻ **무기질과 미량 원소는** 신진 대사가 이루어지는 데에 중요한 역할을 합니다. 머리카락 분석은 비교적 새로운 방법으로서 가장 현대적인 컴퓨터 기술을 이용하여 몸 안의 무기질이 균형을 이루고 있는지 분석합니다. 예를 들어, 중금속은 머리카락 속에 오런 동안 저장되는 경향이 있으므로, 환경 독소(⇒346-350쪽)가 쌓여 있을 때 머리카락을 분석하면 더 잘 알아낼 수도 있습니다. 몸 안에 있는 무기질이 균형을 이루고 있는가에 따라서 머리카락의 구성 성분이 달라집니다. 왜냐하면 날마다 소량의 무기질이 머리카락 손에 저장되기 때문입니다. 머리카락 분석의 결과는 최근 석 달 동안의 평균치를 나타냅니다.

머리카락 표본을 정확하게 떼어 내는 것이 머리카락 분석의 정확성과 신빙성을 좌우합니다. 대략 200 밀리그램의 머리카락이 필요한데, 이 정도는 엄지손가락 넓이의 가느다란 머리카락 다발에 해당합니다. 머리카락을 표백하거나 염색하거나 엷은 색을 들이거나 퍼머넌트 웨이브를 하는 등 화학적인 처리를 하면 분석의 결과가 잘못됩니다.

머리카락을 분석하더라도 암 질환에 대해서 확실하게 말할 수 있는 것은 전혀 없습니다. 그러나 환경 때문에 오염이 생기고 있다거나 무기질이 불균형 상태에 있음을 알게 되면, 전반적인 신진 대사를 개선하도록 아주 잘 충고할 수 있습니다.

혈액을 검사하면 무엇보다도 실제로 섭취하거나 운반하는 원소들을 알 수 있습니다. 또 소변을 검사하면 무엇보다도 몸 안에서 너무 많이 배설되거나 너무 적게 배설되는 물질들을 알아낼 수 있습니다. 머리카락은 혈액과 소변 같은 몸 안의 액체와는 다른 면이 있습니다. 그래서 머리카락을 분석하면 오히려 오랜 기간에 걸친 수치를 알게 되고 보완적인 진단 도구로서, 앞으로 어떻게 진단과 치료를 해야 할지 암시를 얻을 수 있습니다.

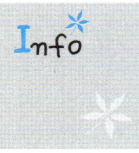

- 원소 진단 연구소(Institut für Elementdiagnostik), Kerpen-Turnich, 전화: 0 22 37/9 73 35-30, http://www.elementdiagnostik.de

면역 조절

종양 접종:
능동적 특이 면역 요법(ASI[47])
– 가지 세포[48]로 접종하는 방법

✽ 암을 치료하는 데에 있어서, 면역계에 관한 새로운 지식에 대하여 거는 희망이 점점 더 커지고 있습니다. 우리는 암이 자연히 치유되는 것을 자주 볼 수 있습니다. 자연 치유가 생기는 것은 – 이유는 알 수 없지만 – 면역계 고유의 힘에 의하여 몸이 암에서 해방되었다는 것으로만 설명할 수 있습니다. 면역계를 자극할 수 있는 방법으로는 **종양 접종**을 들 수 있습니다. 종양 접종을 하게 되면, 한편으로는 몇 가지 종류의 종양에서 재발이나 전이가 생기지 않도록 몸을 더 잘 보호할 수 있고, 다른 한편으로는 암이 진행되어 증상을 나타낼 때 더 잘 치유되게 할 수도 있습니다. 접종

---

47) ASI는 Aktivspezifische Immuntherapie를 줄인 말이다.
48) 림프절을 구성하고 있는 이질적인 세포들의 집단으로서, 이 세포들은 수많은 분지상(分枝狀) 돌기와 불규칙한 형태를 가지고 있다.

을 하는 방법으로는, 먼저 종양에서 몸 자체의 세포를 빼내어 불활성화합니다. 이것은, 어떤 환자든지 자신의 종양 세포에서 자신의 독특한 백신을 만들어내야만 한다는 것을 뜻합니다. 이미 수술 방법으로 백신을 추출해 내서 즉시 적절한 준비 조치를 해 놓아야만 합니다. 그래야만 환자가 수술을 받기 전에 이런 방법에 대하여 외과 의사와 미리 상의할 수 있습니다. 백신을 만들기 위해서는 대략 4 내지 5 그램 정도의 종양 덩어리가 필요합니다. 종양을 수술로 떼어내는 동안에 세포를 추출하고, 실험실로 보내어 준비 조치를 하게 하고, 나중에 주사할 수 있는 앰풀에 담아놓습니다.

준비 조치를 할 때는, 종양 세포들이 불활성화되게 하고 새로운 종양이 전혀 발생하지 않도록 확실히 해 두어야 합니다. 이 방법은 가격이 매우 비싸므로, 특수한 경우에만 의료보험조합이 인정하고 비용을 지급 받을 수 있습니다. 종양 접종은 무엇보다도 수술과 관련이 있어서 중요합니다. 첫 번에는 높은 용량을 주사하고, 그 다음에는 2주 내지 4주의 간격으로 추가 접종을 하게 됩니다. 이 치료 방법은 6개월 내지 2년이 걸립니다. 암 세포가 비록 악성이기는 하지만, 중요한 것은 몸 자체가 어떠한 구조로 이루어져 있는가 하는 점입니다. 이것은 암 세포가 해롭다는 것을 면역계가 거의 또는 전혀 알아채지 못한다는 뜻입니다.

종양 접종을 하면, 실험실에서 불활성화한 암 세포가 몸 안의 방어 세포들에게 적군으로 나타나게 됩니다. 그래서 방어 세포들은, 암 세포와 모든 다른 종양 세포들도 몸에 속하지 않는다고 알아채고 파괴할 수 있습니다.

종양 접종을 하면, 면역계가 암 세포를 적군이라고 알아채는 일이 더 쉬워집니다. 그러나 방어 체계가 약해져 있으면 변함 없이 최상의 반응을 나타낼 수는 없습니다. 먼저 방어 체계를 강하게 만들어야만 합니다. 그러므로 종양 접종을 하면서도 또한 비특이적인 약제를 사용하여 방어 능력을 강하게 만들어야 합니다. 이렇게 하기 위해서는, 겨우살이 요법(⇒213쪽 이하)을 사용할 수도 있고, 아니면 단지 효소와 비타민(⇒292쪽 이하)을 투여하거나 사이토카인(⇒121쪽)을 투여할 수도 있습니다.

능동적 특이 면역 요법(ASI)을 주로 적용하는 분야는, 전이를 예방하기 위한 경우입니다. 연구 결과에 의하면 전이를 절반 정도 줄일 수 있습니다. 심지어는 암이 진행되어서 이미 전이가 생긴 경우에도 질병의 경과를 더 좋게 할 수 있었고, 특수한 경우에는 암이 없어지는 수도 있었습니다. 예를 들어 콩팥암이나 흑색종은 면역 요법에 대해 특히 좋은 반응을 보이지만, 다른 종류의 암에서는 그 효과가 그렇게까지 좋지는 않습니다. 이전에 화학 요법에 사용된 세포독소에 의해서 면역계가 손상을 적게 받을수록 ASI의 효과도 더 좋습니다.

접종 혈청을 제조하는 회사들은 접종 혈청을 준비하는 데에 여러 가지 방법을 개발해 냈습니다. 몇 군데 제조 회사들은 사람에 해롭지 않은 바이러스를 접종 혈청과 섞습니다. 그러면 바이러스는 몸 안에 있는 암 세포들에 분명하게 표시를 합니다. 다른 제조 회사들은 백신을 사이토카인(⇒121쪽)과 결합시킵니다.

이 방법을 썼을 때 비용이 많이 든다는 점을 감안한다면, 치료를 시작하기 전에 무조건 의료보험조합(사보험이든지 국가 보험이든지 상관 없이)이 비용을 부담하도록 명백하게 해야 합니다.

불활성화된 암 세포만으로 접종하지 않고, **가지 세포**를 사용하여 접종을 할 수도 있습니다. 암 환자의 혈액에서 가지 세포를 채취하고 사이토카인으로 활성화하여, 실험실에서 증식시킵니다. 그리고 나서 암 세포를 식별하는 표지를 이 가지 세포에 어느 정도 부착해 둡니다. 환자에게 이 가지 세포를 다시 주사하고 나면, 가지 세포는 종양의 항원을 가지고 돌아다니면서 세포독성세포에게 보여줍니다. 이 원리는 능동적 특이 면역 요법과 아주 비슷합니다. 이 방법은 큰 수술을 할 수 없을 때도 사용할 수 있습니다. 그렇지만 이 경우에도 새로 개발된 치료법이라는 점이 문제가 되어 있기 때문에, 의료보험조합에서 비용을 부담하기에는 큰 어려움이 생길 수 있습니다. 가지 세포를 사용하여 이미 상당히 좋은 결과를 내고 있습니다. 암이 전이된 환자들에서 이 암 병터가 없어지는 것을 관찰할 수 있었습니다.

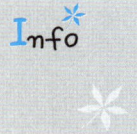
- 종양 면역학 연구소(Institut für Tumorimmunologie), 37115 Duderstadt, 전화: 0 55 27/50 89, http://www.immuntherapie.org

장기(臟器) 요법:
가슴샘 제제 - 장기 추출물 - 펩티드

✳ **가슴샘은 면역계에서** 핵심적인 역할을 하고 있고, 세포성 방어에서 훈련 센터가 되고 있습니다. 가슴샘에는 가슴샘 펩티드라는 특별한 호르몬이 있어서, 골수에 있는 줄기 세포가 발달하고 성숙하고 자극을 받음으로써 가슴샘-림프구가 되도록 준비합니다. 가슴샘 펩티드가 너무 적게 있으면, T-림프구[49]의 숫자가 줄어듭니다.

가슴샘에 대해서는 이미 1930년대까지 다음과 같은 사실들이 알려져 있었습니다. 즉,
- 가슴샘이 없으면, 감염이 더 잘 생깁니다.
- 반대로 가슴샘이 기능을 잘 발휘하고 있으면, 감염이 생길 소지가 줄어듭니다.
- 가슴샘을 이루는 성분을 잘게 부수어서 투여하여도, 감염이 생길 소지가 줄어듭니다.

---
49) 'T-림드구'는 '가슴샘 림프구'를 줄인 말이다.

이런 지식을 이용하여 가슴샘 요법을 시행하였습니다. 그런데 가슴샘 요법이 발달하다가 페니실린이 발견되면서 중단되었습니다. 그러다가 20세기 후반부에 들어서, 사람의 복잡한 면역계는 T-림프구에 전적으로 좌우된다는 사실이 밝혀지면서, 가슴샘 요법에 대한 관심이 다시 커지게 되었습니다.

오늘날에는, 송아지의 가슴샘을 적절히 처리하면 혈액 안에 있는 방어 세포의 숫자가 늘어나고 그 기능이 강해진다는 사실이 알려져 있습니다. 종양 환자에서는 T-림프구의 숫자가 낮은 경우가 자주 있습니다. 방어 능력을 강하게 하기 위하여 열 가지가 넘는 약제를 대상으로 하여 연구한 바에 의하면, 무엇보다도 가슴샘 제제를 사용하면 T-림프구의 숫자가 늘어날 수 있다는 사실이 밝혀졌습니다. 다른 약제는 단지 이미 있는 림프구의 활동을 더 좋게 해 줄 뿐입니다.

곧 첫 번째 연구가 이루어졌습니다. 이 연구에서는 가슴샘 작용 물질, 즉 이른바 티모신을 화학 요법제와 함께 투여합니다. 이렇게 하는 목적은, 화학 요법제가 면역에 해를 끼친다고 알려져 있는 작용을 줄여보려는 것이었습니다. 이러한 치료의 결과에서는, 거의 모든 경우에서, 화학 요법만 했을 때보다도 더 좋은 성과를 거두었습니다. 삶의 질도 눈에 띄게 좋아졌습니다. 가슴샘 요법을 함으로써 전이가 생길 위험성을 예방해야 합니다. 가슴샘 요법을 하여 종양 자체에 대해 어느 정도까지 영향을 줄 수 있는지는 아직 밝혀지지 않았습니다. 가슴샘의 추출물은 모든 작용 성분을 함유하고 있고, 일반적으로 근육 주사나 피하 주사로 투여하며, 임상 종사자들만 구할 수 있습니다. 약도에서 구할 수 있는 앰풀에는 가슴샘을 이루는 성분 중 단 한 가지만 함유되어 있는 수가 자주 있습니다. 가슴샘 알약은 주사만큼 강한 효과를 내지는 못하지만, 그 작용이 충분한 경우가 많습니다.

오래 전부터 이종(異種) 펩티드나 장기 용해질을 함유하는 제제들은 보완적인 암 치료에서 확고한 자리를 차지하고 있습니다. 이런 제제들 중 기본이 되는 것은 지라 펩티드(폴리에르가®), 지라와 간의 추출물(예를 들면 팩터 AF2®) 또는 가슴샘, 간, 태반의 용해질(예를 들면 나이투모린®) 등입니다.

이종 펩티드는 특히 화학 요법이나 방사선 치료를 하는 중에 골수를 보호하기 위하여 투여하고 있으며, 삶의 질이 뚜렷하게 향상됩니다. 이렇게 하여 삶의 질이 향상되면 수명이 늘어날 수 있습니다. 펩티드나 가슴샘 작용 물질을 전혀 투여하지 않고 T-림프구의 숫자가 줄어든 채로 지내야만 하는 사람들과 비교해 보면, 이런 치료를 받은 사람들에서 전이가 더 적게 생기거나, 생기더라도 아주 늦게 생깁니다.

<u>방사선 치료 그리고 무엇보다도 화학 요법 때문에 면역계에 생기는 부작용은, 가슴샘 요법이나 펩티드 요법을 함으로써 분명하게 줄일 수 있습니다. 가슴샘 펩티드는 화학 요법을 하는 동안에 주어서는 안 되고, 화학 요법이 끝난 다음에 주어야 합니다.</u>

세포 성장 억제제를 투여하는 중에는 쉬는 기간을 두게 되는데, 3분의 2 이상의 경우에서 혈액 속에 있는 백혈구가 너무 적어지기 때문에, 이 쉬는 기간을 늘여야만 합니다. 그렇지만 적절한 시기에 가슴샘 추출물을 투여하면 이 쉬는 기간을 대체로 잘 지킬 수 있게 됩니다.

그밖에도 환자가 곰팡이 질환과 감염에 걸릴 소지가 줄어듭니다. 항생제를 투여하는 것도 줄일 수 있습니다. 가슴샘-펩티드-요법을 하는 중에는 인터루킨이 더 많이 만들어지고 그 작용이 강해집니다. 인터루킨이 있으면 이미 있는 림프구를 활성화하는 데에 전달 물질로서 작용하므로 중요합니다.

그 밖에도 엔도르핀이 더 많이 만들어진다는 증거가 있습니다. 엔도르핀은 통증에 대한 느낌을 줄여주고 편안한 느낌을 더 많이 받게 합니다. 가슴샘 펩티드는 또한 불안하고 우울한 상태에 대해서도 영향을 줄 수 있어서, 스트레스를 더 잘 참을 수 있게 작용합니다. 수많은 연구에서 가슴샘-펩티드가 중요하다는 사실이 나타나고 있습니다. 그렇지만 정통 의학에서는 아직도 이런 결과를 받아들이지 않고 있습니다. 많은 다른 분야에서와 마찬가지로 이 분야에서도 연구의 필요성이 매우 절실합니다.

Info
- http://www.biokrebs.de

온열 요법
- 과도(過度) 가열 방식

✱ 몸의 온도를 매우 높게 올려서 질병을 치료하는 방법은 고대로부터 알려져 있었습니다. 처음으로 이런 방법을 사용하여 종양이 자라지 못하게 하려 했던 것은 100여 년 전에 있었던 일입니다. 그러는 동안에 온열 요법은 암을 치료하는 데에 있어서 확고한 자리를 차지하게 되었습니다. 온열 요법은 능동적인 방식으로나 수동적인 방식으로 시행할 수 있습니다. 능동적인 방식에서는 몸이 스스로 열을 만들어내도록 자극하고, 수동적인 방식에서는 몸이 따뜻해지도록 외부에서 열을 가합니다. 일반적으로 온열 요법이라 하면 수동적인 형태로 적용하는 것을 뜻하며, 수동적인 형태란 외부에서 몸에 열을 공급하는 것입니다. 이 때는 피부에만 열을 가할 수 있고, 이는 피부 종양을 치료하는 중요한 방법입니다. 또한 하나하나의 장기나 공간(⇒181쪽)을 겨냥하여 치료할 수도 있고, 온몸에 열을 가할 수도 있습니다(⇒178쪽).

19세기에 가정에서 흔히 사용하는 치료법으로는, 땀을 내는 방법이 있었습니다. 감염으로 앓고 있으면 아주 뜨거운 물로 목욕을 하여 낳게 하려고 노력했습니다. 사실 몸의 온도를 매우 높게 올리면 면역계가 자극을 받습니다. 19세기 말에는 인위적으로 열을 만들어 내려고 노력하기도 했습니다. 열을 사용하는 방법은 어느 정도 잊혀져 있다가, 마침내 1970년대부터 임상적으로 검증을 받게 되었습니다. 또한 같은 시기에 새로운 기술이 개발되기도 했습니다.

몸에 인위적으로 열을 가하면, 면역 방어에만 작용하는 것이 아니라 암 세포에 직접 작용합니다. 암 세포의 신진 대사가 달라지고, 따라서 암 세포들은 온도에 예민해집니다. 암 세포에 열을 가하면 정상적인 체세포보다 먼저 손상을 받게 됩니다. 오늘날 온열 요법은, 생물학적인 방법에서뿐만 아니라 이른바 정통 의학에서도 마찬가지로 사용되는 몇 가지 방법들에 속합니다.

온열 요법의 여러 가지 형태에서 종양 조직은 42도까지 가열되는데, 43도가 넘는 온도에서는 암 세포들이 죽게 됩니다. 이런 과정을 여러 번 되풀이하거나 더 오랜 시간 동안 계속하면, 암 세포들에서는 이른바 열충격 단백질 또는 스트레스단백질이 생깁니다. 이런 단백질은 온열 요법을 생물학적으로 적용하는 데에 있어서 또 다른 해법을 제공합니다. 즉, 암이 생기는 것은, 무엇보다도 면역계가 암 세포들을 알아채지 못하고 따라서 암 세포들에 대하여 단호한 조치를 취하지 못하기 때문입니다. 열 요법을 사용하면 면역계가 도움을 받습니다. 따라서 면역계는 이런 단백질을 만드는 세포들을 손상 받은 세포들이라고 알아채고 몸에 해를 끼치지 못하게 만들어 버립니다.

열을 가하는 치료법이 효과를 내는 것은, 암 조직 안에 있는 혈관이 정상 조직 안에서와는 달리 반응한다는 점에 근거를 두고 있습니다. 정상 조직 안에 열이 주어지면 혈관이 확장되어서, 남아도는 열을 밖으로 더 많이 끌어내게 되고, 그리하여 조직의 온도는 일정하게 유지됩니다. 그렇지만 암 조직 안에서는 그렇지 않습니다. 즉 암 조직 안에 있는 혈관은 확장되지 않습니다. 이 혈관들은 비교적 단단해서 또한 열을 재빨리 밖으로 끌어낼 수 없습니다. 열을 밖으로 끌어낼 수 없기 때문에, 암 조직의 온도가 올라가면, 조그만 혈전이 생기게 됩니다. 그리고 종양으로 영양분이 공급되던 것은 이 혈전 때문에 차단됩니다. 암 조직은 부서지기 시작합니다.

정통 의학에서 온열 요법은 오로지 화학 요법이나 방사선 치료와 함께 사용합니다. 온열 요법은 대학 병원에 있는 몇몇 센터에서, 그것도 연구의 범주에서만 시행되고 있습니다. 이 연구에 대해서는 큰 관심을 쏘이고 있습니다. 왜냐하면, 세포 성장 억제제를 투여하거나 방사선 치료를 하면서 온열 요법을 함께 하면 세포 성장 억제제나 방사선 치료의 용량을 줄일 수 있고 더 좋은 효과를 낼 수 있기 때문입니다. 여기에서는 무엇보다도 열의 간접적인 효과를 이용합니다. 즉 혈관이 열을 받으면 확장됩니다. 종양의 혈액 순환이 더 좋아지고, 따라서 세포 성장 억제제가 종양 세포에 더 잘 도달하게 됩니다. 혈액 순환이 좋지 않은 큰 종양에서도, 이런 방법으로 항암제의 농도가 높아질 수 있습니다. 항암제에 대한 내성도 낮아집니다. 그 밖에도 혈액 순환이 좋아지면, 산소가 종양 안으로 더 많이 공급됩니다. 이 때문에 –열이 암 세포 자체에 손상을 주는 것과 마찬가지로 – 방사선 치료의 효과가 더 강해집니다.

대부분의 온열 요법에서는 전자기파(電磁氣波) 또는 초음파를 사용합니다. 전자기파나 초음파를 사용함으로써 임상 의사는 몸에 열이 가해지는 것을 잘 통제할 수 있습니다. 초음파는 뼈를 잘 통과할 수 없다는 단점을 지니고 있어서, 골반에서와 같이 뼈로 둘러싸인 종양에는 도달하기가 어렵습니다. 여러 가지 온열 요법 장비의 체계에서 국소 마취 하에 열 더듬자를 종양 속에 넣고 가열 상태를 감시합니다. 현재 대부분의 의료보험조합에서는 온열 요법에 대해 외래 치료 방법으로서 진료비를 지급할 준비가 되어 있지는 않습니다. 의료보험조합과 진료비 지급에 관한 계약을 맺고 있는 대학 병원에 입원하여 온열 요법을 받는 경우에는 대체로 진료비가 하루 입원 치료비에 포함됩니다.

Info
- http://www.biokrebs.de
- http://www.hyperthermie.org

온몸 온열 요법

✱ **온몸 온열 요법은** 무엇보다도, 전이가 있는 경우와 수술할 수 없는 종양에서 중요하고, 또한 흔히 재발하는 종류의 종양에서도 마찬가지로 중요합니다. 온몸 온열 요법에는 여러 가지 방법이 있습니다. 가장 흔히 사용되는 것은 열 파이프로서, 파이프 속에 있는 공기의 습도를 높게 유지합니다. 이 경우 일반적으로 적외선을 사용합니다. 오래 전에는 극초단파라는 방법을 사용했지만, 이제는 국소 온열 요법에서만 여전히 사용되고 있습니다. 다른 방법에서는 환자가 개방형의 그물 침대에 눕게 하고, 물로 여과한 적외선 방사기로 열을 가합니다.

이렇게 혈액을 따뜻하게 해 주면, 그 밖에도 암 세포가 화학 요법과 방사선 치료에 대해 더 높은 감수성을 나타내고, 따라서 전통적으로 널리 사용되는 이러한 치료법이 더 좋은 효과를 내게 됩니다. 이러한 모든 치료 형태에 있어서는, 체온이 41℃ 이상에 이르고 45분 내지 60분 동안 유지됩니다. 그 밖에도 체온을 올리는 시기와 낮추는 시기가 한 시간 내지 두 시간 걸립니다.

온몸 온열 요법을 할 때 생길 수 있는 위험성으로는, 심혈관계에 대해서뿐만 아니라 콩팥에 대해서도 생길 수 있습니다. 수분을 빼앗기고 독소가 작용하면, 콩팥은 심한 손상을 입을 수 있습니다. 체온을 지나치게 올리는 치료법을 사용하려면 상당한 기술이 필요하고 환자를 감시해야 하기 때문에, 특별한 클리닉에서만 시행해야 합니다.

　　온몸 온열 요법에는 중등도의 형태도 있고, 이 경우에는 체온이 40℃를 넘지 않게 합니다. 그 대신 이 온도를 4시간 내지 6시간 동안에 걸쳐서 유지합니다. 이 경우에는 알루미늄 박편으로 격리한 열침대로 환자를 둘러싸고 열을 가하게 되는데, 이 방법은 대학 병원이나 개인 병원의 외래에서도 사용할 수 있습니다. 이렇게 하면 혈액 순환에 대한 부담은 줄어듭니다. 그러나 체온을 이 정도로 올렸을 때와 체온을 41℃ 이상으로 올리는 온몸 온열 요법을 했을 때에 있어서, 전통적인 치료법의 효과가 얼마나 더 좋아지는지 비교해 보면, 서로 비슷합니다.

- 온열 요법의 정보 안내 신문 및 주소(Infoblatt und Adressen Hyperthermie): GfBK Heidelberg, 전화: 0 62 21/13 80 20, www.biokrebs.de
- Heckel, Martin (1990) 온몸 온열 요법과 발열 요법 (Ganzkörperhyperthermie und Fiebertherapie). Hippokrates
- http://www.dght.net-독일 온열 요법 협회 (Deutsche Gesellschaft für Hyperthermie), Wilhelmshaven
- http://www.heckel-infrarot.de, http://www.hot-oncotherm.de/

국소 온열 요법: 지역적 깊은 온열 요법-관류 온열 요법 -얕은 온열 요법-전립샘 온열 요법

✻ **몸의 어느 일부에서만** 체온을 많이 올려 주어도 전통적인 방사선 치료와 화학 요법의 효과가 더 좋아집니다. 그러면서도 이 경우에는 전체적으로 몸에 부담이 덜 가게 됩니다. 또한 이 방법은 많은 경우에서 방사선 치료나 세포 성장 억제제 요법과는 전혀 관계없이 사용할 수도 있습니다.

지역적 깊은 온열 요법(RHT[50]). 종양이 국소에 국한되어 있을 때는 지역적 깊은 온열 요법이 분명히 장점을 지니고 있습니다. 환자는 부담을 덜 받게 되고 종양에 효과를 나타낼 수 있는 온도에 도달하기가 더 쉽습니다. 이 방법에서는 단지 종양이 있는 부위만을 목표로 삼고 열을 가하게 됩니다. 원반 모양의 전극판을 몸의 외부에 대거나, 열 방사기를 고리 모양으로 배열하여 환자를 그 안으로 밀어 넣습니다. 종양 안에서는 42℃까지 도달할 수 있습니다.

---

50) RHT는 regionale Tiefenhyperthermie를 줄인 말이다.
51) IPHT는 intraperitoneale Perfusionshyperthermie(복막속 관류 온열 요법)를 줄인 말이다.

관류 온열 요법(IPHT[51]**).** 배안 또는 방광과 같은 공간에 있는 전이 병터를 치료하기 위하여 복막속 관류 온열 요법을 개발했습니다. 43℃가 되는 뜨거운 액체로 아랫배를 샅샅이 씻어내고, 세포 성장 억제제를 아랫배 속에 투여합니다. 이 치료법이 도움이 되는 경우는 예를 들어 대장암, 이자암 또는 아랫배 장기의 암이 배 안을 침범했을 때, 복수(종양에 의해서 배 안에 물이 고이는 것)가 있을 때, 방광 종양이 있을 때 등입니다.

얕은 온열 요법(OHT[52]**).** 적외선 방사기를 사용하여 얕은 온열 요법을 하는 것은, 피부나 피부의 바로 아래에 종양이 있을 때, 예를 들면 림프절에 암이 침범했을 때, 피부에 전이 병터가 있을 때, 악성 흑색종이 있거나 수술 부위(유방암)에서 재발이 생겼을 때 효과적입니다.

전립샘 온열 요법(PHT[53]**).** 전립샘의 양성 종양이나 악성 종양이 있을 때는, 전립샘을 목표로 삼고 열을 가할 수 있습니다. 그래서 카테터를 요도 속으로 넣어서, 열 방사기가 전립샘에 닿게 합니다. 다른 치료법을 시행했을 경우에, 전립샘의 주변 부위에 꼭 필요한 만큼의 열을 항상 도달하게 할 수는 없습니다. 따라서 PHT는 전립샘암의 크기를 작게하는 데에 단지 동반되는 치료법 이상으로 가치가 있습니다.

---

52) OHT는 Oberflächenhyperthermie를 줄인 말이다.
53) PHT는 Prostata-Hyperthermie를 줄인 말이다.

자석-액체 온열 요법
— 나노 기술

❋ **샤리테 병원의 방사선의학** 클리닉에서는 12년 동안에 걸친 연구를 끝내고 나서, 요즈음 암 환자들을 대상으로 종양-특이성 열 요법에 대한 임상 연구를 하고 있습니다. 이른바 자석-액체 온열 요법이라고 하는 이 방법은, 베를린에 있는 안드레아스 요르단이라는 생물학자를 주축으로 하는 연구 모임에서 개발되었습니다.

이 새로운 방법에서는, 길고 가느다란 주사바늘을 사용하여, 산화철을 함유하는 자석 미립자를 암 환자의 암 조직 속으로 주사합니다. 그 다음에는 자기장이 변화하면서 이 산화철 미립자가 가열되고, 그와 함께 종양도 밀리미터 단위로 정확하게 가열됩니다. 건강한 조직은 종양을 둘러싸고 있지만 산화철 미립자를 전혀 함유하지 않아서 종양에서 열이 발생하더라도 거의 열을 받지 않습니다. 단지 백만분의 1 밀리미터 크기인 미립자들은, 암 세포들이 죽고 나서야 비로소, 간으로 향해 옮겨 가게 됩니다. 이런 미립자들은 간 안에서 확실하게 분해되기 때문에 위험성이 없습니다.

<u>이러한 새로운 형태의 치료법은 이른바 나노 기술에서 유래합니다.
따라서 자기장을 띤 나노 입자를 직접 종양 속으로 주사하게 됩니다.</u>

이런 치료를 받는 동안에는, 열이 생기기 때문에 철 입자를 함유하는 암 세포들이 손상되고, 또한 동시에 시행하는 방사선 치료에 대하여 종양이 더욱 더 감수성을 나타내게 됩니다. 이런 치료를 시행했을 대, 47℃ 이상의 열이 가해지면 지름이 5 센티미터 이하인 작은 종양들이 파괴될 수 있습니다.

지금 초창기 환자들은 두 가지 임상 연구의 영역에서 치료받고 있습니다. 첫 번째 연구에서는 뇌의 악성 종양(아교모세포종 및 다른 일차 종양에서 뇌로 전이된 병터)에 대해서 방사선 치료와 함께 시행하는 임상 시험을 하고 있습니다. 여기에서 샤리테 병원은, 독일 연방군의 수련 병원 중 하나인 베를린의 '연방군 병원'과 긴밀히 협력하여 연구하고 있습니다.

두 번째 연구에서는, 악성이면서 국소에 한정된 종양의 남은 부분이나 종양의 재발 병터, 그리고 치료를 하여도 계속 자라나는 전이 병터가 있는 환자들을 치료하는 데에 주력하고 있습니다.

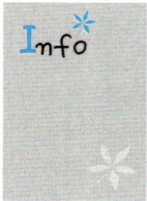

- 베를린, 샤리테 – 방사선의학 클리닉, P. 부스트 박사 (Berlin, Charité-Klinik für Strahlenheilkunde, Prof. Dr. P. Wust), 전화: 0 30/45 05 72 02
- http://www.magforce.de

발열 요법

✱ **발열 요법은 온열 요법** 중에서 능동적인 형태라 할 수 있습니다. 그 이유는 세균이나 다른 물질을 몸에 투여함으로써, 몸이 스스로 열을 만들어내도록 하기 때문입니다. 세포 성장 억제제가 도입되기 전까지는, 온몸에 효과를 내는 암 치료법으로서 발열 요법이 유일한 형태라고 간주되었습니다. 그렇지만 발열 요법은 잊혀진 채로 있었습니다. 그러다가 최근 들어 몇몇 연구에서 확인된 바는, 열이 나는 감염으로 고생을 더 많이 했던 사람들에서 암이 더 드물게 발생한다는 사실입니다. 그렇지만 이런 사실이 확인되었다고 하더라도, 감기에 많이 걸릴수록 암이 생길 위험성이 낮아진다고 추론할 수 있는 것은 아닙니다. 왜냐하면 이 두 가지 현상, 즉 '감기에 많이 걸리는 현상'과 '암이 생길 위험성이 낮아진다는 현상'은, 제3의 요소에 달려 있고 공통된 원인을 가지고 있을 수 있기 때문입니다.

여러 가지 세균 균주를 사용하여 인위적으로 감염을 일으킨 후에 종양이 없어지는 경우가 여러 연구에서 증명되었습니다. 이 경우 나이가 많은 환자에서보다도 젊은 환자에서 효과가 더 컸던 것으로 보입니다. 치료의 효과를 좌우하는 것으로는, 개인마다 몸에서 반응을 보일 수 있는 능력뿐만 아니라 종양의 종류도 관련이 있습니다. 지금까지 효과가 가장 좋았던 경우는, 물렁조직 육종, 악성 흑색종, 유방암, 난소암, 자궁암, 대장암, 콩팥암 등이었습니다.

발열 요법의 부작용으로는 오한, 통증과 경련이 생길 수 있습니다. 발열 요법이 위험한 경우는, 심장이나 콩팥이나 간에 병이 있을 때, 간질, 뇌종양, 갑상샘 과다증, 혈전, 영양 실조가 있을 때 등입니다.

1980년대 말부터 열을 일으키는 여러 가지 물질을 사용하는 연구가 이루어졌습니다. 이런 연구는 주로 일본에서 이루어졌고, 대상이 된 환자들의 대다수는 위암 환자들이었습니다. 지금까지 나타난 결과로 보아서는, 이 치료법의 장기적인 효과에 대해 결코 확실하게 말할 수 있는 상황이 아닙니다. 그 이유는 이 연구들 중 일부에서 충분히 엄격한 방법을 따르지 않았기 때문입니다. 유감스럽게도, 독일에서 발열 백신을 제조하는 회사들은, 그 백신 제제에 대한 법적인 승인을 전혀 신청하지 않았고, 그에 필요한 약사법(藥事法)의 심사와 임상 시험을 거치려고 노력하지 않았습니다. 그래서 독일에서는 이 약제의 재고가 많지 않고, 따라서 발열 요법은 몇몇 생물학적 전문 클리닉에서만 시행되고 있습니다.

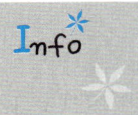

- GfBK Heidelberg, 전화: 0 62 21/13 80 20,
  http://www.biokrebs.de

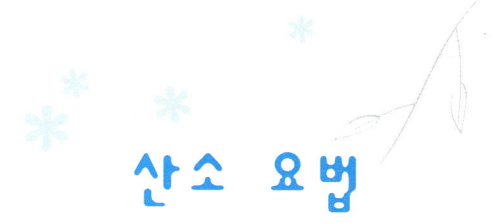

산소 요법

❋ **암이 자라는 것과** 치료의 효과는 생명체에 산소가 공급되는 것과 밀접한 관련이 있습니다. 조직의 혈액 순환이 나쁠수록, 또 조직에 산소가 적게 공급될수록, 신진 대사의 환경은 더욱 산성으로 되고, 따라서 암 세포가 더 잘 자랄 수 있는 조건이 됩니다. 산성 환경에서 몸 고유의 방어 세포는 그 활동을 제한 받게 됩니다. 덧붙여서, 암 세포는 - 건강한 세포와는 달리 - 얼마 동안 산소가 없이 살아갈 수 있으므로, 산소가 부족한 상태에서 특히 쉽게 전이가 됩니다.

전통적인 치료 방법을 쓰면서 산소 요법을 추가로 하게 되면, 전통적인 치료 방법의 효과가 더 강해집니다. 마인츠와 프라이부르크의 대학 병원에서 입증된 바로는, 종양의 혈액 순환이 좋을수록 또 산소가 더 많이 공급될수록 방사선 치료의 효과가 더 좋습니다. 그렇지만 이것은 신진 대사의 환경과는 관계가 없습니다. 오히려 산소가 풍부하게 공급되면서 암 세포에는 자유 라디칼이 많아집니다. 그리고 자유 라디칼은 세포를 죽인다고 알려져 있습니다. 그렇지만 건강한 세포는, 암 세포와는 반대로 정상적인 신진 대사를 위해서 산소를 필요로 합니다. 따라서 산소 요법을 하면 건강한 세포는 전통적인 치료 방법의 부작용이 생기지 않도록 보호를 받습니다. 오히려 산소 요법을 하면, 건강한 세포에서는 복구 과정이 촉진되고, 점막의 염증이 생기지 않도록 보호를 받고, 장기적으로 몸에 손상이 생기지 않게 됩니다.

전통적인 치료법을 사용하는 도중에만이 아니라 무엇보다도 그런 치료가 끝난 후에도, 산소를 부가적으로 투여하면, 면역계를 강하게 하는 데에 중요합니다. 특히 오랜 동안 병석에 누워 있으면서 스트레스를 많이 받음으로써, 저항력과 치유 능력이 약해졌을 때는, 이처럼 산소를 사용하여 면역계를 강하게 하는 것이 중요합니다.

지금까지 의료보험조합에서는 산소 요법을 인정하지 않고 있으며, 일반적으로 그 비용을 부담하지 않습니다. 몇몇 대학 병원에서는 환자들에게 방사선 치료를 할 때 고압 산소 방에서 방사선을 쬐게 합니다. 뒤셀도르프에서는 방사선 치료를 하는 중에 산소로 호흡을 하게 했더니 더 좋은 결과를 낼 수 있었습니다. 프라이부르크에서는 적혈구생성소(⇒129쪽)라는 호르몬을 사용하여 더 좋은 효과를 거둘 수 있었습니다. 이 호르몬은 적혈구가 더 많이 만들어지게 하는 데에 관여하며, 그래서 적혈구는 더 많은 산소를 운반할 수 있습니다.

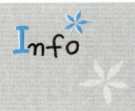
• Schmiedel, Volker; Augustin, Matthias (2005) 안내서 "자연 의학" (Handbuch Naturheilkunde). Haug

산소-다단계-요법 (SMT[54])

❋ **산소 요법 중 가장** 잘 알려진 형태는 만프레트 폰 아르데네[55]가 개발한 산소-다단계-요법(SMT)입니다.

산소-다단계-요법은 다음과 같은 세 가지 단계로 구분됩니다.
- 몸이 산소를 받아들일 수 있게 하기 위하여, 비타민과 무기질이 혼합된 음료를 마십니다.
- 산소를 매우 풍부하게 함유하고 있는 공기를, 튜브나 마스크를 통해서 들이마십니다. 이런 방법을 약 두 시간 동안 사용할 수 있습니다.
- 혈액 순환이 잘 되게 하기 위하여, 몸을 활동시키거나 온열 요법을 하거나 약물을 투여합니다. 이렇게 하면 산소를 들이마시는 시간을 30분이나 그 이하로 줄일 수 있습니다.

---

54) SMT는 Sauerstoff-Mehrschritt-Therapie를 줄인 말이다.
55) 만프레트 폰 아르데네(1907-1997)는 독일의 발명가로서, 물리학, 의학, 텔레비전과 라디오 공학, 핵 공학 및 우주 연구에 있어서 약 600개의 특허를 냈으며, 과학적 내지 기술적인 면에서 수많은 중요한 업적을 남겼다.

이런 치료를 3주 내지 4주 동안 하고 나서는 반 년 동안 중단합니다. 그리고 나서는 여러 차례 되풀이해서 할 수 있습니다. 이런 치료법은 집에서도 할 수 있으며, 암 환자들만 하는 것은 아닙니다.

암 질환에서 산소-다단계-요법을 할 때는 면역 기능을 강하게 해 주는 약제를 함께 사용합니다. 이러한 면역 요법은 산소 요법이 끝난 후에도 계속할 수 있습니다.

산소-다단계-요법에 대하여 지금까지 과학적인 연구가 거의 되어 있지 않을지라도, 많은 경험담과 여러 가지로 확인한 바에 의하면 이 요법은 분명히 효과가 있습니다.

SMT는 여러 가지 질병에서 중요하고, 암 질환에 대하여 수술을 한 후에나, 방사선 치료와 화학 요법의 부작용을 줄이기 위해서도 중요합니다. 그렇지만 환자가 기도 질환이나 알레르기나 간질을 앓고 있으면, SMT는 절대로 하지 않아야 합니다.

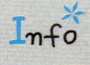

- 산소-다단계-요법을 위한 의사 협회
  (Ärztegesellschaft für Sauerstoff-Mehrschritt-Therapie), Harburger Ring 10, 21073 Hamburg.
  전화: 0 40/77 10 00
- Ardenne, Manfred von (1990) 산소-다단계-요법
  (Sauerstoff-Mehrschritt-Therapie). Thieme

혈행성 산화 요법(HOT[56]) 및 혈액에 자외선을 쬠(UVB[57])

이 두 가지 형태의 산소 요법은 '혈액 씻어냄'이나 '자가 혈액 요법'이라고도 부릅니다. 이런 요법을 받으면, 혈액이 깨끗해지고, 세포가 호흡을 더 잘 할 수 있게 되고, 몸이 활기를 띠게 됩니다. 이 두 가지 방법은 사용하는 데에 있어서 아주 비슷하며, 특별히 교육을 받은 의사들만 시행하도록 해야 합니다. 환자의 정맥에서 빼낸 혈액에 자외선을 쬐고 산소를 풍부하게 넣어주고 나서는 정맥 속으로 다시 넣어 줍니다.

혈행성 산화 요법과 혈액에 자외선을 쬐는 방법은, 방사선 치료와 화학 요법을 시행할 때 추가로 사용하는 치료 방법으로서 SMT보다는 덜 적절하지만, SMT와 함께 사용할 수 있습니다. 이런 방법은 공격적인 치료가 끝난 다음에 사용하는 것이 더 좋습니다.

이런 방법들을 사용하면, 혈액 순환이 잘 되고 면역계가 기능을

---

56) HOT는 Hämatogene Oxidationstherapie를 줄인 말이다.
57) UVB는 UV-Bestrahlung des Blutes를 줄인 말이다.

더 잘 발휘할 수 있게 됩니다. 많은 의사들이 암 환자들의 회복기 치료를 하면서 이런 방법들을 사용하고 있지만, 지금까지 그 작용 기전을 설명할 수 있는, 이렇다 할 만한 연구가 거의 이루어져 있지 않습니다.

혈행성 산화 요법과 혈액에 자외선을 쬐는 방법은, 산소-다단계-요법(⇒189쪽)처럼 많은 질병을 치료하는 데에 뿐만 아니라, 암 환자의 회복기 치료에도 사용하여 효과를 낼 수 있습니다. 이런 치료는 1주일에 한두 번씩 약 6주 동안에 걸쳐 이루어집니다. 병세가 심한 정도 또는 전반적인 몸의 상태에 따라서, 이런 치료를 4주 동안 쉬었다가 다시 반복할 수 있습니다.

이런 방법들을 사용하지 않아야 하는 경우는, 환자가 급성 감염이나 열로 시달리고 있을 때, 환자가 출혈 경향을 보일 때, 갑상샘 질환을 앓고 있거나 빛에 대해 뚜렷한 감수성을 보일 때 등입니다.

- 빛생물학적 혈액 치료 HOT/UVB를 위한 의사 협회 (Ärztegesellschaft für photobiologische Blutbehandlung HOT/UVB e.V.), Reichenhaller Straße 48, 81503 München, 전화: 0 89/69 79 89 30, 팩스: 0 89/6 91 44 46
- Schmiedel, Volker; Augustin, Matthias (2005) 안내서 "자연 의학"(Handbuch Naturheilkunde). Haug
- http://www.eumatron.de

오존 요법

❋ **오존 요법은 자가 혈액** 요법으로서 또는 몸 밖에서 시행할 수 있고, 암에 대한 생물학적인 추가 요법으로서 적용하면 좋은 효과를 낼 수 있습니다. 정맥에서 빼낸 혈액을 산소와 오존이 섞인 혼합물과 섞습니다. 그리고는 적은 양(10밀리리터까지)일 때는 큰 근육 속에 주사하고, 많은 양(60 내지 250밀리리터)일 때는 정맥 속에 주사합니다.

몸 밖에서 치료를 하는 경우에는, 피부를 오존 가스에 노출시킵니다. 오존이 함유된 물이나 올리브 기름을 몸의 일부에 바를 수도 있습니다. 오존 요법은 위험성이 없는 것이 아니며, 필요하다고 생각되는 치료 조치를 오존 요법으로써 대신할 수 있다고 생각해서는 안 됩니다.

오존 요법을 사용할 수 있는 경우는 아주 광범위합니다. 주로 사용하는 분야는 감염과 혈관 질환입니다. 보완적인 암 치료에 있어서도 오존을 사용하면 기존의 치료를 보완하고 효과를 낼 수 있습니다. 오존이 혈액과 접촉하게 되면, 일련의 생화학적인 과정이 진행되고, 그럼으로써 암 세포의 생활 조건이 급격하게 나빠집니다. 암 세포들은 특히 산소에 대해 민감하므로, 산소 때문에 세포의 분열이 방해를 받게 됩니다. 오존 요법을 하면 그 밖에도 면역계의 기능이 강해지고, 효소가 더 많이 만들어지고, 혈액 순환이 더 잘 되고, 간의 해독 기능이 좋아집니다.

오존은 디기탈리스와 벨라돈나[58]처럼 독성이 있습니다. 그러나 디기탈리스와 아트로핀[58]처럼 적절한 용량과 적절한 사용 형태로 투여하면 치유 효과를 낼 수 있습니다.

오존을 사용하여 생길 수 있는 부작용에 대해서는 의견이 분분합니다. 분명한 것은, 오존이 점막에 자극을 준다는 것과 오존을 들이마시면 건강에 해롭다는 것입니다. 오존 요법을 절대로 사용하지 않아야 하는 경우는, 임신 중일 때, 최근에 심근 경색증이 있었을 때, 출혈 경향이 있을 때, 갑상샘 과다증, 간질, 경련 등이 있을 때입니다.

---

[58] 벨라돈―란, 가지과 식물의 한 종류에서 추출한 알카로이드로서, 아트로핀, 스코폴아민이 바로 벨라돈나이다. 벨라돈나는 본래 이탈리아어로 "벨라(아름다운) + 돈나(부인)", 즉 "아름다운 부인"이라는 뜻이다. 아트로핀과 스코폴아민은 동공을 커지게 하는 작용이 있고, 오늘날에도 그 목적으로 쓰인다. 동공이 커지면 눈이 크고 아름답게 보이므로 옛날에 부인들이 즐겨 사용하였고, 이 때문에 벨라돈나라고 부르게 되었다고 한다. 당시 부연들은 아름답게 보이기 위하여 눈부심을 참고 사용하였던 것 같다.

- 의학과 기술에 있어서 오존과 산소의 사용에 관한 협회 (Gesellschaft für Ozon-und Sauerstoffanwendungen in Medizin und Technik e.V.; G.O.S.), 76337 Waldbronn, 전화: 0 72 43/6 60 22
- Schmiedel, Volker; Augustin, Matthias (2005) 안내서 "자연 의학" (Handbuch Naturheilkunde). Haug
- http://www.ozongesellschaft.de

큰창자[59] - 물치료

❋ **큰창자-물치료를 할 때는,** 큰창자 즉 잘룩창자를 돌로 씻어냅니다. 간단하면서도 정교하게 고안해 낸 장치를 사용함으로써, 큰창자를 물로 여러 번 채우고 비워 낼 수 있습니다. 1회용 장치를 사용하면 이런 조작을 완전히 청결하고 위생적으로 해 낼 수 있습니다. 이런 방법으로 큰창자를 깨끗하게 하는 효과는, 통상적으로 하는 관장보다 몇 배나 더 강력합니다. 대략 45분 동안 큰창자를 씻어내는 동안 환자는 등을 바닥에 대고서 편안히 누워 있게 됩니다.

큰창자를 깨끗이 씻어내는 결과로, 면역계의 주위에 있는 세포들은 큰창자 안에 있던 세균들과 싸우다가 잠시 쉬는 시간을 갖게 됩니다. 방어를 담당하는 세포들이 이처럼 잠시 동안 쉬게 되면, 암 세포에 대하여 더욱 효과적으로 싸울 수 있게 됩니다. 정상적인 상태에서는 창자 균 무리가 균형을 유지하고 있습니다. 그렇지만 일반

---

[59] 원본에는 "잘룩창자"로 적혀 있지만, 여기서는 "큰창자"를 뜻하므로, "큰창자"라고 번역했다. 잘룩창자는 때때로 큰창자 전체와 같은 뜻으로 사용된다.

적으로 만성 질환을 앓게 되면, 이 균형이 깨지게 됩니다. 그래서 많은 세균들의 경우 그 수가 더 많아지고, 다른 세균들은 그 수가 줄어듭니다(⇒284쪽). 창자 균 무리가 방해를 받게 되면, 독성을 띤 신진 대사의 산물(産物)이 창자 안에 쉽게 쌓입니다. 이런 대사 산물은 언제라도 점막의 장벽을 뚫고서 혈액 속으로 들어갑니다. 그러면 신진 대사 전체에 부담이 되고 면역계는 더 약해집니다.

<u>큰창자-물치료를 하면 큰창자를 깨끗하게 함으로써 면역계에 대한 부담을 줄여줍니다. 그렇게 하면, 암 환자들에서 면역계의 주된 과제 — 종양 세포를 없애겠다는 과제 — 를 수행하기 위하여 자유롭게 능력을 발휘할 수 있게 됩니다.</u>

큰창자를 씻어냄으로써 창자 세균은 더욱 더 자연스러운 균형을 이루게 되고, 몸은 깨끗하게 씻겨진 창자 점막을 통해서 노폐물을 배설할 기회를 갖게 됩니다. 이 노폐물이 이전에는 결합 조직에 쌓여 있었던 것입니다. 이 노폐물 때문에 결합 조직 안에서 신진 대사가 폭넓게 이루어질 수 없게 되고 면역계는 더 약해집니다.

큰창자-물치료는 5주 내지 10주 동안의 기간에 걸쳐 일정한 간격으로 열 번 계속 해야 합니다. 그리고 나서 6개월이 지나면 같은 방법으로 다시 할 수 있습니다. 큰창자암(대장암)이 있을 때는 큰창자를 씻어내서는 안 됩니다. 큰창자를 수술했을 경우에는 몇 주 동안의 시간 간격을 두고 나서 큰창자를 씻어내도록 해야 합니다.

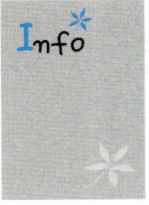

- Ullrich, Manfred A. (2000) 큰창자-물치료(Kolon-Hydro-Therapie). Jopp
- http://www.bcht.de -(독일 큰창자-물치료 종사자 협회 (Bundesverband der Kolonhydrotherapie))

KLH[60]
– 흥미로운 삿갓조개 추출물

✽ **KLH는 특정한 삿갓조개** 즉 열쇠구멍삿갓조개의 몸 안에 있는 혈색소를 줄인 말입니다. 이 혈색소는 이뮤코텔®[61]의 주성분으로서, 지금까지 무엇보다도 방광암에서 사용하여 좋은 효과를 보았습니다. 이 혈색소는 사람의 몸 안에서 강한 면역반응을 일으킵니다. 일반적으로 이 혈색소는 전통적인 암 치료법을 보완할 목적으로 사용하고 있습니다. 이 혈색소를 사용하면 방광 점막의 세포들이 새롭게 증식하지 못하도록 작용합니다. 먼저 방광 종양을 보존적인 방법으로 수술하여 떼어냅니다. 그리고 나서는 가능한 한 빨리 보완적인 치료법을 시작해야 합니다. 이러한 치료는 꼭 종합 병원에서만 해야 하는 것이 아니고, 개업하고 있는 비뇨기과 전문의에게서 받을 수 있습니다.

---

60) KLH는 keyhole limpet hemocyanin(열쇠구멍삿갓조개헤모시아닌)을 줄인 말이다. 여기에서 열쇠구멍삿갓조개의 학명은 Megathura crenulata이며, 알래스카부터 캘리포니아에 걸쳐 분포되어 있다. 헤모시아닌은 구리를 함유한 단백질로서 갑각류나 연체동물의 혈액에 함유되어 있고 산소의 운반에 관여한다.
61) 이뮤코텔®은 한국에서도 같은 상품명으로 수입되어 공급되고 있다.

먼저 이 약제에 대하여 과민 반응이 있는지 확인해 보아야 합니다. 왜냐하면 몸 밖에서 들어오는 단백질에 대해 과민 반응이 있으면 면역 방어가 약해지기 때문입니다. 그 밖에도 몸이 이 약제에 대해서 일반적으로 반응을 나타내는지 확인해 보아야만 합니다. 그래서 먼저 아주 적은 양을 피하로 주사해 봅니다. 본격적인 치료를 할 때는 먼저 이 약제를 더 많은 양으로 1주에 한 번씩 주사하고, 나중에는 암이 있는 바로 그 부위에서 면역 반응을 일으키기 위하여 한 달에 한 번씩 방광 안에 투여합니다.

삿갓조개에서 생물 공학적인 방법으로 분리한 이 약제를 이른바 방울 주입을 하여 예방 목적으로 사용하기도 합니다. 그 동안 얕은 곳에 자리 잡은 방광 종양에서 이 방법을 사용했더니, 수술로 종양을 떼어 냈을 때 치료의 효과가 더 높아졌다고 알려져 있습니다.

부작용은 거의 나타나지 않습니다. 어쩌다가 가벼운 열이 나는 수도 있고, 방광 안에 통증이나 압박감이 나타나는 수도 있습니다. 그러므로 이뮤코텔®은 지금까지 사용된 다른 약제보다 부작용이 적습니다. 연구에서 밝혀진 바에 의하면 이뮤코텔®은 방광암이 새로 발생하지 못하도록 예방하는 효과를 지니고 있고, 이 효과는 그 밖에 널리 사용되면서도 오히려 공격적인 화학요법 약제가 지니는 효과에 전혀 뒤지지 않습니다.

요즈음 KLH는 박무네®라 하여 종양 접종(⇒166/169쪽)의 영역에서 나르개로 사용되고 있습니다.

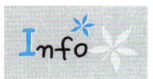 • http://www.biosyn.de

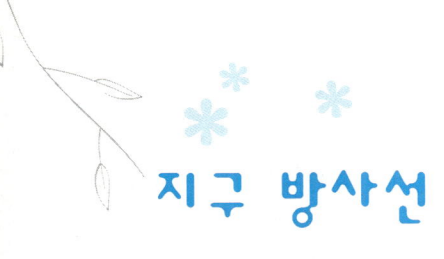

지구 방사선

❋ **고대로부터 자연 요법에서는,** 땅에 좋은 장소와 나쁜 장소가 있다고 알려져 있었습니다. 델포이[62]의 신탁소(神託所)는 아주 많은 지구 방사선이 서로 엇갈리는 곳에 있었습니다. 근대에 들어서 사람들은 많은 과학적인 연구를 통해서 이런 현상을 조사했습니다. 그 동안에 사람들이 알게 된 바로는, 개미들은 지구 방사선이 서로 엇갈리는 곳에 집을 짓기를 더 좋아하고, 고양이는 방사선이 나오는 곳에 있기를 좋아하며, 그와 반대로 많은 과일나무와 개는 방사선이 없는 곳을 더 좋아한다는 것입니다.

식물들은 나름대로 필요로 하고 좋아하는 방사선이 있습니다. 그런데 식물을 심을 때 실수로 이런 방사선이 나오지 않는 장소에 심게 되면, 식물은 잘 자라지 않고, 자라더라도 굽거나 비틀려서 자라고, 꽃이 잘 피지 않고, 해충에 의한 피해를 아주 심하게 입는다는 것을 확인할 수 있습니다.

---

[62] 델포이는 아폴로 신전이 있던 그리스의 옛 도시이다.

사람도 생물학적인 체계를 지니고 있어서 지구의 영향에 반응을 합니다. 이 때 반응하는 정도를 좌우하는 것으로는, 어떤 체질을 타고났는지, 자기 나름대로의 감수성이 얼마나 예민한지, 해로운 방사선이 얼마나 오랜 동안 작용하는지, 그리고 그 밖에 부담을 주는 요인들을 모두 합하면 얼마나 되는지 등입니다. 이것이 의미하는 바는, 많은 사람들이 침실에 흐르는 전류와 같은 자그만 부담도 방해나 장애라고 느끼는데, 한편 다른 사람들은 몇 년 동안 "수맥 위에" 누워 있으면서도 불편이나 지장을 느끼지 않을 수 있다는 것입니다.

암을 앓고 있는 사람은, 어떤 경우에나 몸 안에서 조절을 담당하는 계통에 최대한의 부담을 받고 있습니다. 그래서, 부담을 주는 요인을 피할 수 있는데도 더 떠맡게 한다는 것은 받아들일 수 없는 일입니다. 암 환자는 이런 관점에 대하여 관심을 두고 신경을 써야 합니다.

시험 삼아서 잠자는 장소를 자기 집에서 경험 상 가장 편안하다고 느끼는 곳으로 최소한 6주 동안 옮겨보는 것을 생각해 볼 수 있겠습니다. 그렇게 함으로써 잠을 더 깊이 들 수 있고 하루 중 몸의 상태가 더 좋아질 수도 있습니다. 그런 경우에는 잠자리를 옮김으로써 시각적인 만족감이 줄어들지라도, 새로 옮긴 잠자리를 오랜 동안 유지해야 합니다.

그밖에도 잠자는 장소에는 전기가 흐르지 않게 만들어야 합니다.

이렇게 하려면, 전기 배선망이 차단되게 하는 스위치를 설치하거나 해당한 방에 대하여 밤에 자동 차단기의 작동을 바꿀 수 있습니다. 이렇게 하면 밤에 침실에 전류가 전혀 흐르지 않게 됩니다. 이것은 중요한 일입니다. 왜냐하면 심장, 근육 및 뇌처럼 몸에서 전류에 예민한 장기에 전기적인 부담 또는 이른바 전자 스모그가 생기면 기능 장애를 일으킬 수 있기 때문입니다.

침대 속과 침대 주위에는 무선 자명종과 금속을 두지 않도록 해야 합니다. 또한 침대 틀을 금속으로 만들지 않아야 하고, 침대의 매트리스 밑에 금속 스프링을 설치하지 않아야 하며, 커튼 고리를 놋쇠로 만들지 않아야 합니다.

자신의 잠자리에 대하여 몇 가지 생각을 해내려고 노력과 수고를 한다면 그만한 보람이 있을 것입니다. 즉 편안한 느낌이 더 커질 것이고 따라서 그 다음에 시행하는 모든 생물학적인 치료법이 분명히 더 큰 효과를 낼 것입니다.

불필요하게 손해를 일으키는 인자를 피한다면, 치유의 방향으로 가는 발걸음이 더 편해질 것입니다. 잠자리는 일반적으로 사람이 자세를 바꾸지 않고 가장 오랜 시간 머무르는 장소입니다. 그러므로 잠자리에 대하여 특별한 주의를 기울여야 합니다.

그렇게 하기 위하여 경우에 따라서는 훌륭하고 믿을 만한 수맥 탐사 전문가가 필요할 수도 있습니다. 바로 이 수맥이라는 분야에서는 사기꾼들이 아주 많기 때문에 훌륭한 수맥 탐사 전문가를 찾기는 어렵습니다. 그러나 개인적으로 추천 받거나 수맥과 관련된 기관을 통하면 훌륭한 수맥 탐사 전문가를 찾을 수 있습니다. 훌륭한 수맥 탐사 전문가는 절대로 지나치게 많은 비용을 요구하지 않습니다. 120 내지 200 유로의 금액이면 적절합니다. 그리고 이런 전문가들은, 잠자리에서 이른바 "전자파의 발생 요인을 제거"하기 위한 차단 방법, 예를 들어 금속으로 된 차단용 매트, 전류나 자석이 연결되는 차단용 이불 등을 절대로 추천하지 않습니다. 모든 이러한 보조 수단들은, 경험에 의하면, 전혀 쓸모 없는 것이고, 더구나 가격이 비쌉니다!

전자파 장애가 있는 장소를 피하는 것만이 치유 효과를 낼 수 있습니다!

만성 질환으로 앓고 있던 수많은 환자들이 이미 잠자리를 바꿈으로써 효과를 보았습니다. 지구 방사선을 눈으로 볼 수 없고 과학적인 방법으로 측정할 수 없을지라도, 잠자리를 바꾸려고 시도하는 것은 그만한 가치가 있습니다.

- 수맥 탐사 전문가: 지구 생물학 연구 동아리
  (Rutengänger: Forschungskreis für Geobiologie),
  Adlerweg 1, 69429 Waldbrunn, 전화: 0 62 74/91 21 00 또는 91 21 02
- Banis, Ulrike (2004) 지구 방사선 상사(商社)
  (Erdstrahlen und Co.). Haug

논란이 되고 있는 암 약제:
하메르 박사가 주창한 새로운 의술 - 클라크 박사와 기생충 -갈라비트® - 우크라인®

❋ **하메르 박사는 내과 의사이면서** 정통 의학을 비판하고 있습니다. 하메르는, "모든 암은 영혼에 충격이 가해진 다음에 생긴다"라고 주장함으로써, 사람들의 기분을 자극하고 있습니다. 이런 주장이 몇몇 경우에 옳을지라도 이러한 가정을 일반화하기는 어려운 일이고, 그래서 보완 대체 의학에 종사하는 사람들 중에서조차도 하메르는 아주 극단적인 위치를 차지하고 있습니다. 하메르가 주장하는 것을 객관적으로 증명한다는 것은 불가능한 일입니다. 왜냐하면 하메르는 정통 의학의 주장을 논박함으로써 정통 의학과 원수가 되었고 하메르와 관계를 맺는 사람은 누구든지 어려움에 처할 것을 예상해야만 하기 때문입니다.

하메르 박사는, 필요한 의학적인 전문지식을 활용하지 않으면서 진통제를 전혀 쓰지말라고 추천함으로써, 많은 암 환자들에게 불필요한 고통을 초래하고 있습니다. 이런 점 때문에 하메르 박사는 사람들에게 비난받아야 마땅합니다.

그런 이유에서 암 환자들은 자신에게 주어진 명제와 씨름하면서 단지 아주 조심스럽고 비판적인 태도를 취해야만 하는 것입니다. 암이 생기는 과정에 대해 하메르가 설명하는 것은, 정통 의학의 견해와 완전히 상반되며, 지금까지 알고 확신했던 것을 뒤엎는 것이 될 것입니다.

북미에 있는 클라크 박사는 창자 안에 있는 기생충이 원인이 되어 모든 종류의 종양이 생긴다고 주장하고 있습니다. 클라크 박사는, 전기 장치로 이 기생충을 유인하여 혈액 속으로 들어오게 해야만 하는 것이고, 약초 혼합물을 혈액 속으로 투여함으로써 기생충을 죽일 수 있다고 주장합니다. 이 기생충은 북미에만 있으므로 세계의 다른 지역에서는 암이 생기지 않아야 하는 것입니다. 그러나 사실은 그렇지 않기 때문에, 다른 나라에서 암이 생기려면 다른 기생충이 관여해야만 한다는 말이 됩니다. 암이 잘 생기게 하는 다른 요인들 - 예를 들면, 집 주변에 있는 유해 물질, 영양분 속에 있는 유해 물질, 곰팡이, 문제가 많은 금속 합금(⇒346-350쪽) 등 - 을 고려해 보면 클라크 박사가 이론적으로는 옳은 것처럼 보일 수도 있습니다. 그러나 이처럼 몸에 부담이 올 소지가 있는 것을 제거하는 데에 있어서, 클라크 박사는 아주 독단적인 방법을 주장하고 있습니다. 클라크 박사는 암이 생기는 과정에 대하여 설명하려고 노력하면서 또 다른 관점을 취하고 있습니다. 그러나 그 관점은 오늘날 받아들여지고 있는 지식으로 판단해 보자면, 과학적인 근거가 희박한 것입니다.

그 전기 장치와 약초 추출물 또 전체적인 치료 방법을 검토해 보았습니다. 그 장치는 공학적으로 보자면 대략 손전등에 해당한 것이고, 약초 혼합물과 마찬가지로 효과가 없는 것으로 보입니다.

갈라티트®는 러시아에서 개발된 면역 제어 물질입니다. 우주비행을 위해 갈라비트®를 개발하게 된 것은, 우주비행사가 우주로 비행하면 방사선에 의해 몸에 큰 부담이 생김으로써 면역계의 질병이 생기는 일이 없도록 우주비행사를 보호하기 위한 것이었습니다. 갈라비트®는 러시아에서만 각종 급성 및 만성 감염에서 사용할 수 있는 약제로 허용되어 있으며, 항암약제로서 사용할 수 있도록 허용되어 있는 것이 아닙니다!

화보 잡지에서 널리 알려진 정보에 의하면 갈라비트®를 사용하면 종양이 자라는 것을 멈출 수 있고, 수명이 연장될 수 있다고 합니다. 그러나 이에 대해서는 아무런 증거도 찾아낼 수 없습니다.

갈라비트®로 한 번 치료를 하는 데에는 한 달이 빠듯하게 걸립니다. 처음 한 주 동안은 날마다 갈라비트® 1앰풀을 근육 주사하고, 둘째 주부터는 이틀에 한 번씩만 갈라비트® 1앰풀을 근육 주사합니다. 이에 드는 비용은 독일에서 10,000 유로에 달하는데, 이런 종류의 의심스러운 치료를 받는 데에 이 가격은 너무 비싸다고 생각됩니다. 같은 양의 갈라비트®가 러시아에서는 불과 몇 백 유로밖에 들지 않는 것에 비하면, 너무 많은 비용이라고 생각됩니다. 현재 독일에서 갈라비트®를 사용하는 것은 순전히 이득을 취하기 위한 것이라고 생각됩니다. 갈라비트®가 효과가 있다고 확실히 말할 수 있는 것은 전혀 없기 때문에 더욱 그런 생각이 드는 것입니다. 러시아의 병원에서는 갈라비트®를 치료에 사용한 자료를 공개하지 않고 있습니다.

우크라인®은 애기똥풀의 성분을 원료로 반합성하여 만든 제제입니다. 우크라인®은 암 세포들이 스스로 파괴되도록 유발하게 되어 있습니다. 종양 세포주에 대하여 실험실에서 이루어진 실험에서는, 암 세포가 자라는 것을 거의 결정적으로 멈출 수 있었습니다. 그렇지만, 1999년과 2001년 사이에 울름 대학의 베거 교수/박사가 이자암에 대하여 센세이셔널한 연구를 해 낸 것 외에는 명백한 효과를 입증할 만한, 더 큰 규모의 임상적인 연구는 지금까지 거의 이루어지지 않았습니다. 이 치료는 주사 치료로서 대략 6개월 동안에 걸쳐 이루어지고, 제조 회사에서 주사약을 직접 구입했을 경우 한 달에 대략 800 내지 1,000 유로가 듭니다. 동유럽 국가들에서는 더 작은 규모의 연구가 이루어졌는데, 이 연구에서 환자들은 "이 치료를 받았을 때 더 편안한 느낌이 든다"라고 스스로들 말했습니다. 부작용은 거의 없다시피 했습니다. 그 동안에 우크라인®은 유럽, 캐나다와 다른 나라들에서도 시험을 거치고 있습니다. 우크라인®이 저항력을 강하게 해 준다고 입증된 식물로서 어느 정도까지 더 좋은 효과를 낼 수 있는지 현재로서는 말할 수 없습니다.

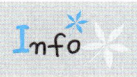 • http://www.ralphmoss.com/ukrain.html

직류 전기 치료

❋ **직류 전기 치료에서는** 종양을 직류로 치료합니다. 이 경우 종양의 종류에 따라 전압을 최고 16볼트까지 올려서 사용할 수 있습니다. 이런 치료 형태는 완전히 새로운 것은 아닙니다. 왜냐하면 전지 전류가 종양 치료에 효과적일 것이라는 전제 조건을 세워두고서 이미 산발적으로 이런 치료 형태를 적용해왔기 때문입니다. 오늘날 직류 전기 치료는 무엇보다도 중국에서 사용되고 있습니다. 그러나 독일에서도 직류 전기 치료를 사용하는 연구소가 몇 군데 있습니다.

직류 전기 치료는 '전기-화학 요법' 또는 '생체-전기 요법'이라는 이름으로도 알려져 있습니다. 직류 전기 치료는 대중 매체에서 아주 유망한 것으로 소개되고 있어서, 암 환자들은 기대에 부풀어 있습니다.

종양 안에서는 전기장이 만들어집니다. 이 전기장이 있는 곳에서는 특히 세포의 안쪽과 바깥쪽 공간 사이에서 분극(分極)의 방향이 바뀌게 됩니다. 제한된 정도이지만 열도 생깁니다. 암 조직이 손상을 받게 되고 죽을 수도 있습니다. 이 치료법에서 중요한 것은, 어느 한 부위에 국한된 종양으로서 그 크기가 5센티미터 이하일 때만 적용해야 한다는 점입니다. 그밖에도 종양이 얕은 곳에 있어서 전류가 흐르는 바늘이 쉽게 도달할 수 있어야 합니다.

> 직류 전기 치료로 치료했을 때 지금까지 나타난 효과는 매우 의심스러운 것입니다. 직류 전기 치료는 피부암에서 가장 효과적인 것으로 보입니다. 그러나 유방암에서도 효과적이었던 것으로 나타나 있습니다. 직류 전기 치료로 치료하면 눈에 띄는 부작용이 생길 위험성이 있습니다. 예를 들면, 통증이 생긴다거나, 건강한 조직이 손상된다거나, 아니면 감염도 생길 수 있습니다.

직류 전기 치료는 세포 성장 억제제와 함께 사용할 수 있습니다. 세포 성장 억제제는 국소적으로 투여하기 때문에, 생명체는 전통적인 화학 요법을 할 때보다 손상을 덜 입게 됩니다.

또한 직류 전기 치료는 약한 방사선 치료와 함께 사용할 수 있고 좋은 효과를 나타낼 수 있습니다. 이 치료는 대부분 국소 마취를 하면서 시행합니다. 치료하는 데에 걸리는 시간은 몇 분에서부터 두 시간까지에 이릅니다.

직류 전기 치료는 몸의 한 부위에 한정된 종양을 개인적으로 치료하고자 할 때 사용할 수 있습니다. 그러나 현재 직류 전기 치료를 수술이나 방사선 치료에 대한 대체 요법으로 사용하는 것은 극히 드뭅니다. 이 치료 형태는 아직 확립되지 않은 상태이므로, 의료 보험 조합에서 그 비용을 거의 부담하지 않습니다.

저항력을 강하게 해 주는 식물
겨우살이[63] - 추출물 전체 아니면 렉틴?

✱ 겨울이 되면 잎이 없는 앙상한 나뭇가지에서 자라나는 겨우살이를 뚜렷이 볼 수 있습니다. 수천 년 전부터 병을 치료하는 데에 겨우살이를 사용하면 큰 효과를 낼 수 있다고 알려져 있습니다. 특히 고혈압, 신경통, 간질 그리고 다른 여러 가지 병에서도 효과가 있다고 합니다.

20세기 초에 인지학[64]의 창시자인 루돌프 슈타이너는, 암을 치료하는 데에 처음으로 겨우살이를 사용했습니다. 오늘날 상록 식물에

---

[63] 겨우살이를 독일어로는 미스텔(Mistel), 영어로는 미슬토(mistletoe)라 한다. 그래서 우리나라에서는 겨우살이의 추출물로 치료하는 것을 흔히 "미슬토 요법"이라 부르고 있다.
[64] 인지학(人智學)에서는 인간이 초자연적인 세계에 대해 어떤 관계를 갖고 있는지를 다루고 있으며, 사람이 일정한 자기 훈련을 하게 되면, 정신 세계를 직관적으로 관조할 수 있다고 주장한다.

함유된 작용 물질은 식물 요법 치료제에 속하며, 식물 요법 치료제 중에서도 가장 많은 토론을 거쳤고 가장 잘 연구되어 있습니다. 암에 대한 생물학적인 치료 방법 중에서 겨우살이 제제는 가장 널리 보급되어 있습니다.

겨우살이에 대한 임상 연구는 50가지가 넘습니다. 그리고 그 임상 연구 중 거의 모두에서, 겨우살이 제제가 효과가 있다고 입증되었습니다. 그렇지만 정통 의학에서는 이런 방법으로 치료하는 것에 대하여 비판을 할 뿐만 아니라 일부에서는 반대하는 입장을 취하고 있습니다. 어떤 사람들은, 겨우살이 제제를 주사하면 손해를 입을 수 있고 심지어는 암이 더 잘 자라게 자극할 수 있다고 주장하고 있습니다. 그러나 이런 주장에 대해서는 어떠한 연구에서도 과학적인 근거가 있다고 발표한 적이 없습니다.

많은 암 환자에서 겨우살이 요법을 시행하면, 진통제와 진정제가 덜 필요하게 되고, 전통적인 치료법을 사용했을 때 부작용이 누그러뜨려지게 됩니다.

겨우살이 요법을 시행하면 이미 입증된 바와 같이 종양이 자라는 것이 느려지고, 그와 동시에
- 건강한 조직은 안정 상태를 회복합니다.
- 면역계의 전달 물질들이 더 잘 협력하고 조화를 이루게 됩니다.
- 백혈구가 더 강해집니다.
- 온몸의 건강 상태와 삶의 질이 향상됩니다.

건강한 세포의 핵 속에는 유전과 관계되는 물질이 있습니다. 그런데 겨우살이 요법을 받으면, 이 물질이 더 잘 보호를 받게 됩니다. 종양 세포에서는 그와 반대인 현상이 일어납니다. 즉 겨우살이 요법을 받았을 때 종양 세포 안에서는 일종의 자살 프로그램, 즉 이른바 세포 자멸사가 진행됩니다. 특수한 경우에는 종양이 없어지는 것을 관찰할 수 있어서 문서에 기록하여 증거 자료로 두고 있습니다.

겨우살이 요법은 고형(固形) 종양에서 효과적입니다. 겨우살이 추출물을 제조하는 몇몇 회사에서 발표한 바에 의하면, 조혈계나 림프계에 암 질환이 있을 때는 겨우살이 요법을 하지 않는 것이 좋겠다고 합니다.

<u>오늘날 자연과학적으로 연구한 바에 의하면, 겨우살이 추출물의 성분 중 가장 중요한 것은 렉틴입니다. 그렇지만 다른 구성 성분들을 과소평가해서는 안 되며, 또한 렉틴이 이러한 다른 성분들과 상호 작용을 한다는 점에 대해서도 결코 과소평가해서는 안 됩니다.</u>

인지학의 학설에 따르면, 숙주 나무가 결정적인 역할을 한다고 합니다. 또 신선한 겨우살이 약초에서 얻어낸 추출물 전체를 사용합니다. 겨우살이의 추출물에는 다음과 같은 것들이 있습니다.
- 비스쿰 알붐 M은 사과나무에서 유래한 것입니다.
- 비스쿰 알붐 Q는 떡갈나무에서 유래한 것입니다.
- 비스쿰 알붐 P는 소나무에서 유래한 것입니다.

■ 비스쿰 알붐 A는 전나무에서 유래한 것입니다.

  이러한 식물에서 개발한 제제는, 그 함량이 여러 가지로 나와 있고, 여러 가지 시리즈로 출시되어 있습니다. 이 경우 어떤 성분으로 이루어져 있는지는 큰 역할을 하지 않고, 제조 과정이 결정적인 역할을 하게 됩니다. 이 제조 과정에 포함되는 것은, 숙주 나무의 종류에 대해 고려하는 것도 있지만, 그밖에도 언제 수확하는지, 수확하는 기술은 어떠한지, 겨우살이의 어느 부분을 사용하며 그 혼합 비율은 어떠한지, 여름에 추출한 것과 겨울에 추출한 것을 어떻게 혼합하는지, 무균 상태로 앰풀에 잘 담는지, 생물학적인 활성을 유지하도록 잘 감시하는지 등입니다. 인지학을 원리로 하는 제제들에 있어서 이런 제조 과정은 표준화되어 있습니다. 제조 과정을 표준화하는 것은, 똑같은 제조 방법을 사용하면 항상 똑같은 제제를 만들 수 있다는 사실에 근거를 두고 있습니다.

  인지학을 원리로 하는 겨우살이 요법의 제제 외에도, 겨우살이 식물 요법 제제가 있고 이 경우 렉틴 함유량을 표준화합니다. 이 경우, 약학적인 관점에서 렉틴 성분이 항상 같은 양 함유됨으로써 표준화된 제제를 생산합니다. 겨우살이 안에 약 500가지 단백질이 들어 있다는 것을 알고 있지만, 그때그때 어떤 작용을 하는지 또 그 단백질들이 어떤 상호 작용을 하는지는 확실히 알지 못하고 있습니다. 또 렉틴의 함유량을 제한한다는 것은 겨우살이 제제의 작용이 제한된다는 것을 의미할 수도 있습니다.

정통 의학의 관점에서 본다면, 단 한 가지 작용 물질을 재료로 하여, 정확하게 정해지고 확실하게 동일한 제제를 만들 수 있어야만 바람직할 것입니다. 그렇지만, 그렇게 만든 제품만이 반드시 더 낫다고 단정할 수는 없습니다.

겨우살이 렉틴의 양을 표준화한 제제가, 제품의 품질에 관해 가장 좋은 정보를 가지고 있는 제제라는 것은 사실입니다. 그렇지만 이런 제제만이, 인지학을 원리로 하여 제조 과정을 표준화한 겨우살이 제제보다 분명히 더 큰 효과를 낸다고 할 수는 없습니다. 인지학을 원리로 한 겨우살이 제제에는 많은 종류의 작용 물질이 함유되어 있습니다.

개개의 환자에게 어떤 제제를 사용할 것인가는, 치료를 담당하는 의사의 경험과 그때그때의 주변 상황에 결정적으로 좌우됩니다.

겨우살이-사용 방법

❋ **겨우살이 추출물로 치료하는** 경우, 시간 간격을 두면서 치료합니다. 즉, 두세 달 치료하고 나서는 4주 내지 6주 동안의 쉬는 기간을 둡니다.

일반적으로는 그때그때 선택하게 된 제제를 한 주에 한 번 내지 세 번 직접 피하로 주사합니다. 주사할 용량은 종양의 크기에 따라 달리 정합니다. 그밖에도 환자마다 다른 반응을 보이므로, 어떤 반응을 보일지 미리 알아내기란 아주 어렵습니다. 그러므로 항상 환자 개인에 닿게 치료할 필요가 있습니다. 어떤 일정한 용량을 사용하여, 모든 환자에게 가장 좋은 효과를 낸다는 것은 결코 불가능합니다. 더구나, 의사가 환자를 치료할 때, 환자가 필요로 하는 치료를 그 환자 개인에게 맞추어서 해 주려면, 의사는 환자의 상태를 꼼꼼하게 관찰하고, 환자가 불편해 하는 증상을 표현할 때 자세히 경청해야 합니다.

겨우살이 주사는 환자 스스로 피하에 — 예를 들면 허벅다리나 배벽에 — 주사할 수 있습니다. 피부의 부위 중 방사선 치료를 받았거나 염증이 있는 곳에는 절대로 주사하지 않도록 각별히 주의를 기울여야 합니다. 그밖에도 항상 같은 부위에만 주사하지는 않도록 해야 합니다.

달리 주사하는 방법의 예를 든다면, 정맥 안으로 주사하거나, 극히 드물게는 종양 안에 직접 주사하는 방법 등이 있습니다. 그렇지만 이런 방법을 쓰려면, 반드시 의사가 주사하도록 하거나, 아니면 의사의 감독을 받아서 해야 합니다.

두 겹으로 된 가슴막[65]의 얇은 판 사이에 수분이 모여 있는 경우에는, 겨우살이 추출물을 가슴막의 얇은 판 사이에 있는 틈 속으로 주사하는 것이 중요합니다. 방광과 같은, 몸 안의 다른 공간 속으로도 겨우살이 추출물을 국소적으로 투여할 수 있습니다. 식도에 종양이 있으면서 수술을 할 수 없는 경우에는, 종양의 일부를 파괴하고 그 속으로 겨우살이 추출물을 직접 주사할 수도 있습니다.

그렇지만 이와 같은 특수한 형태로 사용하기 전에는, 항상 먼저 피하로 주사함으로써 준비를 해 둘 필요가 있습니다. 그래야만 알레르기성 반응이 생기지 않게 할 수 있습니다.

---

[65] 가슴막(늑막, 흉막)은 두 겹으로 이루어져 있어서, 각각을 벽쪽 가슴막과 내장쪽(허파쪽) 가슴막이라 부른다.

일반적으로 겨우살이 치료를 하면서 목표로 삼는 것은, 암을 치유하겠다는 것이 아니라, 암의 증상을 줄여주겠다는 것입니다. 겨우살이 추출물이라는 성분은 포괄적인 치료 개념을 이루는 데에 없어서는 안 될 중요한 것입니다. 그러나 항상 환자 개개인에게 맞추어서 사용해야 할 것이며, 치료 방법을 적용할 때 절대로 융통성 없이 적용하지는 않아야 합니다.

　　방사선 치료나 화학 요법을 시작하기 전에 미리 겨우살이 치료를 시작해야 합니다. 방사선 치료나 화학 요법을 하는 중에도 겨우살이 치료를 해야 할지에 대해서는, 담당 의사와 상의하여 확실히 해두어야 합니다.

　　암에 대해 정통 의학의 치료를 하면, 혈액 검사의 소견에 이상이 생기고 면역계도 손상을 받게 됩니다. 그렇지만 겨우살이 치료를 하면 혈액 소견과 면역계에 대한 손상이 줄어듭니다. 겨우살이 치료를 하면 정통 의학적인 치료의 효과가 줄어들지나 않을까 하는 우려는 근거 없는 일입니다. 오히려 겨우살이 치료를 함으로써 정통 의학적인 치료의 부작용이 줄게 됩니다. 화학 요법을 받으면서 겨우살이 치료도 같이 하면, 화학 요법의 부작용이 줄어들게 되어 화학 요법을 더 잘 참아낼 수 있게 됩니다.

　　사실 겨우살이 치료를 받음으로써 얼마나 효과가 나는지를 측정한다는 것은 어려운 일이지만, 분명한 것은 여러 가지 불편한 증상과 통증이 줄어들고, 식욕이 더 좋아지며, 환자가 전보다 더 편안하게 느낀다는 점입니다. 이러한 현상들을 자연 과학적으로 설명해 내려면, 혈액 속에서 엔도르핀 – 이른바 '행복 호르몬' – 의 농도가 높아진다는 것을 근거로 삼아야 할 것입니다. 그리고 이런 엔도르핀의 농도는 측정할 수 있습니다.

겨우살이 치료를 했을 때 특수한 경우에는 수명이 연장되는 것을 입증할 수 있었습니다. 겨우살이를 대상으로 하는 모든 연구에 있어서 중요한 핵심이라고 할 수 있는 것은, 겨우살이 치료를 함으로써 환자들의 삶의 질이 향상된다는 것이 확인되었다는 점입니다.

환자가 스스로 전보다 더 편안하다고 느끼게 되면, 자신의 질병과 더 잘 싸워낼 수 있고, 또한 다른 여러 가지 전략을 동원하여 자신의 수명을 연장할 수도 있습니다.

어떠한 치료에서도 그렇듯이, 겨우살이 치료를 받는 경우에도 부작용이 나타날 수 있습니다. 그렇지만 이러한 부작용이 나타나는 것은, 본질적으로, 면역을 자극하는 효과가 표현되기 때문입니다. 그리고 면역을 자극한다는 것은 겨우살이 치료를 하면서 당초에 원했던 효과입니다. 주사 바늘에 찔린 부위가 붉어질 수 있는데, 지름 3 내지 5 센티미터까지 붉어지는 것은 염려할 필요가 없습니다. 이렇게 붉어지는 부위가 이보다 더 클 경우에는 약의 용량을 줄이거나 다른 제제로 바꿀 수 있습니다.

때때로 가벼운 열이 날 수 있습니다. 열이 오랫 동안 나는 경우에는, 어쩌면 사용하던 제제를 중단해야 할 수도 있습니다.

알레르기 반응은 거의 나타나지 않습니다. 그러나 원칙적으로 겨우살이 제제를 사용하기 전에, 알레르기 반응이 나타날지 미리 검사해 보아야 합니다.

독일에서 2004년에 이루어졌던 건강 개혁 방침은 암 환자들에게 매우 불리한 것입니다. 그렇지만 이런 정책 속에서도 몇 가지 자연 의학의 치료법에 대해서는 의료 보험 조합에서 계속 비용을 부담하게 되어 있는데, 그 중에 겨우살이 요법이 들어 있습니다.

급성이면서 고열이 나는 염증이 있을 때는 겨우살이 치료를 하는 것이 적절하지 않습니다. 그 밖에도 암을 치료할 때 겨우살이 제제와 인터루킨을 동시에 투여하지는 않아야 합니다. 보완적인 암 치료에 있어서 겨우살이 치료에 대해서는 아직도 계속 연구하여 해결해야 할 분야가 어느 정도 남아 있으며, 매우 긍정적인 연구 결과가 계속 나오기를 기다려 보아야 할 것입니다.

암 환자들이 불안해하기 때문에, 겨우살이 요법에 대해서 잘못되고 사실에 부합하지 않는 정보가 대중 매체에 전파되는 수가 흔히 있습니다. 겨우살이 요법에 관한 임상적인 연구에서 나타난 바에 의하면, 실험실과 동물에서 이루어진 실험에서도 암이 자라거나 전이되는 것을 촉진한다는 증거는 전혀 없습니다. 오히려 그와 반대입니다. 즉 "겨우살이가 실험실에서 암 세포를 파괴하는 능력은, 여러 가지 세포 성장 억제제보다 더 강하다"라는 것입니다.

- Bopp, Annette (1999) 겨우살이 – 암을 치료하는 데에 사용되는 약용 식물 (Die Mistel - Heilpflanze in der Krebstherapie). Rowohlt
- 겨우살이 정보 안내지 및 제조 회사의 주소 (Mistelinfoblatt und Herstelleradressen): GfBK Heidelberg. 전화: 0 62 21/13 80 20, http://www.biokrebs.de

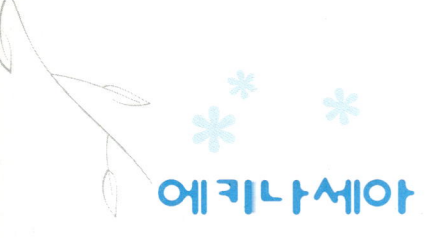

에키나세아

❋ 에키나세아는 '보랏빛 삼잎국화' 라든가 '붉은빛 삼잎국화' 와 같은 여러 가지 이름으로 알려져 있습니다. 이 식물은 땅 위에 드러나 있는 부분은 전부가 약으로 사용됩니다. 원래는 북미에서 유래했지만, 시간이 지나면서 전 세계의 많은 지역에서 재배하고 있습니다. 아메리칸 인디언들은, 상처가 났을 때 에키나세아를 상처에 바를 뿐만 아니라, 경련, 감염, 열이 있을 때 복용하기도 하고, 뱀에 물렸을 때는 해독제로 복용하기도 했습니다. 에키나세아를 말리면 그 작용 물질의 효과가 떨어지므로, 에키나세아를 차로 만들어서 마시면 효과가 줄어듭니다. 더구나 에키나세아 제제를 만들려면 에키나세아가 가능한 한 신선한 상태에 있을 때 사용해야 합니다.

에키나세아 제제를 복용하면 면역계가 활성화된다고 입증된 바 있습니다. 왜냐하면 에키나세아 제제를 복용하면 백혈구의 숫자가 많아지고 여러 가지 방어 세포들의 작용이 활성화되기 때문입니다. 에키나세아에는 일련의 여러 가지 물질들이 함유되어 있습니다. 그리고 최근 몇 년 동안에는 이런 물질들이 어떠한 효과를 나타내

는지 알아내기 위하여 실험실에서 많은 연구와 조사가 이루어졌습니다.

에키나세아를 규칙적으로 복용하는 경우에는 쉬는 기간을 두어야만 합니다. 그것은 면역계를 지나치게 자극하지 않게 하기 위해서입니다. 조혈계에 질환이 있을 때는 에키나세아를 절대로 복용하지 않아야 합니다.

성인에서 에키나세아를 예방 목적으로 사용하는 경우에는, 3개월 내지 6개월마다 4주 내지 6주의 기간에 걸쳐 복용하는 것이 효과적이라고 생각됩니다. 에키나세아는 면역 기능을 강하게 하는 효과를 낼 수 있고, 전통적인 암 치료에서 생길 수 있는 부작용을 줄일 수 있습니다. 그래서 암을 치료할 때는 에키나세아가 지니고 있는 이런 작용들을 이용할 수 있습니다.

모든 식물성 약제에서와 마찬가지로, 에키나세아의 경우에도 부작용이 나타날 수 있습니다. 원칙적으로 에키나세아를 사용하면서 당초에 원하지 않았던 부작용은 거의 나타난 적이 없습니다. 그렇지만 에키나세아에 대해 비판적인 태도를 취하고 있는 사람들은, 에키나세아를 오랜 기간에 걸쳐 복용하는 경우에는, 골수에 영향을 준다거나 세포 분열 과정을 촉진함으로써 부작용을 일으킬 위험성이 있다는 점을 염두에 두고 있습니다.

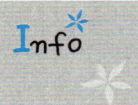

- Schmiedel, Volker; Augustin, Matthias (2005) 안내서 "자연 의학"(Handbuch Naturheilkunde). Haug

인삼과 타이가 뿌리

✱ 몇 천 년 전부터 중국의 전통 의학에서는 인삼을 효과적인 약제라고 간주해왔습니다. 인삼이 지니는 치유의 능력은 그 뿌리에 있습니다. 그렇지만 자연에서 인삼의 뿌리를 찾아낸다는 것은 아주 힘든 일이어서, 원하는 목적에 맞추어서 재배하고 있습니다. 인삼이 잘 자랄 수 있는 이상적인 조건은 동북 아시아에서 찾아낼 수 있습니다.

인삼은 담쟁이덩굴 식물의 과[66]에 속합니다. 또한 이른바 사포닌 그룹에 해당하면서 생물학적으로 효과를 내는 물질을 스무 가지 이상 함유하고 있습니다. 이런 물질들은 면역계를 활성화하고 몸을 강하게 하며 몸에 있는 독소를 빼내기 때문에, 감염에 대해 저항할 수 있는 중요한 물질이라고 간주되고 있습니다. 인삼의 뿌리가 도움이

---

[66] 인삼은 두릅나무과(또는 오가과) 인삼속에 속하는 식물이다. 세계적으로 유통되고 있는 인삼은 크게 두 가지이며, 그 중 Panax ginseng은 아시아 종이고 Panax quinquefolius은 미국 종이다. 인삼이 속해 있는 과는 학명으로 Araliaceae라 하며, 우리말로는 두릅나무과라 한다. 또한 두릅나무과에 오가나무가 속해 있어서 오가과라고도 부른다. 고려인삼의 학명은 "Panax ginseng C. A. Meyer"로서, 1843년 러시아의 식물학자인 C. A. Meyer가 명명한 것이다.

되는 경우는, 몸이 전반적으로 약해졌을 때, 오랜 동안 앓은 후일 때, 불안한 상태이거나 불면증이 있을 때 등입니다.

인삼을 사용하면, 혈압이 조절되고, 산소가 더 잘 공급될 뿐만 아니라 다른 많은 효과가 있습니다. 인삼의 뿌리는 골수에서 혈액이 잘 만들어지도록 촉진하기도 하므로, 화학 요법을 보완하는 데에 소중한 역할을 할 수 있습니다. 인삼은 백삼과 홍삼으로 구분되는데, 그 중 홍삼이 순도가 더 높습니다. 인삼 제제는 긴세노시드를 최소한 8 퍼선트 이상 함유하고 있어야 합니다.

<u>인삼은 대규모로 인공 재배하고 있기 때문에, 인삼의 뿌리에는 원하는 성분 외에 살충제와 농약의 찌꺼기가 많이 함유되어 있을 수도 있습니다. 이는 유감스럽게도 아시아 지역에서 생산되는 인삼에서 흔히 볼 수 있는 일입니다.</u>

인삼의 대용품으로 타이가 뿌리라는 것이 있습니다. 타이가는 시베리아에서 대규모의 식물 군락으로 자라고 있습니다. 중국 북부 지역과 한국에서도 타이가를 찾아낼 수 있는데, 이런 지역에서는 더위나 추위가 너무 심하지 않고 습도가 너무 높거나 낮지도 않아서 타이가가 손상을 받지 않습니다. 과학적인 연구에서 밝혀진 바에 의하면, 인삼의 작용 물질은 인삼 자체에서보다도 자연 상태에서 훨씬 더 많이 존재한다고 합니다. 타이가 뿌리를 사용하면 몸에서 힘이 나면서도, 흥분하게 되는 것은 아니고 잠을 자는 데에 지장을 받지

도 않습니다. 타이가 뿌리는 차나 팅크제로 출시되고 있습니다. 유럽에서 구할 수 있는 인삼 제제에 비하여, 타이가 뿌리 제제는 그 효과가 더 좋고 순도도 더 높습니다. 타이가 뿌리는 부작용이 없기 때문에 자가 치료를 하는 데에 사용할 수도 있습니다. 이 점은 인삼 뿌리와 같은 점입니다.

> Info
> - Pahlow, Mannfried (2000) 약용 식물 집대성(Das groβe Buch der Heilpflanzen). Bechternünz
> - http://www.heilpflanze.ch

엉겅퀴

❋ **엉겅퀴는 유럽에서 이미** 고대로부터 알려져 있었던 이름 있는 약초들에 속합니다. 최근 수십 년 동안에는, "종양이나 결핵을 치료하는 경우에 엉겅퀴를 화학 요법 약제나 세포 성장 억제제와 함께 사용하면, 종양이나 결핵에 흔히 수반되어 나타나는 간 손상을 막아주고, 또한 화학 요법을 하면서 예를 들어 구역질과 같이 부수적으로 나타나는 증상을 줄여줄 수 있다"라는 증거가 점점 더 많이 보고되고 있습니다.

엉겅퀴가 간에 효과를 내는 데에 가장 중요한 성분은 실리마린이라는 작은 물질 복합체입니다. 엉겅퀴 안에 들어 있는 이러한 작용 물질 복합체는 간을 강하게 해주고, 간에서 독소를 제거하며, 간을 보호해 줄 뿐만 아니라, 쓸개즙이 잘 흐르게 하고, 혈액 순환을 촉진합니다. 실리마린은 심지어 간 세포를 새로 만들어 내기도 하는데, 이런 작용을 하는 약초는 거의 없습니다. 따라서 알코올이나 용매(溶媒) 때문에 간이 손상되었을 때 실리마린을 사용하면 도움이 될 수 있습니다. 그러므로 엉겅퀴는 간을 보호하고, 간을 재생하며, 쓸개의 기능을 정상으로 만드는 데에 가장 중요한 약초입니다.

<u>엉겅퀴에는 다음과 같은 효과가 있습니다. 즉 간 수치가 더 좋아지거나 정상으로 되고, 임상적인 증상이 없어지며, 환자는 주관적으로 더 편하다고 느끼게 됩니다. 식욕부진, 위창자내공기참 및 변비 등과 같은 증상들이 좋아집니다.</u>

간 경화로 고통 받고 있는 환자에게 엉겅퀴 추출물을 투여하면, 살아날 가능성이 높아집니다. 엉겅퀴가 간과 관련되는 것은, 정신적인 차원의 경계선에 효과를 내는 것과 밀접한 관계가 있습니다. 간에서는, 생명체에 필요한 물질인가 필요하지 않은 물질인가에 관한 결정을 내리는 과정이 계속 일어나고 있습니다. 생명체에 필요한 물질은 간을 떠나서 혈액 순환으로 자유롭게 들어가게 되고, 필요하지 않은 물질은 콩팥을 통과하게 되거나 아니면 쓸개나 창자를 통해서 배설됩니다.

마찬가지로 엉겅퀴는 정신적인 차원에서, 무엇이 개인적인 특성에 맞고 무엇이 맞지 않는지 구별하는 능력을 높여줍니다. 그러면 정신은, 개성을 유지하는 데에 맞지 않는 것을 멀리 두기가 더 쉽게 되고, 이런 과정을 통해서 전체적인 안정이라는 의미에 있어서 신체적인 질병과 정신적인 질병을 가장 잘 예방할 수 있게 됩니다.

Info
- Pahlow, Mannfried (2000) 약용 식물 집대성(Das groβe Buch der Heilpflanzen). Bechternünz

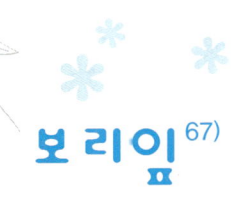

보리잎[67]

✻ 보리잎에는 여러 가지 이차적인 식물성 성분이 풍부하게 들어 있습니다. 보리잎의 엽록소는 사람의 혈색소와 매우 비슷한 결합을 하고 있으며, 세포 안에서 산소를 만들어서 운반하는 일을 맡고 있습니다. 녹색 보리잎 가루에 들어 있는 칼슘은 우유에 들어 있는 양보다 약 열 배나 많고, 따라서 뼈에 도움이 됩니다. 몇몇 식품들에는 특별한 영양소가 많이 들어 있다고 잘 알려져 있지만, 녹색 보리잎 가루에는 그보다 몇 배나 더 들어 있습니다. 독소와 비슷하면서 자연에서 나타나는 식물의 구성 성분으로서 알칼로이드를 들 수 있는데, 보리잎에는 이러한 알칼로이드가 들어 있지 않아서 특히 몸에 좋습니다.

예로부터 신선한 보리잎을 으깨어 사용한 경험이 있으며, 지금 보리잎을 이용하는 것은 거의 언제나 이러한 옛 경험에 토대를 둔 것입니다. 보리잎은 유해물질로 오염되지 않은 풀밭에서 영양분과 작

---

[67] "보리잎"은 원문의 "게르스텐그라스(Gerstengras)"를 번역한 말이면서, 또한 아틀란티스 제약회사에서 생산하는 제품의 이름이기도 하다. 이 제품은 가루로 되어 있고, 한 병에 80 그램씩 들어 있으며, 가격은 한 병이 약 10 유로이다.

용 물질의 함량이 가장 높은 시기에 수확을 하여 즉시 가공해야만 합니다. 이에 대한 대안(代案)으로는 보리잎을 스스로 재배하는 것이 좋습니다.

보리잎 가루는 복합적인 영양분을 풍부하게 공급하는 데에 이상적인 원천이 됩니다. 몸에 필요한 양을 공급하기 위해서는, 하루에 찻숟갈 한 개 분량이면 충분합니다.

밀잎이나 보리잎을 재배하는 경우에는 자기 집 정원에서 재배하는 것이 가장 좋습니다. 정원이 없는 집에서는, 창문턱에 부착된 궤나 화분을 이용하여 재배하는 것도 도움이 됩니다. 높은 품질의 파종용 씨앗을 생물학적으로 재배한다면, 특별히 가치 있는 수확을 할 수 있을 것입니다.

씨를 뿌리기 전날 저녁에 씨앗을 물에 넣어 부풀어 오르게 하면, 싹이 더 빨리 트게 됩니다. 씨앗은 땅의 표면에 아주 가깝게 심어두고, 포장용 랩을 펼쳐서 붙여 둡니다. 나흘째가 되어서야 비로소 새싹을 햇빛에 내놓아야 합니다. 햇빛을 많이 받고 물이 약간 있으면, 새싹은 7 일 내지 10 일 후에 약 10 센티미터 높이로 자라게 됩니다. 이 때가 또한 수확하기에 알맞은 시점이기도 합니다. 왜냐하면 밀알에서 유래하는 에너지가 어린 잎에 그 시점까지도 비축되어 있으면서, 또한 다른 한편으로는 햇빛의 도움을 받고 자신의 엽록소를 사용하여 중요한 필수 물질을 합성한 상태이기 때문입니다. 2 주가 지나면 비로소 잎에 있는 영양분의 함량이 줄어들고, 그러면 다른 줄기와 마찬가지 상태가 되어서 더 이상 영양가가 풍부하지는 않게 됩니다.

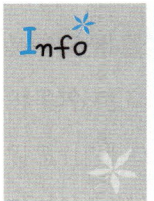

- Info: 아틀란티스 제약회사(Atlantis-pharm), NL-5246 XL Hintham, http://www.atlantis-pharm.com
- Simonsohn, Barbara (o. J.) 보리잎의 즙 (Gerstengrassaft), Windpferd TB 2005

중국의 약초 요법

전통 중국의학에서 사건의 중심에 서 있는 것은, 환자이지 질병은 아닙니다. 그래서 어떤 질병에 대해서는 이름조차도 없는 경우가 자주 있습니다. 문제를 삼고 있는 것은 "환자가 주관적으로 어떻게 느끼는가?"이지, 질병의 객관적인 소견은 아닙니다.

전통 중국 의학에서는 기공(⇒381쪽), 침술 그리고 영양 공급 외에도, 약용 식물을 처방하여 투여했습니다. 식물성 작용 물질로 치료하는 것이 치료의 대부분을 이루고 있으며, 거의 단 한 번의 경험으로 증명된 것이 아니라, 무엇보다도 아주 오랜 기간에 걸친 경험으로 증명되어 있다는 특성을 지니고 있습니다. 또 치료 및 치료의 효과에 대해서는, 이천 년 이상 동안 문서로 작성해 왔습니다.

중국에서는 전통 의학이 정통 의학의 일부가 되어 있습니다. 그리고 정통 의학의 범위 안에서, 약초와 암 치료법이라는 일련의 복합적인 문제들에 관해 많은 연구가 이루어졌습니다. 중국의 약초 요법은 이미 입증된 바와 같이 암이라는 사건에 개입합니다. 그렇지만 약초 요법의 효과를 조사하고 서술하는 연구의 내용은 주로 중국어로 작성되어 있고, 영어로 쓰인 요약 부분은 짤막하게 첨부되어 있습니다. 그래서 이처럼 소중한 연구 결과를 서양 의학에서 받아들이려면, 시간이 많이 걸리고 힘든 작업을 거쳐야만 합니다.

전통 중국 의학에서는, 몸의 기능에 어떤 장애가 있는지 또 환자가 느끼기에 어떤 장애가 있는지를 분석하고 환자 개인에 맞추어서 치료합니다. 이 때 환자에게는 "상태가 어떻습니까?"라고 묻게 됩니다. 그러므로 환자의 상태를 아주 자세하게 묘사하고, 치료를 통해서 환자의 상태를 호전시킬 수 있습니다. 그렇지만 질병을 가리키는 낱말들은 없습니다. 암이라는 진단명도 없고, 암을 치료하지도 않습니다. 치료란 오히려 환자를 대상으로 하며, 환자의 상태가 다시 좋아지게 하기 위하여 모든 방법을 동원합니다. 종양의 특성과 크기는 별로 중요하지 않고, 오히려 환자가 느끼는 통증, 수면 장애나 집중력 장애 또는 몸의 기능 장애 등이 더 중요하며 또한 이런 증상들을 없애는 것이 더욱 중요하다는 것은 재미있는 일입니다.

약초 요법은 침술과 함께 사용하는 수가 자주 있고, 특별히 교육받은 의사들만 시행해야 합니다.

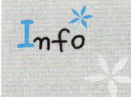
- 중국 의학 연합회(Societas medicinae siniensis), München, 전화: 0 89/33 56 74

PC-스페스®[68] / 프로스타졸®

✹ PC-스페스®는 중국의 약초 일곱 가지와 북미의 약초 한 가지로 이루어진 제품으로서, 전립샘암을 치료하는 데에 사용합니다. PC-스페스®는 면역계를 자극하고, 또한 호르몬을 차단한다는 의미에서 에스트로겐과 비슷한 효과를 내면서 작용합니다. 전립샘암의 급성기에는 PC-스페스®를 높은 용량으로 하여 복용하고, 나중에는 그 용량을 줄이게 됩니다.

이런 약초 추출물로 치료를 할 경우, 호르몬과 관련된 몇 가지 부작용이 생길 수 있고 또 혈전증이 잘 생기게 하는 경향이 나타날 수 있으므로, 의사가 감시해야만 합니다.

심지어는 진행된 시기에 있는 암에서조차도 이 약초 추출물을 사용하면, 환자의 자각 증상이 놀라울 정도로 좋아지고 계속 자라던 종양이 없어질 수도 있습니다. 이 제제는 오염되었다고 해서 얼마

---

[68] PC는 영어로서 "전립샘암(prostate cancer)"을 뜻하고, 스페스(spes)는 라틴어로서 "기대, 희망"을 뜻한다.

동안 사용이 금지되어 있었는데, 유럽에서는 성분을 약간 달리 해서 2003년 말부터 다시 출시되어 있습니다. 미국에 있는 원래의 제조회사가 제조하던 시기에는 어떤 합성 혼합물이 얼마 동안 포함되어 있었을 수도 있지만, 이 새로운 약제는 원래의 제제의 혼합물과 비슷하면서도 어떠한 합성 혼합물도 함유하고 있지 않습니다. 네덜란드의 제조 회사는 또한 비슷하면서도 또 다른 제제를 프로스타졸®이라는 이름으로 출시하였고, 이는 식물성 에스트로겐을 훨씬 많은 양으로 함유하고 있어서 새로운 PC-스페스®보다 더 강한 효과를 냅니다. 이 약제가 오염되어 있는지에 대해서는, 스위스에 있는 유명한 실험실에서 검사를 한 적이 있으며, 그 결과 이 약제 중 어떤 것에서도 중금속과 살충제가 한도를 초과하지 않았습니다.

전립샘암은 초기 단계에서는 흔히 항호르몬 요법으로 치료합니다. PC-스페스®나 프로스타졸®로 치료하는 것은, 전통적인 항호르몬 요법에 대한 대체 요법으로서 사용할 수 있지만, 이런 전통적인 요법과 함께 사용할 수도 있습니다. PC-스페스®로 치료한다고 해서, 암을 떼어내는 수술이나 방사선 치료를 대신할 수 있는 것은 아닙니다. PC-스페스®의 비용은 최소한 한 달에 300 유로가 듭니다. 이 약제에는 에스트로겐이나 그와 비슷한 성분이 전혀 들어 있지 않습니다. 그러나 에스트로겐과 비슷한 작용을 하므로, 부작용은 젖꼭지가 예민해진다거나 성욕이 줄어들거나 장딴지에 경련이 생기거나 혈전증이 잘 생기게 하는 경향 등의 형태로 나타날 수 있습니다.

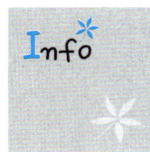
- 정보 안내지 전립샘암(Infoblatt Prostatakrebs), GfBK, 전화: 0 62 21/13 80 20, http://www.biokrebs.de
- http://www.med-pro.org

활력을 주는 식물

❋ **서양고추나물은 고대로부터** 알려져 왔던 약초이며, 여러 연구에서 입증된 바에 의하면, 가벼운 우울증이 있는 환자들을 서양고추나물로 치료하는 경우에는 화학적으로 생산된 항우울제만큼 좋은 효과를 낼 수 있다고 합니다. 그러면서도 서양고추나물은 화학적으로 생산된 제제보다 부작용이 적고 환자들이 더 잘 견뎌냅니다. 그러나 서양고추나물을 계속 복용하게 되면 다른 약물의 효과에 영향을 줄 수 있습니다. 예를 들어 심장약과 혈액 응고 억제제의 효과에 영향을 끼칠 수 있습니다.

서양고추나물은 피부에 생긴 상처를 치료하려 할 때 피부에 바를 수 있습니다. 아니면 바로 암 환자들에서 흔히 나타나는 바와 같이, 기분이 우울하고 언짢을 때, 신경과민인 근심과 걱정이 있을 때, 그리고 마음이 불안한 상태일 때는 복용할 수 있습니다. 서양고추나물을 복용하고 나서 일반적으로 몇 주가 지나야만, 비로소 기분이 즐겁게 되는 작용이 뚜렷하게 나타나기 시작합니다.

서양고추나물의 추출물은 알약이나 캡슐 형태로 날마다 750 내지 900 밀리그램 정도를 복용합니다. 차로 만드는 경우에는, 아침 저녁으로 한두 잔씩 마십니다. 이 경우 한 번 조리할 때마다 끓는 물(약 150 밀리리터)에 서양고추나물 두 찻숟갈을 넣습니다.

서양고추나물 외에도 환각성 후추[69]에서 추출한 **카바-카바-제제**가 도움이 될 수 있으며 이는 서양고추나물과 함께 투여할 수 있습니다. 이 식물은 남태평양의 많은 섬에서 자생하며, 전통적으로는 특히 호흡 곤란, 류머티즘, 불면증 등이 있을 때 음료로 마시곤 했습니다. 이 제제의 작용 물질은 근육의 긴장을 늦추어 주고, 경련을 풀어주고, 불안을 해소시킵니다. 효과가 뚜렷하게 나타나려면, 치료를 시작하고 나서 대략 한 주나 두 주가 지나야 합니다. 독일과 스위스에서는 보건 당국이 2002년부터 카바-카바-제제의 사용을 금지하고 있는데, 이에 대한 이유는 납득하거나 공감할 수 없습니다. 단지 동종 요법의 원리에 맞는 희석에 있어서 D6[70]부터만 판매를 허용하고 있습니다. 그렇지만 인터넷을 통하면 예를 들어 미국에서 생산된 제제를 아무런 문제 없이 구할 수 있습니다. 한편 질이 매우 좋은 제품 외에도 의심스러운 제품들이 출시되어 있으므로, 이런 제품들은 건강 상의 이유 때문에 피해야 할 것입니다. 또한 미국에서 생산된 제품들은 안전한 제품이라는 증명서가 반드시 첨부되어 있어서 안

---

69) 학명은 Piper methysticum이다.
70) 동종 요법의 창시자 하네만은, 원래의 자연 성분을 10배로 희석한 것을 D1이라 했고(원래의 성분 1에 물을 9 혼합한 것), D1을 10배 희석한 것을 D2라 했다. 이런 식으로 희석했을 때, D24 이상이 되면 원래 성분의 분자는 전혀 없어지게 된다.

전하다고 간주할 수 있지만, 동북 아시아와 남미에서 생산된 제품에 대해서는 각별한 주의를 기울여야 할 것입니다.

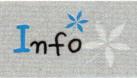
- http://www.heilpflanze.ch

녹차

❋ **아시아에서는 녹차를** 많이 마시고 있으며, 또 독일에서와 달리 아시아에서는 특정한 암 질환이 훨씬 드물게 발생합니다. 녹차의 중요한 성분으로서, 암 질환을 물리치는 작용을 하는 것은 폴리페놀이라고 추측하고 있습니다.

녹차에 대해 연구하는 경우 특히 폴리페놀에 관심을 두고 있으며, 녹차 안에 들어 있는 폴리페놀 중에서 무엇보다도 특정한 카테킨에 대해 관심을 두고 있습니다. 이 카테킨은 니트로사민이 만들어지는 것을 방해합니다. 동물 실험에서 나타난 바로는, 니트로사민이 만들어지지 않음으로써 피부암, 폐암, 식도암의 발생이 억제되거나 아니면 적어도 늦추어집니다.

카테킨은 암이 생기게 하는 신진 대사에 변화를 줍니다. 즉, 카테킨은 산소의 자유 라디칼로부터 몸을 보호하고, 몸의 한 부위에서 세포가 증식하지 않도록 하여 몸을 보호합니다. 카테킨이 나타내는 항산화작용은, 비타민 E가 나타내는 항산화작용보다 200배 강하고, 비타민 C의 항산화작용보다 500배 강합니다.

녹차와 홍차 사이에 가장 큰 차이점을 이루는 것은 카테킨의 함량입니다. 카테킨은 녹차에 열 배 정도 더 많이 들어 있고, 발효되면 다른 종류의 폴리페놀로 바뀝니다. 녹차에는 그밖에도 칼륨과 다른 무기질, 여러 가지 탄수화물, 아미노산, 단백질 및 카페인이 들어 있습니다.

<u>녹차는 얼마든지 많이 마셔도 괜찮습니다. 녹차를 마시면 몸이 활기를 띠게 되고 주의력을 집중할 수 있는 능력이 강해집니다. 그렇지만 많은 종류의 녹차에는 살충제가 섞여 있습니다. 시중에 유통되고 있는 녹차 중에서, 살충제로 오염되어 있지 않은 것은 거의 없습니다. 단 일본에서만은 살충제를 사용하지 않고 녹차를 재배하는 방법을 사용하고 있습니다.</u>

이처럼 녹차의 잎에 함유된 모든 성분 중에서 마침내 얼마나 많은 양이 찻잔 속에 들어가게 될지는, 무엇보다도, 수확할 때 녹차의 잎이 얼마나 오래 된 것인지, 찻잔 속에 있는 물의 온도가 어떠한지, 그리고 차를 얼마나 오랜 동안 우러나게 하는지에 달려 있습니다. 녹차를 우러나게 할 때는 물의 온도가 너무 뜨겁게 되지 않도록 주의해야 합니다. 물 1 리터에 녹차 잎을 밥숟가락 한 개 분량으로 넣으면 됩니다. 차는 대략 1분 내지 2분 동안 우러나게 하고, 체로 거르면서 녹차용 주전자에 따르도록 합니다.

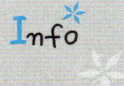
- Oppliger, Peter (2004) 녹차(Der Grüne Tee). Edition Fona

라파초 - 차[71]

✱ **녹차와 비슷하게,** 라파초-차도 암 치료에 있어서 보완 요법으로 사용되고 있습니다. 라파초 차에서는, 나무 껍질을 끓는 물로 우려낸 물이 중요하며, 이는 남미의 민간 요법에서 아주 널리 사용되고 있습니다. 라파초-차에서 추출한 일련의 작용 물질을 실험실에서 시험해 보았더니, 종양 세포를 물리치는 데에 좋은 효과를 낸다고 밝혀졌습니다. 낮은 용량에서는 이 작용 물질들이 면역계의 기능을 강하게 해 줍니다.

"라파초"라는 명칭은 아르헨티나와 파라과이에서 유래하여 유럽에서 받아 들여 널리 사용하고 있습니다. "라파초"는 나무의 종류를 가리키는데, 이 나무에서 껍질을 벗겨냅니다. 이 타베부이아 나무는 멕시코에서부터 아르헨티나의 북부에 이르기까지 자라고 있으며, 어느 지역보다도 브라질에 많이 분포되어 있습니다. 아메리칸 인디언 주민들 사이에서는 오래 전부터 라파초-차를 사용해 왔는데, 이는 여러 가지 감기 질환, 염증, 궤양 외에도 백혈병이나 소화관의 암

---

71) 학명은 타베부이아 임페티기노사(Tabebuia impetiginosa)이다.

과 폐암을 치료하기 위한 것이었습니다.

라파초-차가 암을 물리치는 작용을 하는 것은, 우선 첫째로 면역계의 기능을 강하게 하는 작용이 있기 때문입니다. 이는 겨우살이에 대해서 알려진 바와 비슷합니다. 라파초 차는 화학 요법의 부작용을 줄여주며, 자체적으로는 어떠한 부작용도 일으키지 않습니다. 피부에 바르거나 붙여서 사용할 때는, 알레르기 반응이 생길 수 있으므로, 주의를 해야 합니다.

1960년대에 브라질의 의사들은 아메리칸 인디언들이 치료하는 방법을 받아들이게 되었고, 그 후 라파초-차를 치료에 사용한 효과는 세상 사람들의 주목을 끌 만한 것이라고 발표했습니다. 브라질의 의사들은 라파초-차의 작용 물질에 대해서 체계적으로 연구하기 시작했고, 여러 가지 세균과 바이러스에 대해 효과가 있으며, 염증과 통증을 가라앉혀 주는 작용이 있음을 밝혀낼 수 있었습니다. 그러나 두엇보다도 재미있는 것은, 타베부이아 나무의 껍질에 들어 있는 여러 가지 성분이 암 세포에 대해서도 효과를 낼 수 있다는 점이었습니다. 그렇지만 여기에서는 암의 종류에 따라서, 또 그 작용 물질을 어떤 형태로 어떤 방법으로 투여하느냐에 따라서, 효과가 크게 좌우됩니다. 차의 형태로 투여해서는 종양 세포를 죽일 만한 용량에 절대로 도달할 수 없습니다. 그것은 무엇보다도 대부분의 경우 특별한 작용 물질이 물에 녹지 않기 때문이기도 합니다. 암 치료를 보완하기 위하여 라파초 차를 투여하는 것은, 오히려 껍질에 포함된 다른 성분들이 면역 기능을 강하게 하는 효과를 내기 때문입니다. 라파초-차는 여러 가지 제제로 시판되고 있고, 일부는 일회용 티백으로도 나오고 있으며, 얼마만한 용량으로 조리해야 하는지 적혀 있습니다.

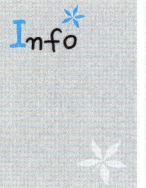

- Lübeck, Walter (2004) 라파초 차로 병을 치유하는 방법. 신성한 나무가 지니고 있는 치유의 능력.(Heilen mit Lapacho Tee. Die Heilkraft des göttlichen Baumes) Windpferd

루이보스-차 [72)]

❋ **아시아에서 인삼이 민간** 요법에 사용되고 남미에서는 라파초-차가 사용되듯이, 루이보스-차 또는 붉은수풀차는 남아프리카에서 오랜 동안 민간 요법의 약제로 사용되고 있습니다. 루이보스-차가 건강 상 유리한 점을 여러 가지 지니고 있는 것은 그 성분 때문이며, 그 안에는 철, 마그네슘, 아연과 같이 생명을 유지하는 데에 중요한 미량 원소가 함유되어 있습니다. 그밖에도, 식품 중에 불소를 함유하고 있는 것은 얼마 되지 않지만, 루이보스-차는 불소를 함유하는 식품들 중 한 가지입니다. 또한 루이보스-차에는 구리, 비타민 C, 나트륨, 칼륨, 페놀산, 케르세틴 (quercetin) [73)], 루틴(rutin) [74)] 및 그 밖에도 약 200 가지의 성분들이

---

72) 루이보스란, 아프리카의 최남단에 있는 남아프리카 공화국 세다르버그 산(Cedarberg Mountains)의 450 미터 이상 고산지대에서만 유일하게 자라는 관목으로서, 콩과식물에 속하는 침엽수이다. 학명은 Aspalathis linearis이다.
73) 케르세틴(quercetin)은 자유라디칼로부터 세포를 보호하는 항산화제이며, 사과, 양파, 홍차, 적포도주 등에 많이 들어 있다.
74) 루틴(rutin)은, 비타민 P라고도 부르며, 모세혈관을 튼튼하게 하고 출혈을 예방하며 혈압을 조절하는 작용을 지니고 있다. 메밀, 감자, 아스파라거스, 살구, 앵두, 토마토, 무화과, 감귤류, 팥 등 일상적으로 먹고 있는 과일이나 야채뿐만 아니라, 꿀, 녹차 등에 함유되어 있다.

포함되어 있습니다. 루이보스-차에는 카페인이 들어 있지 않아서, 낮 시간이나 밤 시간을 가리지 않고 마실 수 있습니다.

<u>루이보스-차는 플라보노이드를 함유하고 있는데, 이 플라보노이드는 자유 라디칼이 생기지 않게 해 줍니다. 그밖에도 루이보스-차는 면역계를 강하게 해 주기 때문에, 암 치료에 있어서 보완적으로 사용할 수 있습니다. 루이보스-차는 또한 항우울 작용을 하며 위장관의 경련을 누그러뜨립니다.</u>

루이보스-차는 암을 예방하는 데에 소중한 식품이며, 암 치료에 부가적으로 사용할 수 있습니다. 전반적으로 건강한 생활 방식을 유지한다면, 루이보스-차가 특히 뛰어난 효과를 낼 수 있습니다. 루이보스-차는 맛이 좋고, 오늘날 다양한 경로로 공급되고 있으며, 가격이 비교적 쌉니다. 루이보스-차를 살 때 주의할 점은, 차의 잎이 누렇게 변하지 않아야 한다는 것입니다. 루이보스-차는 뚜렷한 밤색을 띠고 있어야 합니다. 루이보스-차를 조리하는 방법은 홍차를 조리할 때와 비슷합니다. 또 녹차를 우려낼 때와 거의 비슷한 점으로서, 차 잎에서 두 번이나 세 번 우려낼 수도 있습니다.

라파초-차와 달리, 루이보스-차는 피부에 발라도 아무런 위험성이 없습니다. 그래서 예를 들면 피부암을 예방할 수 있습니다. 그밖에도 루이보스-크림이 시판되고 있습니다.

덧붙여서, 남아프리카에서는 노화 과정을 막는 약제로서 루이보스-차를 사용하기도 한다는 점에 유의해야겠습니다. 이런 견해는 과학적으로 증명되지는 않았습니다. 그렇지만 잘 알려진 바와 같이, 루이보스-차를 마시면, 나이가 들면서 몸에서 스스로 잘 생산해 내지 못하는 효소가 몸에 공급됩니다.

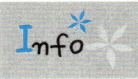
- http://teeverband.at/wiss-gesundo2.htm

에시악-차 / 플로르-에센스®[75]

✽ 에시악-차는 약초차이며, 캐나다에 사는 아메리칸 인디언들이 자연 요법에서 약제로 사용하고 있습니다. 캐나다에서 에시악-차는, 몸을 정화하고 병을 앓고 있을 때 다시 균형을 잡을 수 있게 해 주는 거룩한 음료라고 간주되고 있습니다. 에시악-차를 이루는 성분에는, 미국산 느릅나무의 껍질, 작은 수영, 우엉의 뿌리와 대황의 뿌리가 있습니다. 이러한 모든 성분은, 혈액을 깨끗하게 하고 염증이 생기지 않게 하는 효과를 나타냅니다. 특히

---

[75] 르네 케스(Rene Caisse)는 캐나다의 온타리오 주에 있는 한 종합 병원에서 수간호사로 근무하고 있었다. 르네 케스는 1922년에 어느 아메리칸 인디언에게서 암을 치료할 수 있는 8가지 서로 다른 약용 식물의 이름을 듣고 적어 둔다. 에시악 차와 플로르-에센스는 모두 이 처방을 토대로 고안한 것이다. 에시악 차는 4가지 약용 식물을 말린 것을 혼합하여 만든 약초차이고, 플로르-에센스는 에시악 차와 비슷하지만 8가지 약용 식물을 사용한다. 1924년에 르네 케스의 숙모가 말기 위암을 앓게 되었을 때, 르네 케스는 그 8가지 약용 식물과 비슷하다고 생각되는 식물을 손수 찾아내서 숙모의 병을 낫게 한다. 그 다음 몇 년 동안 르네 케스는 의사들과 함께 그 식물들이 종양 치료에서 어떤 효과를 내는지에 관해 연구한다. 1958년에는 브러쉬 박사와 함께 연구를 계속하여, 아메리칸 인디언들이 사용했던 약초차의 형태로 개발한다. 1988년에 브러쉬 박사는 8가지 약용 식물의 처방에 대한 권리를 엘렌 알렉산더에게 넘겨주고, 엘렌 알렉산더는 1992년에 플로라와 계약을 맺으면서 이 약초차를 생산하여 세계 시장에 보급할 권리를 준다. 그래서 "플로르-에센스"라는 이름이 붙게 되었다. 역자는, 에시악 차의 "에시악(Essiac)"이라는 낱말이 르네 케스의 "Rene Caisse" 중 "Caisse"를 거꾸로 쓴 것일 수도 있다고 추측하고 있다.

수영과 우엉의 뿌리는 암이 생기지 않게 보호해 주는 성분을 함유하고 있습니다.

에시악-차를 이루는 전통적인 구성 성분은, 단지 차의 형태만으로 투여해서는 암을 치료하는 데에 충분한 효과를 내지 못하며 - 논란의 여지가 있는 치료 방식이긴 하지만 - 30대에서 60대의 나이에 이르기까지 주사로 투여하게 됩니다. 또 미나리, 엉겅퀴, 붉은 클로버, 붉은 해초류를 넣어서 보완한다면, 끓는 물로 우려낸 물이 더 큰 효과를 낼 수 있습니다. 이런 혼합물은 플로르-에센스®이라는 이름으로도 판매되고 있습니다.

<u>현재 알고 있는 바에 의하면, 암의 치료를 보완하는 데에 에시악-차를 사용하여도 전혀 염려할 필요가 없습니다. 그렇지만 이 제품에 대해 너무나 낙관적으로 표현하고 선전한다면, 그 내용에 대해 어느 정도 의심을 해 보아야 합니다.</u>

특수한 경우에 에시악-차는 진행된 암 질환에 있어서 치료 효과가 높은 것으로 밝혀졌습니다. 그리고 많은 의사들은 에시악-차를 사용했을 때 암 환자의 통증이 줄어들고 환자가 활력을 되찾게 된다고 생각하고 있습니다. 에시악-차에는 이미 "암을 치료하는 약제"라는 이름이 붙게 되었지만, 이러한 명칭이 타당하다고 할 만한 명백한 증거는 없습니다!

플로르-에센스은 캐나다와 멕시코에서 판매되고 있지만, 미국에서는 금지되어 있습니다. 독일에서는 플로르-에센스를 구할 수 있습니다. 이 차는 오랜 기간에 걸쳐 마셔야 하며, 특히 암을 예방하는 데에 적합합니다. 이 차의 가격은 한 달분이 대략 10 내지 15 유로입니다.

이 차는 면역 기능을 강하게 하고 몸을 정화하는 작용을 가지고 있을 뿐만 아니라 창자의 상태를 조절해 주는 효과를 내므로, 아주 다양한 건강 상의 문제와 질병에 대해 사용할 수 있습니다.

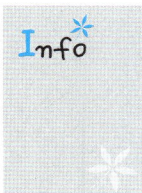
- Ulmer, Günter Albert (1995) 플로르-에센스로 건강을 찾는 방법(Die Gesundheit finden mit Flor-Essence). 영양과 의식 출판사(Verlag Ernährung und Bewusstsein). Rottweil-Zepfenhan

코디®-차

✻ 코디®-차(CoD®-Tee)는 남미의 열대 우림에서 자라는 여러 가지 약초로 만든 특별한 식품으로서, 암 환자들에게 도움이 됩니다. 이 차를 이루는 두 가지 주된 성분은 식물학적으로 운카리아(크랄렌도른)과 타베부이아(⇒245쪽)라 부르며, 현재 보완 의학에서 잘 알려져 있습니다. 암 환자들이 코디®-차를 마시면 무엇보다도 삶의 질이 개선된다고 합니다. 연구 결과에 의하면, 코디®-차는 화학 요법과 방사선 치료의 효과를 높여주고, 그 부작용을 줄여준다고 합니다.

지금까지 알려진 바에 의하면, 날마다 코디®-차로 영양 보충을 하도록 바꾸더라도 모든 암 종류가 똑같은 반응을 보이는 것은 아닙니다. 분명히 긍정적인 효과를 나타내는 암 종류는 다음의 8 가지입니다. 즉, 폐의 작은세포아닌 샘암종, 유방의 샘암종, 위암 및 곧창자암, 뼈육종, 비호지킨 림프종, 전립샘암, 그리고 흑색종입니다. 이 8 가지 종류의 암 전부에 대하여 시험관에서 수많은 실험이 이루어졌고, 그 결과 코디®-차를 마시면 세포자멸사를 일으키는 암 세포들의 숫자가 늘어난다는 사실이 밝혀졌습니다. 더 나아가 코디®-차가 유방암 세포들에 미치는 영향을 연구한 결과에 의하면, 유방암 세포들이 특정한 화학 요법 약제들에 대하여 더 이상 내성을 나타내지 않고, 그 결과 유방암을 다시 더 잘 치료할 수 있게 된다고 합니다. 난소암과 방광암에 있어서도 좋은 결과를 관찰할 수 있었습니다. 그렇지만 원발성 간암, 이자암 및 콩팥의 윌름즈 종양에 대한 치료를 하면서 보완 치료로서 코디®-차를 사용했을 때 아직까지는 그 효과가 더 낮은 편이었습니다.

비싼 가격(한 달에 최소한 200 내지 300 유로)이 어느 정도까지 정당화될 수 있는지는, 사용하는 사람 개개인이 어떤 결심을 하는가에 달려있습니다. 코디®-차는 분명히 정상적인 차보다 더 낫습니다. 그러나 또한 관습적인 의미에서 영양 보충 식품은 결코 아닙니다.

코디®-차를 조리하여 마시는 데에는 분명히 많은 돈이 듭니다. 코디®-차를 효과적으로 투여하기 위한 전제 조건을 든다면, 분명히, 면역계와 세포의 대사에 부정적인 영향을 미칠 소지가 있는 수많은 요소들을 제거한다는 목적에 맞게, 잘못된 영양 습관과 생활 방식을 바꾼다는 것입니다.

- David, T. (1997) 샤머니즘 의술 (Medizin der Schamen). VGS Verlag
- HERBARIS B. V., 6372 AP Landgraaf, Niederlande, 전화: 00 31/45 5 33 84 84
  http://www.herbaris.com

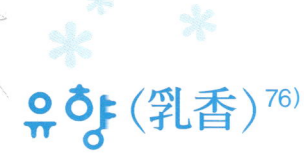

유향(乳香)[76]

❋ 유향 수지(樹脂)를 약제로 투여하는 것은 5천 년에 이르는 전통에서 유래하지만, 서양 의학에서 치료에 사용되는 것은 겨우 이삼십 년 전부터입니다. 유향 수지는 원칙적으로 만성 염증성 질환 및 만성 알레르기성 질환에서 사용합니다. 최근 들어 유향 수지가 암 환자들에게 효과가 있다고 알려졌는데, 암 환자들에게는 보완적인 약제로서 투여하는 것입니다. 유향 수지를 다방면에 투여할 수 있는 것은, 유향 수지 안에 보스웰산이 들어있기 때문입니다. 이 보스웰산이 있기 때문에 서로 다른 두 가지 작용을 나타낼 수 있습니다. 그 중 한 가지는 특정한 염증 과정을 억제하는 것입니다. 다른 한 가지는, 특정한 효소를 억제함으로써 암이 더 천천히 자라게 된다는 것입니다. 그 결과로 코르티손 제제와 진통제의 용량을 천천히 줄이거나 완전히 중단할 수도 있게 됩니다. 유향 수지를 투여하는 동안에는, 코르티손 제제와 진통제를 투여할 때 생길 수 있다고 알려져 있는 부작용들이 나타나지 않습니다.

---

[76] 유향나무의 학명은 보스웰리아 카르테리(Boswellia carterii)이고, 유향은 유향나무의 진을 말린 것이다. 유향의 주성분은 수지(樹脂), $\alpha \cdot \beta$-보스웰산, 올리바노레진이며, 아라비산 등도 함유되어 있다.

유향 수지를 식물성 약제로 사용할 때는 높은 용량(하루에 3,600 내지 6,000mg)으로 복용해야 합니다.

뇌종양이 있는 환자들에서 뇌부종을 줄이기 위하여 유향 수지를 사용하면 효과가 좋습니다. 또한 마비, 언어 장애 및 시각 장애가 없어집니다. 유향 수지에 들어 있는 보스웰산은 혈액뇌장벽을 통과하여 종양에 직접 도달합니다.

유향을 고를 때는, 유향의 종류 및 유향의 찌꺼기에 대한 성분 분석에 주의를 기울이는 것이 중요합니다. 보스웰산의 전체 함량이 가장 중요하며, 유향의 원조(元祖) 식물이라고 할 수 있는 보스웰리아 카르테리(아프리카 유향)에 보스웰산이 가장 많이 들어 있습니다. 유향 수지를 갈아서 캡슐 형태로 만들면서 첨가물을 넣지 않은 것은 효과가 좋고 환자가 잘 견디기 때문에 추천할 만합니다. 유향 수지 전체를 사용하는 것이 중요한데, 그 이유는 그렇게 해야만 모든 성분들이 적절한 상호 작용을 확실하게 할 수 있기 때문입니다. 입 안 점막의 염증을 치료하기 위하여 입 안을 헹구는 경우에는 유향 오일의 형태로 사용할 수도 있습니다.

- Kluge, H.; Fernando, R. Ch. (2005) 유향과 그 치유 효과(Weihrauch und seine heilende Wirkung). Haug
- 정보 안내지 "뇌종양: 유향을 보완 요법으로 사용한다" ("Hirntumore: Weihrauch als Ergänzung"), www.biokrebs.de를 참조할 것.
- http://www.olibanum-bv.com

대마초

❋ 화학 요법의 부작용으로서, 통증 상태가 되고 식욕이 없어지거나, 구역질과 구토가 나는 경우에는, 대마초를 투여할 수 있습니다. 대마초를 투여하면 근육의 긴장이 풀리고, 기관지가 확장되는 효과가 있으며, 기분이 즐거워집니다. 환자들은 어느 정도 질병으로부터 휴가를 받은 듯한 경험을 하게 되고, 부담감이 없이 쾌활한 기분이 되며, 음식이 맛 좋게 느껴지고, 음악은 말할 수 없이 아름답게 들립니다.

대마초는 흡연하거나 복용할 수 있는데, 그 중 흡연하는 경우에 효과가 더 빨리 나타나고, 용량을 맞추기가 더 쉽고, 몸 안에 흡입된 양이 다시 줄어드는 데에 시간이 덜 걸립니다. 다른 한편으로는, 대마초를 흡연함으로써 기도가 자극을 받게 되고, 점막이 손상됩니다. 자연 상태의 대마초 제품을 사용하여, THC[77](드로나비놀)라는 작용 물질의 용량을 맞추기는 어렵습니다. 그 때문에 소화관을 통해서 대마초를 복용하게 되면 더 위험하고, 따라서 그런 방법으로는 투여하지 않아야 합니다.

---

77) THC는 tetrahydrocannabinol의 약자이며, 드로나비놀(dronabinol)이라고도 한다.

대마초 제품을 다루는 것은 법적으로 규제하고 있습니다. 독일에서 델타-9-THC라는 작용 물질은 1998년부터 마취제로서 처방하고 있습니다. 마리놀® 및 나빌론®처럼 약리학적으로 위험하지 않은 제품은 미국이나 영국에서 수입해야만 하며, 그 가격이 대단히 비쌉니다.

그밖에도 자연 상태의 대마초 제품은 금지되어 있지만, 효과가 더 좋다고 생각되는 경우가 자주 있습니다. 네덜란드의 경우, 몇몇 약국에서는 자연 상태의 대마초 제품을 구할 수 있고, 아니면 로테르담[78]에 있는 "의료용 마리화나 연구소"에서 의사의 진단서를 제시하면 구할 수도 있습니다. 자연 상태의 대마초 제품을 독일, 스위스, 오스트리아로 반입하는 것은 금지되어 있습니다. 이 나라들에서는 대마초를 재배하는 것도 마찬가지로 금지되어 있습니다. 대마초는 여러 가지 장기에 작용을 하므로, 부작용도 여러 가지로 나타날 수 있습니다. 그렇지만 이런 부작용이 생기더라도 건강에 심각한 영향이 오는 일은 결코 없습니다. THC에 대하여 치료 목적으로 폭넓은 의학적인 연구를 하는 것은, 법률 상의 이유 때문에, 어렵습니다.

---

[78] 네덜란드의 서남부에 있는 상공업·항구 도시로서, 인구는 약 60만 명이다.

- Grotenhermen, Franjo (2004) 약제로 사용되는 대마. 대마초와 드로나비놀을 사용하는 데에 도움이 되는 실제적인 안내 책자(Hanf als Medizin. Ein praktischer Ratgeber zur Anwendung von Cannabis und Dronabinol). AT-Verlag
- 대마초 의학 공동 연구 모임
  (Cannabis Medizinarbeitsgemeinschaft), ACM, Arnimstraße 1a, 50825 Köln
  전화: 02 21/9 12 30 33
- http://www.acmed.org

자조(自助)에 도움을 주는 방법

 의사들과 임상 종사자들은 암을 치료하기 위한 의학적인 조치에 대해 일차적으로 책임을 지고 있습니다.
 그렇지만 여러분 스스로가 여러분의 치유과정에 기여할 수 있는 부분도 대단히 큽니다. 치료적인 측면에서 시행하는 방법들 외에, 다음 페이지에 언급된 조치들도 대단히 중요합니다.
 왜냐하면 전문 지식이 담긴 충고로 도움을 받음으로써 여러분이 독립적으로 실천할 수 있기 때문입니다.
 정선되고 적합한 영양분을 섭취하고, 몸과 마음의 조화를 이룰 뿐만 아니라 여러분의 마음에 드는 정신적인 도움을 받는 것 등은 여러분이 오랜 동안 치료받는 과정에서 핵심적인 요소가 됩니다.
 여러분이 개인적으로 좋은 효과를 경험할 수 있는 방법 및 여러분이 스스로 가장 많은 기대를 걸 수 있는 방법들을 선택하십시오. 때때로 더 적은 것이 더 많은 것[79]이라는 사실을 고려하십시오.
 여러분을 정신적으로 북돋아 주는 방법이라 하여 모두가 여러분에게 맞을 수는 없듯이, 마찬가지로 영양 보충 식품이라 하더라도 어느 것이나 여러분에게 가치 있는 것이 될 수는 없습니다.

---
79) 독일 사람들의 일상 생활에서 "돈이 없으면 더 행복하다", "음식을 적게 먹어야 건강에 더 좋다"라고 말하는 경우 등에서 많이 쓰이는 표현이다.

영양분 공급 – 영양 보충
영양분 공급과 암의 발생

✽ 암이 생기는 데에 영양이 중요한 영향을 미친다는 것은 의문의 여지가 없습니다. 오늘날 암과 관련하여 영양이 중요하다는 사실에 대해서는 누구나 인정하고 있습니다. 건강에 좋은 영양분을 섭취하면, 개인적으로 암에 걸릴 위험성이 줄어들고, 암을 이겨낸 다음에는 재발하지 않도록 예방됩니다.

올바르게 영양을 섭취하면, 방어 물질이 몸 안으로 공급되고, 몸 안에 원래 있던 방어 능력이 강해집니다.

암을 일으킬 수 있는 물질을 섭취함으로써 암이 발생할 수도 있지만, 영양분 중에 방어 물질이 부족함으로써 암이 발생할 가능성이 더 높습니다.

여기에서 말하는 방어 물질을 열거하면 다음과 같습니다.
- 식물성 식품으로서, 생물학적 활성을 지닌 성분을 함유하고 있는 것,
- 비타민, 무기질 및 미량 원소,
- 섬유질,
- 젖산을 원료로 하여 발효된 식품,
- 올바르게 배합된 소량의 지방.

암에 대해 방어하는 데에 특히 효과가 큰 것은, 2차적인 식물 성분으로서, 예를 들면 카로틴(⇒295쪽), 식물성 에스트로겐(⇒320쪽), 폴리페놀(⇒243쪽), 섬유질, 황을 함유하는 성분, 자연에서 나오는 방향 물질 및 많은 다른 것들이 있습니다.

모든 사람에게 적합하면서 건강에 좋은 음식이 한 가지 형태로 나와 있지는 않습니다. 전형적으로 건강에 유익한 음식[80]이라 하더라도, 한 사람에게는 도움이 되지만, 다른 사람에게는 부담이 될 수도 있습니다. 지중해 연안에 있는 나라에서는, 요리법에 있어서 건강에 유익한 음식[80]에 별로 큰 가치를 두고 있지는 않습니다. 그렇지만 그 나라의 음식에는 야채와 과일이 풍부하게 들어 있고, 많은 사람들이 아주 잘 소화시킬 수 있습니다.

---

[80] "건강에 유익한 음식"에 해당한 독일어 낱말은 "Vollwertkost", "Vollwerternährung", "Vollwertprodukt" 등으로서, "통밀빵이나 자연 그대로의 과일과 야채처럼, 가능한 한 가공이나 정제(精製)를 적게 하여, 건강에 매우 유익한 음식"을 뜻한다.

'암 식이'나 '항암 식이'라는 것은 전혀 없습니다. 그러나 – 개인적인 필요에 맞추어서 – 합리적으로 영양분을 섭취함으로써, 스스로 치유할 수 있는 능력이 현저하게 좋아질 수 있습니다.

'건강에 좋은 영양 섭취'가 정말로 건강에 이로우려면, 음식을 마음껏 즐기면서 먹을 수 있고 잘 받아들일 수 있어야만 합니다.

'건강에 좋은 영양 섭취'를 하면, 면역계가 안정되고, 방사선 치료나 화학 요법의 부작용이 줄어들며, 영양 결핍이 예방되고, 삶의 질이 향상됩니다.

결함이 있는 영양분을 섭취하면 그때마다 '건강에 좋은 영양 섭취'와는 반대로 작용합니다. 영양 섭취가 잘못되면, 많은 다른 이른바 문명병이 생기게 됩니다. 오늘날 우리가 영양분을 섭취할 때 흔히 나타나는 특징이라면, 지방과 나트륨이 많고, 비타민과 미량 원소가 적다는 것입니다.

사람의 생명체에 알맞은 영양분은 주로 신선하고 식물성인 식품을 함유하고 있으며, 경우에 따라서는 아주 적은 양의 육류나 어류로 보완하게 됩니다.

한편으로는, 현대식 농업 방식과 환경 오염 때문에 수확한 과일에 들어 있는 무기질과 비타민의 함량이 변하게 되고, 현대식 가공 방식 때문에 식품 안에 들어 있는 생명에 중요한 여러 가지 내용 물질들이 빠져 나가게 됩니다. 다른 한편으로는, 환경 오염 때문에 사람의 생명체가 부담을 받게 되고, 따라서 미량 영양소[81](⇒292쪽)를 더욱 더 많이 필요로 하게 됩니다. 또 담배와 술과 같은 기호품을 널리 사용하면서, 신진 대사는 더욱 더 균형을 잃게 됩니다.

여기에 관여하는 기전을 확실히 이해하려고 해도 어려울 때가 자주 있습니다. 사실 사람들은 원칙적으로 오렌지에서 비타민 C를 섭취할 수 있습니다. 그러나 오렌지를 익지 않은 채로 수확했거나 잘못 보관한 경우에는, 충분히 익은 오렌지에 비해, 비타민 C의 함유량이 절반으로 줄어듭니다. 그리고 감자칩에 감자의 성분이 여전히 들어 있다고 생각하는 사람은, 감자를 가공하는 과정에서 섬유질과 비타민을 잃게 된다는 사실을 모르는 것입니다. 건강에 이로운 식품을 적게 가공할수록, 생명체가 얻을 수 있는 이익은 더 커집니다. 이런 사실은, 자기 집 부엌에서 음식을 조리할 때에도 적용되지만, 농산물을 공업적으로 가공할 때는 훨씬 더 크게 적용됩니다. 더욱이 유전자를 조작한 과일과 야채에 대해서는 예측을 할 수 없으므로, 피하도록 해야 합니다.

건강에 도움이 되는 영양분을 섭취하는 것은, 개인의 필요에 맞춘 개인별 식단이지, 이 점을 병원에서 말하는 개인의 식이요법이라고

---

[81] 작은 영양소라는 뜻으로, 몸 안에 아주 조금 존재하지만, 생명을 유지하는 데에 필수적인 비타민 혹은 무기질 등을 뜻한다.

이해하지는 않도록 해야 합니다.

- 소책자 "영양 섭취와 암"("Ernährung und Krebs"), GfBK Heidelberg, 전화: 0 62 21/13 80 20, www.biokrebs.de
- Kretschmer, Christine; Herzog, Alexander (2002) 암이 있을 때 건강에 좋은 영양 섭취(Gesunde Ernährung bei Krebs). Haug

영양분 공급: 단계적으로 바꾼다

✱ 영양 섭취를 바꾸어야 할 때는, 갑자기 바꾸어서는 안 되고, 단계적으로 바꾸어야 합니다. 그렇게 하지 않으면 소화에 문제가 생기고 몸이 불편해질 수 있습니다.

음식을 먹는다는 것은 우선 무엇인가 편안한 것이 되어야 합니다. 다른 사람과 함께 음식을 먹든지 혼자 먹든지, 음식을 먹기 위한 시간을 내고 편안하게 즐겨야 합니다. 음식을 먹는 데에 대해 이런 입장을 취하는 것만으로도, 벌써 많은 사람들에게는 아주 중대한 변화를 가져올 수 있습니다. 왜냐하면 이렇게 하려면 시간이 들고 생활의 리듬이 바뀌기 때문입니다.

모든 사람의 몸 안에는 각각 서로 다른 소화 효소가 들어 있으므로, 모든 사람이 똑같은 식품을 먹더라도 똑같이 잘 소화시키지는 못합니다. 단지 어떤 식품이 건강에 좋다고 추측하여 권장했다는 이유만으로, 그 식품을 먹으면서 고생할 필요는 없습니다. 어떤 식품을 먹으면서나 먹고 나서 불편하다고 느끼는 사람이 있다면, 그 식품은 현재 그 사람의 건강에 유익한 것이 아닙니다. 유감스러운 것은, 식품에 대한 알레르기도 아주 많아지고 있다는 사실입니다. 그러므로 개개인이 식품을 잘 소화해 내는지가 점점 더 중요해지고 있습니다.

식품 중에는 생태학적으로 경작하여 유해 물질에 대해 엄격한 검사를 받은 제품들이 있습니다. 그러므로 식품을 살 때부터 벌써 이런 제품을 우선적으로 사도록 주의를 기울이는 것이 중요합니다. 식품을 바꾸려 할 때 먼저 시작할 것으로는, 통조림 대신에 신선한 식품을 먹도록 하고, 인산염, 아질산염-절이용소금[82] 및 색소와 같은 식품 첨가물이 함유된 제품을 가능한 한 피하도록 합니다.

올리브, 엉겅퀴 또는 해바라기로 샐러드용 기름을 만들 때는, 냉동 압착을 해야 하며, 정제하지는 않도록 해야 합니다. 발효 우유 제품은 우선회성[83] L(+)-젖산을 풍부하게 함유하고 있어야 합니다.

육류는 지방이 많은 것보다는 지방이 적은 것을 먹어야 하며, 일반적으로 육류를 줄여야 합니다. 오늘날 단백질에 대한 수요를 맞추는 데에는 좋은 품질의 식물성 단백질로 대체하면서 아무런 문제가 없게 되었고, 이 경우 육류를 절대로 금해야만 하는 것은 아닙니다.

---

[82] "아질산염-절이용소금"은 독일어 낱말 "Nitritpökelsalz"를 번역한 것이다. 육류를 저장하는 데에 사용하는 특별한 형태의 식염으로서, 독일에서 시판되고 있으며, 아질산염을 함유하고 있다.

[83] 우선회(右旋回)란, 우회전이라고도 하며, 오른쪽으로 선회 또는 회전하는 것을 뜻한다. 특히 어떤 광학적 활성 물질 용액에 의하여 만들어진 평면 편광의 평면이 시계방향으로 회전하는 것을 말한다.

또한 어류는 더 자주 먹을 수도 있습니다.

소금의 양을 줄이면서도 음식의 맛을 내기 위해서는, 효모 반죽이 들어 있는 향신료, 효모의 낟알을 얇게 으깬 것, 아주 가늘게 부순 양념 및 신선한 채소로 보충할 수 있습니다.

설탕은 천천히 줄여가야 하며, 경우에 따라서는 꿀, 사과즙, 배즙, 사탕무 시럽, 단풍나무 시럽 등으로 대체해야 합니다.

어떤 식품이 가공 단계를 적게 거칠수록, 건강에 도움이 되는 구성 성분을 더 많이 함유하게 됩니다. 그러므로 생식할 수 있는 식물성 음식은 건강에 좋습니다. 그러나 생식할 수 있는 식물성 음식을 항상 잘 소화시킬 수는 없으므로, 먼저 조리할 때 음식이 익는 시간을 아주 짧게 해야 하고, 원칙적으로 저녁에는 생식할 수 있는 식물성 음식을 먹지 않아야 합니다. 또한 야채의 일부를 생것으로 그대로 두고, 일부는 잘게 썰어 야채와 함께 약간 데친 다음에, 데친 야채와 섞을 수도 있습니다.

창자가 아주 예민한 경우에는, 생식할 수 있는 식물성 음식을 당분간 완전히 피하라고 추천할 수 있습니다. 과일은 설탕물에 절여서 약간 달게 하여 먹을 수 있고, 야채를 데쳐서 먹고자 하는 경우에는 껍질을 벗긴 토마토, 회향(茴香), 또는 당근 등으로 제한할 수 있습니다.

저녁에는 야채 수프나 감자를 잘 소화할 수 있고, 소시지를 끼워 넣은 빵코다 더 적합합니다. 왜냐하면 거의 모든 소시지와 빵 종류에는 인산염과 아질산염-절이용소금이 함유되어 있기 때문입니다. 아침에는 과일 샐러드, 뮈슬리[84], 또는 신선한 곡물로 만든 죽을 추천할 수 있습니다.

빵이라면 통밀빵을 선택해야 하는데, 통밀빵을 만들 때는 가늘게 빻아서 비교적 엷은 빛깔을 내는 밀가루를 사용하기도 합니다. 통밀빵에 견과류를 넣으면 아주 뛰어난 맛이 납니다.

잠자리에서 일어난 직후에 광천수를 한 컵 마시면 혈액 순환과 신진 대사가 활발해집니다. 추천할 만한 음료로는, 탄산이 들어 있지 않은 광천수, 여러 가지 차(⇒243쪽 이하)와 과일즙 또는 야채즙을 들 수 있습니다. 시판되고 있는 과일 넥타 음료와 과일 주스 음료는 덜 적합하지만, 어쨌든 레몬수보다는 낫습니다. 우유와 유장(乳漿)[85]은 마실 수 있습니다. 커피(⇒343쪽)는 적당히 마실 수 있고, 맥주와 포도주는 몸에서 받아들일 수 있는 알코올의 범위 안에서만 마실 수 있습니다.

영양 공급을 바꾸는 데에 있어서 잊어서는 안 될 점은, 개인적인

---

84) 귀리, 견과류 따위를 우유에 탄 것으로서, 아침 식사에 대용한다.
85) 유장이란, 우유에서 치즈나 응유(凝乳)를 만들 때 남게 되는 담황색 액체를 말한다.

요소를 감안해야 하고 개인적인 경험을 많이 모아야만 한다는 점입니다. 이러한 변화는 천천히 이루어져야 하고 오랜 동안을 염두에 두고 계획을 세워야 합니다. 몇 주 동안만 바꾸는 것은 거의 의미가 없습니다. 그러므로 어떤 지침을 지키려고 했을 때 건강 상태에 지장이 온다면 그런 지침을 따르라고 권장할 수는 없습니다.

우리가 무엇을 먹는가만 중요한 것이 아니라, 무엇보다도 우리가 어떻게 먹는가도 중요합니다. 우리 민족은 "잘 씹으면, 절반은 소화가 되는 것이다."라는 지혜를 지니고 있었습니다. 하지만 우리가 현대를 성급하게 살아가다 보니 이런 지혜는 완전히 잊혀지고 있습니다.

먹고 마시는 데에 있어서 가장 중요한 것은, 충분히 만족해야 한다는 점입니다. 단순히 음식물을 섭취하는 것만으로는 삶의 기쁨이 더 커질 수 없고 오히려 많은 경우에서 그 기쁨은 크게 줄어들게 될 것입니다.

방사선 치료와 화학 요법을 하면서 영양분을 공급하는 방법

❋ 암을 치료함으로써 창자에 심한 손상이 생기는 수가 흔히 있고, 그 치료 때문에 구역질과 구토가 생기고, 식욕이 없어지며, 점막이 손상됩니다.

수술을 받은 후에 있어서나 전통적인 암 치료의 부작용이 생겼을 때, 환자의 규정식[86]을 주거나 또는 특별한 영양을 섭취하게 함으로써, 환자의 고통을 덜어 주고 환자가 더 편안한 느낌을 받게 할 수 있습니다. 어떤 식품은 다른 식품보다 소화가 더 잘 됩니다. 식품을 소화하는 데에는 사람에 따라 개인적인 차이가 있을 수 있습니다.

몸에 부담이 가는 치료를 받으면서 어떻든 꼭 피해야 할 것으로는, 소화가 잘 안 되면서 지방이 풍부한 음식, 깍지가 있는 열매[87], 양배추 요리, 그리고 개인적인 경험 상 뱃속에 가스가 차게 되고 변비나 설사를 일으키는 음식이라면 어떤 것이든지 해당합니다.

---

86) 규정식이란, 예를 들어 통풍 식이, 당뇨병 식이, 산성 식이, 알칼리성 식이 등과 같이 특정한 목적을 가지고 식이의 재료 및 조리 방법 등을 규정해 놓은 식이법을 뜻한다.
87) 여기에서 말하는 "깍지가 있는 열매"란, 완두, 콩, 팥 등의 콩과 식물을 뜻한다.

소화 기관이 자극을 받게 되면, 포만감이 들고, 뱃속에 가스가 차고, 복통, 설사, 구역질 등이 생깁니다. 이 때는 음식을 전혀 먹지 않으려고 해서는 안 되고, 매우 적은 양을 여러 번에 걸쳐서 먹도록 해야 합니다. 이렇게 하면 소화 기관은 항상 무엇인가 할 일이 있으면서도 절대로 지나친 부담을 받지는 않게 됩니다.

시계에 맞추어서 정확하게 한 시간마다, 식욕을 돋우는 음식을 조금씩 먹도록 시도해 볼 수 있습니다. 이 때 필요한 적은 양의 음식을 항상 신선하게 조리할 수 있다면 좋을 것입니다. 그러나 실제로 매번 신선하게 조리한다는 것은, 실천하기 어려운 경우가 많습니다.

몸에 부담이 가는 치료를 받는 동안에는, 소화가 잘 되는 가벼운 음식만을 먹거나, 잠시 동안 유동식만 먹도록 하십시오. 아침 식사로는 묽게 삶은 귀리죽 한 접시로 시작하십시오. 예를 들어 화학 요법을 받을 때는 항상, 무엇인가 다른 것을 먹거나 마시도록 해야 합니다. 그래야만 특정한 식품에 대해 반사적으로 구토가 생기는 일을 피할 수 있을 것입니다.

구역질에 대해서는, 물이나 차를 한두 모금씩 수시로 자주 마시는 것이 도움이 됩니다. 카밀레나 회향차가 특히 적절합니다. 전체적으로는 하루에 3리터의 양을 마실 수 있습니다.

우유를 소화시키는 데에 있어서는, 개인적인 편차가 아주 큽니다.

그러므로 소화 기관이 자극을 받은 상태에서 우유를 마시려면 아주 주의를 기울여야만 합니다.

식욕을 돋우기 위해서는, 아티쵸크[88] 칵테일, 펩신 포도주[89], 또는 양념을 잘 배합한 수프가 도움이 될 수 있습니다.

구토가 있을 때는, 혈액 순환을 원활하게 하기 위하여 콜라 음료를 마시는 것이 큰 도움이 될 수 있습니다. 위를 진정시키려면, 소금을 뿌린 막대 과자라든가 고운 밀가루로 두 번 구운 빵과자를 먹는 것이 좋을 것입니다. 설사와 구토가 있을 때는, 사과를 갈고 으깨어 먹는 것이 전형적인 방법이라 할 수 있습니다. 사과는 껍질을 벗기지 않고 미세하게 갈고 으깨어야 합니다.

환자가 구역질과 구토로 시달리고 있을 때는, 가급적이면 환자에게 강한 음식 냄새가 가지 않게 해 주어야 합니다. **위와 장에 문제가 있을 때**는 묽은 귀리죽을 먹는 것이 효과적입니다. 묽은 귀리죽은 가정 처방약으로서 효과가 있다고 입증되었지만, 유감스럽게도 지금은 거의 잊혀진 상태입니다.

---

88) 아티쵸크의 학명은 Cynara scolymus이고, 국화과에 속하며, 지중해 연안이 원산지이다. 소화불량, 쓸개 질환에 사용한다. 영어로는 artichoke, globe artichoke, 독일어로는 Artischocke라 한다.
89) 펩신 포드주는 포도주에 소량의 펩신을 섞은 것이다. 펩신은 단백질을 분해하는 효소로서, 위액 속에 들어 있다.

음식을 씹고 삼키는 데에 불편이 있는 경우에는, 감자죽이나 크림수프와 같은 형태로서 걸쭉하거나 유동성인 음식을 먹게 하거나, 음료를 마시게 하는 수밖에 없습니다.

입이 마르고 침이 잘 나오지 않을 때는, 박하 차나 카밀레 차를 조금씩 여러 번 마시면서 레몬 열매, 우유 및 크림 종류의 음식을 곁들이는 것이 도움이 됩니다.

입 안 점막이나 식도에 염증이 있을 때는, 순한 맛이 나는 크림 종류의 음식을 먹어야 합니다. 향신료나 신 맛이 나는 음식은 어떤 것이든지 점막을 자극할 수 있으므로 피해야 합니다. 그와 반대로 오트밀이나 쌀죽을 먹으면 점막이 보호됩니다.

변비가 있을 때는, 섬유질이 풍부하면서도 뱃속에 가스가 차지 않게 하는 음식을 먹는 것이 도움이 됩니다. 밀기울을 먹는 사람은 그밖에도 반드시 수분을 많이 마시도록 해야 합니다. 그래야만 밀기울 때문에 변비가 심해지는 일이 없을 것입니다. 일반적으로 변비가 생기지 않게 하려면 물을 많이 마시는 것이 좋습니다. 물을 마시는 경우에는, 반드시 아주 짧은 시간 동안에 많은 양을 마실 필요가 있습니다. 잠자리에서 일어난 직후에 광천수를 400 밀리리터 내지 500 밀리리터 마시는 것이 효과적입니다.

아마(亞麻)의 씨에는 점액 조직을 이루는 성분이 들어 있습니다.

그래서 아마의 씨를 먹으면 음식이 창자를 잘 통과하게 되고, 변비가 있을 때 사용하면 섬유소가 풍부한 다른 식품보다 더 큰 효과를 내는 경우가 많습니다.

건강한 사람들은 비만과 싸워야 하는 수가 자주 있지만, 질병이 있는 경우 그리고 특히 암이 있는 경우에는 몸무게가 줄어들 소지가 있습니다. 몸무게가 줄지 않게 하려면 칼로리가 풍부한 식사를 하는 것이 좋습니다. 그렇다고 식사량이 평소보다 절대로 많아지지는 않도록 해야 합니다. 이런 경우에는 크림, 버터 및 영양가가 높은 기름을 풍부하게 섭취하도록 하십시오. 또 우유 혼합 음료[90]나 탈지유로 만들어서 신맛이 나는 음료를 – 아몬드 잼, 망고 또는 서양보리수나무의 성분을 첨가한 것으로 – 마시도록 하십시오.

> **Info**
> - 소책자 "공격적인 치료법의 부작용들" – 화학 요법과 방사선 치료에 관한 안내 책자(Nebenwirkungen aggressiver Therapien – Ein Ratgeber bei Chemo- und Strahlentherapie), GfBK Heidelberg, 전화: 0 62 21/13 80 20, http://www.biokrebs.de

---

[90] 독일에서는 "우유 혼합 음료"라 하여, 바닐라 맛, 딸기 맛, 초콜릿 맛, 바나나 맛, 버찌 맛 등 여러 가지 맛을 내는 형태로 시판되고 있다.

항암 식이 요법?
브로이스-식이 요법, 게르손-식이 요법, 매크로바이오틱 식이 요법, 부르거-식이 요법, 모에르만/부트비히-식이 요법

❋ "식이 요법으로 암을 물리칠 수 있을 것인가?"라는 주제만큼 의견이 분분한 것도 거의 없을 것입니다. 암 환자들에게 추천하는 식이 요법은 아주 많습니다. 그렇지만 모든 식이 요법이 효과적인 것은 아닙니다. 일부에서는, 예를 들어 브로이스-식이 요법의 경우는 위험합니다. 또는 게르손-식이 요법이나 매크로바이오틱 식이 요법과 같은 특정한 사용 형태는 의심스럽기도 합니다.

브로이스-식이 요법의 토대를 이루는 이론은 이렇습니다. "암은 딱딱한 성분만을 먹고 살고 있으므로, 42일 동안 과일이나 야채즙만 먹는 식이 요법을 하면, 암이 굶어죽게 될 것이다"라는 것입니다. 그렇지만 경험에 의하면 이 이론은 맞지 않는 이야기입니다. 더구나 몸무게가 엄청나게 줄어들 뿐만 아니라 면역계가 약해지기도 하고, 이 식이 요법이 끝난 다음에는 종양이 더 빨리 자라게 됩니다. 근본적으로, 암을 치료하는 데에 있어서 영양분을 적게 섭취하는 것은 결코 바람직한 방법이라고 할 수 없습니다.

게르손-식이 요법에서 기본적으로 전제하는 것은, "암이란 몸 안에 독소가 쌓인 결과로 생긴다"라는 것입니다. 이 식이 요법 자체는 과일, 야채와 곡류 - 그리고 신선한 송아지의 간을 압착해서 얻어낸 육수로 이루어져 있습니다. 그밖에도 4시간마다 - 밤에도 - 커피 관장을 해야 합니다. 환자는 이 식이 요법을 엄격히 지키면서 잠자는 데에 방해를 받기도 하는데, 이것은 몸 안의 방어 체계가 무조건 긍정적인 영향을 받는 것만은 아니라는 사실입니다. 그런데도 치료 효과가 있다고 주장하고 있습니다. 그렇지만 그 치료 효과에 대해 과학적으로 검증해 보았더니, 사실이 아닌 것으로 판명되었습니다.

매크로바이오틱 선(禪)-식이 요법[91]은 - 무엇보다도 - 책에 쓰인 대로 엄격하게 따르기만 하고, 개인적인 상담을 토대로 하지 않는다면, 문제가 생길 수 있습니다. 매크로바이오틱 선-식이 요법은, 몸 안에 독소가 쌓인 결과로 암이 생긴다는 이론에 바탕을 두고 있습니다. 이 식이 요법에는 열 가지 단계가 있습니다. 이 식이 요법에서 근거로 삼고 있는 것은 곡류이고, 단계가 올라감에 따라 식이 요법의 지침을 더 철저하게 따르도록 하고 있습니다. 그리고 이런 열 가지 단계를 거치면 환자가 건강해진다는 것입니다.[92] 특히 이 식이

---

91) 선-식이 요법은 "오행 식이 요법" 또는 "중국 식이 요법"이라고도 불리며, 중국 사람들이, 몸에서 모든 영양소를 가장 적절하게 이용할 수 있도록 배합하는 기본 원리를 따른다. 이 경우 오행 즉 목(木), 화(火), 토(土), 금(金), 수(水)에 다섯 가지 맛 즉 신맛, 쓴맛, 단맛, 마운맛, 짠맛을 각각 배속(配屬)한다.
92) 저자가 말하는 10단계 매크로바이오틱 선-식이 요법의 잘못은 이미 알려져 있어서 요즘에는 개정된 방법(10단계는 사용하지 않는다)을 사용한다. 그리고 유럽에서는 유일하게 카셀에 있는 하비히츠발트 병원에서 "비탈 식이요법"이라는 이름으로 이 음식을 제공한다.

요법을 하면서, 수분의 섭취를 엄격하게 제한하면 몸에 해로울 수 있습니다.

그렇지만 암이 있을 때 식이 요법을 하는 것이 전혀 의미 없는 일이라고 보편화하는 말을 해서는 안 됩니다. 효과가 의심스러운 식이 요법도, 특수한 경우에는, 최소한 단기적인 효과를 낼 수 있습니다.

부르거-식이 요법에서는, 그와 반대로, 맛이 있고 좋은 냄새가 나는 음식이면 무엇이든지 허용합니다. 여기에서는, 식품을 조리할 때 열을 가한 결과로 암이 생긴다고 합니다. 그래서 어떤 음식도 삶거나 굽지 않아야 합니다. 특히 육류와 달걀의 경우에 이런 식이 요법을 따르게 되면, 분명히 위험성이 전혀 없는 것이 아닙니다. 모든 음식을 날것으로 먹을 수는 없기 때문에, 영양분이 결핍되는 상태가 생길 수 있습니다. 이 식이 요법을 사용했을 때도 암이 치유되는 효과는 입증할 수 없었습니다.

모에르만-식이 요법과 코우스미네-식이 요법은 의학적으로 위험성이 전혀 없습니다. 이 두 가지 식이 요법에서는 육류를 넣지 않는 식사가 중요합니다. 모에르만-식이 요법에서는, 암이란 비타민이 부족해서 생긴다고 이해하고 있는 반면, 코우스미네-식이 요법에서는, 암이란 몸이 독소에 대해 방어 반응을 보이는 것이라고 합니다. 모에르만-식이 요법에서는 설탕과 물을 금하고 있고, 코우스미네-식이 요법에서는 카밀레 차로 관장을 합니다. 이 두 가지 식이 요법은 몸에 어떠한 피해도 주지 않지만, 그 효과는 확실하지 않습니다.

부트비히-식이 요법을 하는 경우, 암이 발생하는 데에 결정을 짓는 요인은 지방의 신진 대사에서 나타납니다. 불포화 지방산은 유익한 것으로 간주하고 포화 지방산은 해로운 것으로 간주합니다. 이 식이 요법을 하는 경우, 정상적으로 몸에서 필요로 하는 에너지보다 더 많은 양의 에너지를 몸에 공급하게 됩니다. 부트비히-식이 요법의 경우에도, "여기에서 추천하는 음식을 먹으면 암을 물리치는 특별한 효과를 낸다"라는 확실한 근거를 댈 수는 없습니다.

인지혼[93]적인 식품은 결코 항암 식이 요법이 될 수 없으며, 인지 의학[93]에서도 또한 그런 식으로 이해하지는 않고 있습니다. 인지 의학에서는 본질적으로, 균형 잡힌 '건강에 유익한 음식'[94]을 추천하는 것을 기본으로 하고 있습니다. 이 경우, 세계관과 관련된 이유 때문에 토마토와 감자 같은 특정한 식품을 먹지 않습니다.

아네뮐러-리스가 개발한 신진 대사-활성 식품이 목표로 삼는 바는, 생명체 전체가 될 수 있는 대로 좋은 영양을 섭취할 수 있게 하

---

93) 인지학(人智學: anthroposophy)은 루돌프 슈타이너(1861-1925)가 제시한 정신 운동으로서, "본질적인 인간 본성에 대하여 올바로 인식하는 것"을 뜻한다. anthroposophy 는 "사람"을 뜻하는 "anthropos"와 "지혜"를 뜻하는 "sophia"가 합해진 말이다. 이 인지학이 의학에 응용된 것이 인지 의학이며, 현대 심신 의학의 초석이 되어 있다.
94) '건강에 유익한 음식'에 대해서는, 265쪽의 역자 주를 참조할 것.

고, 몸이 원래 지니고 있는 방어 능력을 키운다는 것입니다. 이러한 영양의 형태를 섭취하면, 몸 안에서 독소를 제거하는 역할을 하는 장기에 부담이 줄어들게 됩니다. 그러나 이런 영양분을 공급하는 요리를 한다면, 음식의 맛을 다양하게 낼 수는 없게 됩니다. 이 식품은 암과 싸울 때 힘을 실어 주는 것으로 이해해야 합니다.

차벨 또는 빈트슈토서가 개발한 식이 요법은, 몸이 원래 지니고 있는 방어 능력을 키운다는 원칙을 따릅니다. 이 경우 비타민 A, C, E와 무기질을 풍부하게 공급하는 데에 주의를 기울입니다. 창자에서 일어나는 부패 과정을 조절하기 위해서, 육류를 발효 우유 제품으로 계속 대체하게 됩니다.

중국의 영양학에서는, 중국 의학에서와 마찬가지로, 힘의 균형 즉 몸과 영혼의 조화를 유지하는 것이 중요합니다. 그러기 위해서는, 음식이 조화를 이루고 맛이 있어야 하며, 정확한 시간에 규칙적으로 식사를 하고, 편안한 마음으로 깊은 만족을 느끼면서 주의를 집중할 수 있어야 합니다. 침착한 마음을 지니고 꾸준하게 운동을 하면 건강한 생활 태도를 유지하는 데에 도움이 됩니다.

미생물학적인 요법

✤ **암을 치료하면서** 생길 수 있는 부작용 중 하나는, 창자균무리가 파괴되거나 손상을 입을 수 있다는 점입니다. 건강한 창자 안에는 500가지가 넘는 미생물이 있어서, 영양분을 이루는 성분을 소화하고 사람의 생명체가 이용할 수 있도록 해 주는 작용을 합니다. 이러한 미생물의 도움을 받아서, 비타민과 필수 지방산이 만들어지고, 병원체를 막아 낼 수 있게 되며, 면역계가 활성화됩니다.

창자균무리가 균형을 잃게 되면, 면역계의 기능도 현저하게 줄어들고, 치유되는 과정도 느려집니다.

면역계가 제대로 기능을 발휘하는 데에 창자가 중요하다는 사실은, 최근에 와서야 비로소 알려졌습니다.

창자는, 몸 안에서 면역을 담당하는 장기 중 가장 큰 것이라고 할 수 있습니다. 왜냐하면 몸 안에 있는 모든 방어 세포 중 80퍼센트가 창자 안에서 활동하고 있기 때문입니다. 그밖에도 림프절의 대부분이 창자에 있고, 창자의 표면은 잔 주름이 여러 겹으로 잡혀 있어서 표면적이 300 제곱미터가 됩니다. 대부분의 유해 물질은 이 창자의 표면을 통해서 생명체 속으로 들어올 수 있는 것입니다. 창자와 비교해 보면, 폐는 외부 세계와 접촉하는 표면이 80 제곱미터밖에 되지 않고, 몸 밖에 있는 피부는 단지 2 제곱미터밖에 되지 않습니다.

외부 환경에서 유래하는 낯선 물질이 우리 몸에 들어오면, 위험을 초래할 수도 있습니다. 이런 낯선 물질이 음식물을 통해 몸으로 들어오면서 많은 세포들과 접촉하는데, 그 중 맨 먼저 창자에 있는 방어 세포들과 접촉하게 되는 수가 많습니다. 이런 방어 세포들이 반응하는 것은, 면역계의 안내 세포들과 제어 세포들에게 알려지고, 따라서 창자에서는 면역 훈련이 끊임없이 일어납니다.

정상적으로는 창자 안에서 일시적으로 부담과 장애가 생기더라도, 창자균무리가 이런 부담과 장애를 없애고 균형을 유지할 수 있습니다. 그와 반대로 손상의 규모가 크거나 오래 계속되면 창자균무리에 변화가 생깁니다.

대규모의 손상이 생기는 경우는, 세포 성장 억제제, 항생제, 코르티손 등으로 치료할 때나 방사선 치료를 받을 때입니다. 오랜 동안에 걸쳐 영양분이 부족하게 되면, 손상도 오랜 동안에 걸쳐 생기게 됩니다.

사람의 생명체는 몸에 이로운 미생물과 공생하고 있습니다. 이런 미생물들은 질병을 일으키는 병원균 때문에 밀려나게 됩니다. 이 병원균은 독성이 있으면서 암을 일으킬 수도 있는 신진 대사의 산물을 분비합니다. 소화가 잘 안 되고 창자 점막에 염증이 생깁니다. 또한 해로운 물질이 창자 점막을 통해서 흡수될 수 있고, 생명체의 다른 부위에 질병을 일으킬 수도 있습니다. 이런 일들이 생기지 않더라도, 최소한 해독 작용을 하는 장기인 간과 콩팥에 큰 부담이 가게 됩니다. 그러면 면역계는 창자에서 병원체를 계속 막아내느라고 엄청나게 에너지를 빼앗기기 때문에, 암을 막아내기에는 능력이 부족하게 됩니다.

대변을 받아서 검사해 보면, 창자균무리가 정상 상태에 있지 않음을 입증할 수 있습니다. 또한, 환자에게 몸이 어떻게 불편한지 또는 병력(病歷)이 어떠한지를 자세하게 표현하도록 해 보면, 창자균무리가 정상 상태에 있지 않다는 것을 이해할 수 있을 것입니다. 이런 상태를 치료하는 방법은 다음과 같습니다.
■ 식사 즉 영양분 공급을 바꿉니다,
■ 항진균제를 투여합니다,
■ 몸에 이로운 창자균을 공급합니다,
■ 예방 접종을 합니다.

이런 치료를 몇 달 내지 반 년까지 해야 합니다. 이 정도의 기간이면 창자균무리를 원래대로 회복시킬 수 있습니다. 미생물과 사람의 생명체가 공생하도록 유도하는 것입니다. 이런 미생물학적인 요법은 만성 감염, 알레르기 또는 류머티즘이 있을 때 자주 사용합니다. 암 의학의 영역에서 이런 치료를 하면 면역 요법이 더 큰 효과를 낼 수 있습니다. 젖산과 관련된 특정한 세균들(젖산균과 비피도박테륨), 즉 프로바이오틱[95]은 특별한 역할을 합니다. 이런 세균들은 위 안의 산성 환경을 거치면서도 죽지 않고, 살아 있는 채로 창자 속에 도달합니다. 이런 세균들을 공급하려면, 요구르트를 마시게 하거나, 아니면 당근즙, 붉은 사탕무 즙이나 빵 음료®[96]처럼 젖산을 발효시킨 음료를 마시게 하면 됩니다. 그래서 이런 세균들을 충분한 양으로 공급하기만 한다면, 창자 안에서 암이 생기지 않게 할 수 있습니다. 예를 들어 빵 음료®에는 빵의 재료가 되는 곡물에서 만들어낸 산이 함유되어 있는데, 빵 음료® 1 밀리리터에 들어 있는 산으로 500만 개의 세균 집락을 이룰 수 있습니다. 그래서 빵 음료®에 들어 있는 산은 젖산과 관련된 세균들에 상응하는 효과를 냅니다.

프로바이오틱 요법이라는 의미에서 젖산균을 공급할 수 있는 제제의 예를 든다면, 짐비오락트®, 짐비오플로르®, 콜리비오겐®, 무타플로르®, 락토비트®, 옴니플로라® 등이 있습니다. 이런 제제들을 사용할 때는 자가 치료로서 섭취하지 말고 임상 의사와 상의한 다음에 섭취해야만 합니다.

---

[95] 프로바이오틱은 살아 있는 미생물로 만든 건강 식품을 뜻하는데, 이 때 사용하는 미생물에는 젖산과 관련된 세균들이 많이 들어 있다.
[96] "빵 음료®"에 대해서는 114쪽의 역자 주를 참조할 것.

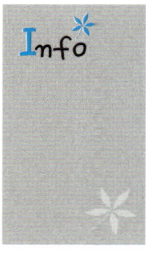
- 정보 안내지 "창자 조절"("Darmregulation"), GfBK Heidelberg, 전화: 0 62 21/13 80 20, http://www.biokrebs.de
- http://symbiopharm.de
- http://ardeypharm.de

산-염기-균형

❋ **자연 요법의 관점에서** 보았을 때, 몸에 부담을 주는 요인들이 여러 가지가 있지만, 그 중에서도 가장 흔하고 해로운 것 한 가지를 든다면, 생명체 안에서 오랜 동안에 걸쳐 산이 지나치게 많이 쌓여 있는 상태를 들 수 있습니다. 수많은 만성 질환에서 산-염기-균형이 제대로 조절되지 않고 있습니다. 몸 안의 pH-값은 온몸에서 결코 균일한 수치를 나타내지 않습니다. 오히려 특히 위 안에서는 산성 환경으로 되어 있고, 그와 반대로 혈액 및 많은 샘에서 나오는 분비물은 약한 염기성입니다.

많은 대사 과정은 효소에 의해 좌우되고 있으며, 또 염기성 환경에서 이루어지고 있습니다. 그래서 그 환경이 산성 영역으로 옮겨가게 되면, 대사 과정에 장애가 생깁니다. 혈액의 pH-값이라는 수치는 특히 이상이 생기기 쉽습니다. 혈액의 pH-값을 조절하는 데에는, 여러 가지 기전과 완충 체계가 관여하고 있습니다. 그렇지만 이러한 여러 가지 완충 체계가 오랜 동안에 걸쳐 지나친 부담을 받게 되면, 만성적으로 산이 지나치게 많아질 수 있습니다. 이런 결과를 일으킬 수 있는 원인을 들면 다음과 같습니다.

- 동물에서 유래하여 지방분이 너무 많은 식품이나 단맛이 나는 식품을 먹어서, 그 결과 산을 많이 섭취하게 되는 경우. 곡류, 과일 및 야채를 너무 적게 먹어서, 그 결과 염기를 적게 섭취하게 되는 경우.
- 운동을 너무 적게 하고 땀을 너무 적게 흘려서, 그 결과 산을 적게 배출하게 되는 경우. 몸 안에 원래 있던 지방이 분해되는 경우.
- 스트리스가 계속되는 경우.

산이 지나치게 많아지면, 식이 요법이라는 조치를 취하여 해결할 수 있습니다. 식이 요법을 할 때는, 육류, 소시지, 치즈, 달걀, 단 음식, 커피와 술을 줄이고, 그 대신에 약간 데친 야채, 과일, 감자 및 곡류 제품을 더 우선적으로 먹게 합니다. 그밖에도 아치도페르트®-알약이나 불리히-비탈잘츠® 같은 염기성 염 제제를 복용할 수 있습니다. 빵 음료®에는 빵의 재료가 되는 곡물을 원료로 하여 추출해 낸 산이 들어 있어서, 이 산을 공급함으로써 산-염기의 균형을 맞출 수 있습니다. 급성인 경우에는, 염기를 주입할 수 있습니다.

영양 보충 약제에는 여러 가지 무기질과 보조 효소가 들어 있어서, 산-염기-균형을 오랜 기간 유지하도록 회복시켜 줄 수 있으며, 부작용은 생기지 않습니다. 또한 해초류(⇒348쪽)나 아스파라거스 추출물 같은 식물성 성분도 이런 원리로 효과를 냅니다.

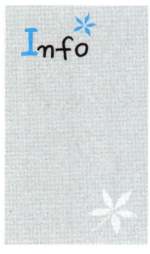

- Worlitschek, Michael (2004) 산-염기-균형. 여러분의 몸에서 산을 효과적으로 제거하는 방법(Säure-Basen-Haushalt. Wie Sie Ihren Körper wirkungsvoll entsäuern). Haug
- http://www.saeure-basen-forum.de

생물학적 활성이 있는 물질들

✽ 비타민, 무기질, 미량 원소, 지방산, 아미노산 및 식물에서 추출해 낸 많은 여러 가지 성분들은, 암을 치료하는 데에 보완적으로 사용할 수 있는 아주 중요한 물질들입니다. 이런 사실이 특히 중요한 이유는, 암 환자들이 치료를 받는 도중과 치료가 끝난 후에 이런 물질들을 정말로 절실히 필요로 하기 때문입니다. 생물학적 활성이 있는 물질들을 투여하면 – 다음 장에서 더 상세히 살펴보겠지만 – 환자들은 화학 요법과 방사선 치료를 더 잘 참아낼 수 있게 되고, 몸이 더 편안하다고 느끼게 되며, 전통적인 방법으로 치료받았을 때 더 큰 효과가 나고, 전이가 생기지 않도록 예방이 됩니다.

생물학적 활성이 있는 물질들은 적당한 양을 투여해야 하며 또 서로 적결한 비율이 되도록 투여해야 합니다. 항상 자연 상태의 제품이어야만 가장 적절하게 공급할 수 있습니다. 이런 물질들이 부족하게 되었을 때 나타날 수 있는 현상을 든다면, 감염에 걸리기 쉽게 되고 활등 능력이 떨어지게 되고, 통증에 대한 감수성이 높아지고, 몸이 쇠약해지거나 신경 과민이 되고 우울증이 생길 수 있습니다.

건강에 유익한[97] 영양분을 섭취해야만, 생물학적 활성이 있는 물질들을 몸 속에 충분하게 공급할 수 있습니다. 건강에 유익한 영양분에 대한 안내 책자는 바닷가의 모래알처럼 무수히 많습니다. 그렇지만 여기에서 다시 한 번 요약한다면 다음과 같습니다. "식단표에서는 많은 양의 야채와 통곡류 식품과 과일이 필수 불가결한 부분을 차지해야 하고, 지방분과 육류와 단 음식의 소비량은 줄여야 합니다." 방사선 치료나 화학 요법을 받을 때처럼 특별하게 큰 부담을 받는 경우에는, 건강에 유익한 영양분을 섭취하기가 아주 어렵습니다. 뿐만 아니라 생물학적 활성이 있는 물질들을 특히 많이 필요로 하게 되므로, 이런 물질들을 인위적으로 또 많은 양으로 공급해야만 합니다. 다음의 여러 쪽에서 설명하는 모든 성분을 무턱대고 섭취해서는 안 됩니다. 이런 성분들을 섭취해야 할 것인지, 섭취해야 한다면 얼마나 많은 양을 섭취해야 할 것인지, 또 이런 성분들을 어떻게 배합해야 할 것인지를 의사와 상의해야 합니다.

암 치료를 함께 하는 경우에는, 항산화 작용을 하는 비타민이 특히 중요한 역할을 하며, 비타민 A, C, E도 마찬가지로 중요한 역할을 합니다. 비타민 B는 신경의 기능을 유지하고 신진 대사가 잘 되게 하는 데에 중요하고, 비타민 D는 뼈를 만드는 데에 중요합니다. 아마도 – 그렇지만 이것은 아직 확실하게 밝혀진 것은 아닙니다 – 비타민 D는 특정한 종류의 암, 예를 들어 전립샘암에서 세포의 분열

---

[97] '건강에 유익한 음식'에 대해서는, 265쪽의 역자 주를 참조할 것.

을 억제합니다.

- Leitzmann C., Dittrich K. (2005) 생물학적 활성이 있는 물질들을 구입하는 데에 도움이 되는 안내서(Ihr Einkaufsführer Bioaktive Substanzen). Haug
- 정보 안내지 "비타민"(Vitamine), GfBK Heidelberg, http://www.biokrebs.de
- 제품들에 대한 객관적인 정보: http://www.supplement-info.org

베타-카로틴/비타민 A

✽ **비타민 A 및 그 앞 단계에** 있는 여러 가지 종류의 카로틴은, 자유 라디칼 때문에 유전자에 손상이 가는 일이 없도록 보호해 주고, 면역계의 기능을 강하게 해 주며, 피부와 점막에 있는 세포들을 보호하는 데에 중요합니다. 암 질환의 대부분은, 피부 또는 그보다 안 쪽에 있는 점막에서 유래하므로, 피부와 점막에 있는 세포들을 보호한다는 것은 특히 중요합니다.

자유 라디칼이 세포와 유전자에 손상을 주는 것은 드물게 일어나는 일이 아닙니다. 그러나 정상 상태에서는 원래 몸 안에서 복구 과정이 이루어져 자유 라디칼의 작용을 저지하므로, 세포와 유전자가 입는 손상은 별로 중요하지 않습니다. 이런 복구 과정은 무엇보다도 몸 안에 비타민 A가 풍부하게 있을 때만 일어날 수 있다고 추측하고 있습니다. 비타민 A는 카로틴에서 만들어지는데, 이 때 창자 안에 있는 특정한 효소의 도움을 받습니다. 또 카로틴은 식물에서만 만들어집니다. 동물과 사람은 카로틴을 만들어낼 수 없습니다. 생명체 안에서는, 성장하는 데에, 시력을 유지하는 데에, 또 피부와 점막을 보호하는 데에 필요한 만큼의 비타민 A가 항상 방출되고 있습니다.

여러 가지 연구 결과로 미루어 보면, 비타민 A가 많은 종류의 암을 예방해 준다고 추측됩니다. 특히 암이 발생하는 초기 단계에서는, 생기던 암이 없어지게 할 수 있습니다. 입과 인두 부위에 있는 점막을 보호하고, 담배 피우는 사람들에서는 폐를 보호하는 기능을 지니고 있습니다.

대체로 베타-카로틴은 하루에 15 내지 50 밀리그램의 용량으로, 또 비타민 A는 하루에 5,000 내지 10,000 국제단위의 용량으로 섭취하면, 아무런 문제가 없습니다. 이보다 더 많은 용량을 섭취하려면 의사와 상의해야만 합니다.

너무 높은 용량을 투여하면, 부작용으로 통증, 어지러움과 구토, 탈모가 생길 수 있고, 쉽게 흥분하는 경향이 나타날 수 있습니다.

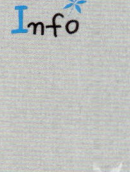

- Burgerstein, Lothar (2002) 안내서 "영양소. 균형 잡힌 영양분을 섭취함으로써 질병을 예방하고 치료하는 방법"(Handbuch Nährstoffe. Vorbeugung und heilen durch ausgewogene Ernährung). Haug
- http://www.biokrebs.de

라이코펜
– 토마토에서 추출한 물질: 항암 효과가 있을까?

✽ **라이코펜을 투여하면** 암이 생길 위험성이 낮아집니다. 더 정확히 말하면 특히 다른 부위보다도 소화관에서 암이 발생할 위험성이 낮아집니다. 라이코펜이 이런 보호 효과를 내는 것이 어떤 과정을 거쳐서 생기는 것인지 그 이유는 아직 밝혀져 있지 않습니다. 그렇지만 라이코펜은 카로티노이드로서 항산화 효과가 가장 뛰어나다고 알려져 있습니다. 베타-카로틴은 — 예를 들어 당근에 함유되어 있는데 — 암에 걸리지 않도록 보호해 주는 효과가 있다고 지금까지 사랑받아 왔습니다. 그렇지만 라이코펜은 라디칼 제거제로서, 암에 걸리지 않게 보호해 주는 효과가 베타-카로틴보다 더 뛰어납니다. 라이코펜은 토마토에서 붉은 색소가 나타나게 하고, 살구, 구아베[98] 및 파파야 열매에도 들어 있습니다. 라이코펜과 관련된 연구에서는, "토마토를 규칙적으로 먹으면, 피부암, 폐암, 위암, 대장암, 쓸개암, 방광암, 이자암 및 전립샘암에 대한 저항력이 강해진다"라고 입증되었습니다.

---

98) 학명은 Psidium guajava이고, 원산지는 열대 아메리카이다. 열매는 황록색이고, 마르멜로나 배와 비슷한 모양이다.

암이 생길 위험성을 줄이기 위해서는, 라이코펜을 규칙적으로 많은 양 섭취해야 합니다. 말린 토마토는 주로 대부분이 라이코펜으로 이루어져 있고, 이 라이코펜은 오일의 형태로 들어 있습니다. 그밖에도 지방분이 있으면 라이코펜이 몸 안에 더 잘 흡수됩니다. 약국에서 라이코펜 제제를 살 수도 있습니다. 그렇지만 자연 상태의 라이코펜을 섭취하는 것이 더 좋습니다. 라이코펜에 열을 가하면, 라이코펜이 단백질과 결합되어 있던 상태에서 풀려나게 됩니다. 그 결과, 케첩에 함유되어 있는 라이코펜의 양은, 신선한 토마토에 함유된 양의 세 배 내지 아홉 배나 됩니다.

토마트를 먹는 것과 암에 걸릴 확률 사이에 어떤 관계가 있는지에 대하여 수많은 연구가 이루어졌습니다. 라이코펜을 규칙적으로 섭취하면 전립샘암에 걸릴 확률이 34퍼센트에서 20퍼센트로 줄어들고, 라이코펜 제제를 암 환자에게 주면 암이 전이되지 못하도록 방해받게 된다는 것이 증명되었습니다.

어떤 사람들은, 주로 매점에서 식사를 하거나, 냉동된 식품을 다시 데워서 먹고 있습니다. 영양 학자들이 권하는 바에 의하면, 이런 사람들에게는 라이코펜 제제가 이상적인 영양 보충 식품이 될 수 있습니다.

토마트를 먹어서 암을 예방하려 할 때, 어른들은 잘 익은 토마토를 하루에 다섯 개 먹으면 됩니다. 그렇지만 날마다 살짝 데운 토마토 다섯 개를 먹고 싶어 하지 않는 사람도 있습니다. 이런 사람은, 라이코펜 제제를 규칙적으로 섭취함으로써 비슷한 효과를 얻을 수 있습니다.

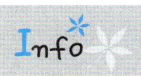

- http://www.cancerdecisions.com/tips/lyco.html

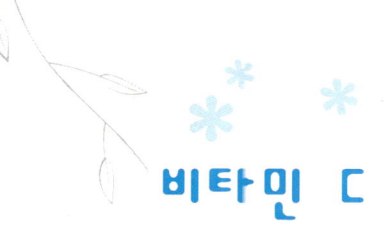

비타민 C

✱ **영양분을 섭취하고 공기를** 들이마시다 보면, 니트로사민이라는 발암 물질이 몸 안으로 들어올 수밖에 없습니다. 비타민 C는 이 니트로사민과 반대되는 작용을 하며, 또한 사람의 생명체 안에 있는 해로운 물질들을 없애는 데에 꼭 필요합니다.

그밖에도 비타민 C는 몸 안의 세포들이 자유 라디칼의 공격을 받지 않도록 보호해 줍니다. 비타민 C는 피부를 새로 만들고 보존하는 데에 가장 중요한 역할을 하고 있고, 면역계의 기능을 높여주며, 독소와 유해 물질을 분해하고, 감염을 막아낼 수 있는 힘을 길러줍니다. 비타민 C가 부족해지면 면역계의 기능이 약해집니다. 오늘날 흔히 보편적으로 섭취하는 영양분만으로는, 비타민 C를 하루에 필요로 하는 최소한의 양만큼 항상 섭취할 수는 없습니다. 비타민 C를 얼마나 먹는 것이 좋을지 추천하는 것은, 전 세계적으로 보았을 때, 엄청나게 달라집니다. 최근의 방침에 따른다면, 하루에 최소한 150 내지 200 밀리그램을 먹으라고 추천합니다.

학설에 의하면, 대략 500 밀리그램만 신진 대사의 과정을 거칠 수 있고, 나머지는 콩팥을 통해서 배설됩니다.

여러 해 전부터 많은 과학자들은, 비타민 A, C, E가 이른바 항암 비타민으로서 작용한다고 하여 관심을 갖고 주의를 집중하고 있습니다. 의학에 문외한인 많은 사람들도 비타민 C가 건강을 증진시켜 주는 능력을 지니고 있음을 알고 있으며, "ACE-과일 주스"라는 이름으로 수많은 제품들이 판매되고 있습니다.

암 환자들에게 높은 용량의 비타민 C를 투여하면, 삶의 질이 향상되고 수명이 연장될 수 있습니다. 그런 이유에서 보완 의학적인 종양학의 범주에서는 높은 용량을 추천하고 있습니다. 그러나 높은 용량의 비타민 C를 복용하면, 위와 창자가 불편하게 되어 설사가 생길 수도 있습니다. 이런 증상은 위와 창자의 점막이 얼마나 예민하게 반응하는가에 따라 달라집니다. 이런 부작용을 피하기 위해서는, 예를 들어 화학 요법을 하면서 비타민 C를 15 그램까지 혈관으로 주입할 수 있습니다. 더 높은 용량의 비타민 C를 주입하면, 콩팥에 대한 부담이 커지게 됩니다. 그러므로 콩팥돌이 있는 환자들에게 많은 양의 비타민 C를 투여할 때는 주의를 기울여야만 합니다. 이 경우에는 치료를 담당하는 의사와 상의할 필요가 있습니다.

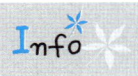
- http://www.vitamin-c-forum.de

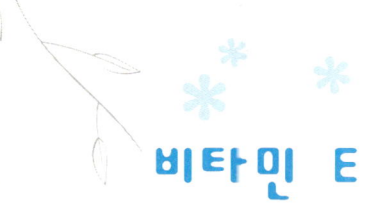

비타민 E

✣ **비타민 E도 비타민 C처럼,** 다른 항암 치료를 받으면서 생길 수 있는 부작용을 예방하고 줄여주는 데에 꼭 필요합니다. 항산화 작용을 가지고 있어서 너무나도 중요한 역할을 하는 지용성 물질들이 여러 가지가 있고, 이런 물질들을 총칭하여 비타민 E라 합니다. 이런 물질들 중 지금까지 알려진 것은 여덟 가지가 있고 그 중 네 가지는 토코페롤이라고 부르고 있습니다.

비타민 E는, 특히 세포벽 안에 있는 지방과 비슷한 구조물을 보호하고, 호르몬과 효소의 작용을 촉진합니다.

비타민 E는, 세포벽을 안정되게 함으로써 점막의 염증을 줄여주고, 독소가 심장과 폐에 작용하지 못하게 막아주며, 혈액이 유동성(流動性)을 충분히 지닐 수 있게 해 주고, 화학 요법이 더 큰 효과를 낼 수 있게 해 줍니다. 또한 전통적인 암 치료법을 사용했을 때는 유감스럽게도 자유 라디칼이 많이 생기는데, 비타민 E는 이런 자유 라디칼이 세포막에 손상을 주지 못하도록 보호해 줍니다.

방사선 치료나 화학 요법을 하는 동안에는 하루에 비타민 E를 400 내지 800 국제단위로 섭취하도록 권장하는데, 정상 상태에서는 이 양의 5~10 퍼센트만 필요로 합니다. 정상 상태에서 필요로 하는 양을 섭취하려면, 식물성 기름, 곡류, 밀의 눈, 콩(大豆), 물고기 기름 및 달걀을 먹으면 충분합니다. 특히 콩(大豆)기름과 옥수수 기름에는 비타민 E가 많이 들어 있습니다.

　　비타민 E 제제는 흔히들 영양을 보충하기 위하여 예방 목적으로 복용하고 있습니다. 미국에서 이루어진 연구에서는, 특히 감마-토코페롤을 섭취하면 몸에서 전립샘암이 생기지 않도록 보호하는 효과가 있다고 입증되었습니다. 그렇지만 암을 예방하기 위해서는, 비타민 E 제제 안에 네 가지 토코페롤이 모두 다 들어 있어야 한다는 점을 염두에 두어야 합니다. 비타민 E 제제를 구입할 때는 자연에서 유래한 것을 구입하도록 주의를 기울여야 합니다. 왜냐하면 예를 들어 이처럼 자연에서 유래한 제제에만 모든 종류의 토코페롤이 다 들어있기 때문입니다.

　　많은 양의 비타민 E를 공급하면 암의 발생률이 줄어든다고 알려져 있습니다. 그렇지만 아직은 암을 치료할 목적으로 비타민 E를 투여하지는 않고 있습니다. 혈액이 응고되지 않게 하는 약물[99]을 투여하고 있는 환자들이, 아주 많은 양의 비타민 E를 복용하려 할 때는

---

[99] 이런 약물의 예를 든다면, 헤파린, 아세틸살리실산(상품명: 아스피린) 등이 있다.

주의해야 합니다. 왜냐하면 비타민 E는 자연스러운 방법으로 혈액을 묽게 하고, 따라서 출혈 경향이 높아지게 하기 때문입니다.

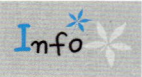 • http://www.biokrebs.de

셀렌

❋ 셀렌은 화학 원소로서, 황과 아주 가까운 계열[100]에 들어 있습니다. 셀렌은 농사짓는 땅 속에 들어 있습니다. 그리고 셀렌이 땅 속에 얼마나 많이 들어 있느냐에 따라서, 논밭에서 경작해서 얻어낸 식품 속으로 셀렌이 들어가게 됩니다.

셀렌은 사람의 몸 안에서 미량 원소에 속합니다. 이런 미량 원소로는, 셀렌 외에도 아연, 요오드, 구리 및 그 밖의 다른 것들이 있습니다. 사람의 몸 안에서는 자체적으로 아주 많은 종류의 효소가 만들어지고 있습니다. 이런 효소를 만들 때 셀렌이 필요하므로, 날마다 반드시 셀렌을 공급해 주어야만 합니다. 셀렌이 이만큼 중요하다는 것은 불과 몇 십 년 전에 알려졌습니다. 셀렌을 함유하는 효소는 자유 라디칼을 빼앗아 낼 수 있습니다. 그리고 농사짓는 땅 속에 함유된 셀렌의 양이 특히 적은 지역에서는 암이 더 많이 생긴다는 것이 밝혀졌습니다.

---
[100] 원소 주기율표에서 산소, 황, 셀렌 등은 같은 계열에 들어 있다.

생물학적 활성이 있는 여러 가지 성분들은 서로 그 작용을 강하게 해 줍니다. 그러므로 셀렌은 비타민 A 및 E와 함께 복용해야 합니다. 셀렌과 비타민 C를 복용할 때는, 시간적으로 두 시간의 간격을 두고 복용해야 합니다. 아연 제제를 복용한다면, 이 경우에도 시간 간격을 두고 복용해야 합니다.

셀렌은 무엇보다도 바다 물고기, 달걀, 닭고기, 돼지고기 및 가축이나 새의 내장 안에 들어 있습니다. 곡류와 야채에 들어 있는 셀렌의 양은 일정하지 않습니다. 셀렌을 얼마나 많이 공급할 필요가 있는지는, 몸 안에서 셀렌이 얼마나 많이 소비되느냐에 따라 결정됩니다. 몸 안에서 염증이나 다른 과정이 진행됨으로써 자유 라디칼이 많이 생기게 되면, 효소가 더 많이 만들어져야만 합니다. 그리고 셀렌이 그 효소를 이루고 있으므로, 셀렌을 더 많이 공급해 주어야만 합니다. 그밖에도 셀렌은 중금속과 결합하므로, 셀렌이 이처럼 독소를 제거하는 기능을 발휘해야 할 경우에는, 더 많은 양의 셀렌이 사용됩니다. 이를 때울 때 사용하는 아말감에는 수은이 함유되어 있습니다. 그런데 셀렌은 무엇보다도 이 수은에 대한 대항제로서 효과가 있다고 입증되었습니다. 그러므로 예를 들어, 이를 아말감으로 때울 때 생길 수 있는 해로운 작용을 줄이기 위해서는, 셀렌을 충분하게 공급하도록 주의를 기울여야 합니다.

셀렌은 암을 예방하는 효과를 지니고 있습니다. 대규모로 이루어진 연구에서는, 셀렌을 충분하게 공급하면 암이 생기는 것을 예방할 수 있다고 입증되었습니다. 그밖에도 공격적인 암 치료를 하는 동안에 셀렌을 공급하면, 그 암 치료 때문에 부작용이 생기는 일은 훨씬 줄게 됩니다. 셀렌은 면역계의 기능을 높여 주므로, 모든 종류의 암을 치료할 때 그 기본 방침 속에 셀렌을 포함시킬 수 있습니다.

방사선 치료나 화학 요법을 하면서 셀렌을 투여하면 그런 치료의 효과가 떨어진다고 주장하는 경우가 많이 있지만, 실제로 방사선 치료나 화학 요법의 효과는 줄어들지 않습니다. 많은 연구에서 입증된 바는 그와 반대입니다. 방사선 치료를 하는 동안에 셀렌을 투여하면, 방사선 치료가 종양을 파괴하는 효과는 줄어들지 않습니다. 그러면서도 셀렌은 – 이미 알려져 있는 바와 같이 – 건강한 조직에 있는 세포를 보호하는 작용을 합니다.

암 환자에 대한 회복기 치료를 하는 중에는 환자가 지치거나 심한 피로감을 느낄 수 있는데, 이 때 셀렌을 투여하면 이런 증상이 누그러집니다. 셀렌을 투여하면 식욕이 당기게 되고, 통증에 대한 감수성이 떨어지게 됩니다. 무엇보다도 유방암에 대한 수술을 받고 나서 생긴 림프 부종을 치료할 때, 셀렌을 사용하면, 보완해 주는 효과가 있다고 입증되었습니다.

셀렌을 투여하는 용량은, 정상인에게 투여하는지 아니면 치료 목적으로 투여하는지에 따라 달라지고, 또한 암에 대한 치료를 시작하기 전에 투여하는지 아니면 회복기 치료로서 투여하는지에 따라 달라집니다. 많은 용량을 오랜 기간에 걸쳐 복용하려면 의사와 상의하는 것이 중요합니다.

정상 상태에서 필요로 하는 셀렌의 양은 하루에 50 내지 100 마이크로그램입니다. 시판되고 있는 셀렌-효모-제제[101]를 복용하면, 이 정도의 양을 충족시킬 수 있습니다. 셀렌은 무기질과 결합되어 있을 때 천천히 방출될 수 있습니다. 그래서 무기질과 결합되어 있는 셀렌은 효모에서 유래하는 셀렌보다도 생체 안에서 이용되는 비율이 높습니다. 암을 예방하기 위하여 셀렌을 장기적으로 투여하고자 할 때는, 무기질과 결합된 셀렌 제제가 더 적합합니다.

무기(無機) 셀렌이 함유되어 있으면서 무기질과 결합된 셀렌 제제는, 몸에서 더 빨리 흡수되고 직접 세포 속으로 들어 갈 수 있습니다. 이런 제제는 아(亞)셀렌산나트륨의 형태로서 무기 셀렌을 함유하고 있는데, 캡슐과 마시는 앰풀 또는 주사 제제의 형태로 나와 있고, 의사에게서 처방받을 수 있습니다. 치료 목적으로 사용할 때는 300 내지 500 마이크로그램 또는 그보다 더 많은 용량까지 처방하게 되는데, 반드시 의사의 처방전이 있어야 구할 수 있습니다. 셀렌 제제가 100 마이크로그램 이상이면 의사의 처방이 필요합니다. 200 마이크로그램 이상의 용량을 투여해야 한다면 어떠한 경우에도 의

---

[101] 맥주 효모는 자연 상태에서 구할 수 있는 셀렌의 원천이므로, 맥주 효모를 이용하여 셀렌-효모-제제를 만들 수 있다. 독일에서는 여러 회사에서 셀렌-효모-제제를 제조하고 있으며, 셀렌-효모-제제에 비타민까지 함유하도록 하는 수도 자주 있다.

사가 감시해야만 합니다. 지나치게 많은 용량의 셀렌이 투여되지 않도록 하기 위해서는, 항상 셀렌의 수치를 전혈(全血)[102]과 혈청에서 측정해야 합니다.

셀렌을 투여하는 경우, 의료보험조합에서는 비용을 거의 부담하지 않습니다.

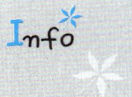
- 정보 안내지 "셀렌"("Selen"), GfBK Heidelberg, 전화: 0 62 21/13 80 20, http://www.biokrebs.de

---
102) 전혈이란, 혈액의 모든 성분이 하나도 제거되지 않은 온전한 혈액을 뜻한다.

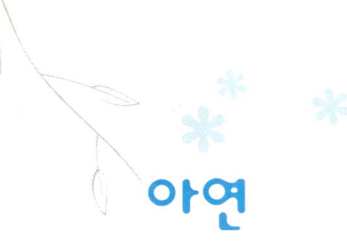

아연

❋ **아연은 세포 안에서** 일어나는 여러 가지 과정에 관여하며, 생명체의 모든 세포 안에서 미량 원소로 존재합니다. 아연은 효소를 구성하고 있으며, 그래서 세포 안에서 일어나는 신진대사에 절대적으로 필요합니다. 몸 안에는 감염된 세포들을 찾아내서 죽이는 일을 맡고 있는 세포들이 있습니다. 그런데 몸 안에 아연이 충분하게 있지 않으면, 이런 세포들이 충분하게 성숙하거나 증식하지 못하게 됩니다. 그러면 감염에 걸릴 소지가 높아지고, 그 결과 이전에 심한 질병을 앓았던 사람들에게는 매우 불리하게 작용합니다. 게다가 아연이 부족하면 만성 질환이 잘 발생하게 됩니다. 아연이 부족하게 되면 여러 가지 양상으로 나타날 수 있으므로, 확실히 알아내기가 힘듭니다. 몸 안에서 아연이 부족한지를 확인하려면 혈액 검사를 하면 됩니다.

암을 예방하기 위해서는, 비타민 A, C, E 및 셀렌을 충분히 공급하면서, 이에 덧붙여 아연을 날마다 15 내지 25 밀리그램 섭취할 수 있습니다. 아연을 식사 때 복용해서는 안 됩니다. 그 이유는, 특히 우유와 통곡류 제품 때문에 아연이 몸 안에 잘 흡수되지 않기 때문입니다.

아연을 투여하면 독성이 있는 중금속이 몸 밖으로 배출될 수 있습니다. 그밖에도 아연을 섭취하면, 세균, 바이러스 및 곰팡이에 감염되지 않도록 보호받을 뿐만 아니라, 암의 발생이 줄어들기도 합니다. 이렇게 보호받을 수 있는 것은 아연이 면역 조정에 관여하기 때문입니다. 반대로 아연이 부족하게 되면, 그 동안 미세하게 조절되고 있던 면역계의 자기 조절 기능이 균형을 잃을 수 있습니다.

바로 암 환자들에서는 아연이 부족해질 소지가 많다는 것이 이미 입증되어 있습니다. 아마도 종양이 커지면서 세포에서 아연이 많이 방출되고 콩팥을 통해서 배설된다고 추측하고 있습니다. 수술을 받는 경우에도 아연이 더 많이 배설됩니다. 아연 제제를 무기 셀렌과 함께 복용하려면 시간 간격을 두고 복용해야만 합니다. 피부에 상처가 생겼을 때는 그 상처가 어떤 종류이더라도, 낫는 과정에서는 아연이 있어야 도움이 됩니다. 환자들에게 아연을 주었더니 온몸의 건강 상태가 더 좋아졌다는 보고가 있습니다. 또한 어떤 연구에서는, 몇 가지 암이 있는 경우에 아연을 투여했더니 악성인 세포들이 제대로 자라지 못하는 수도 있었다고 합니다.

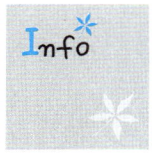

- 정보 안내지: 비타민과 미량 원소 (Infoblatt Vitamine und Spurelemente), GfBK Heidelberg, 전화: 0 62 21/13 80 20, http://www.biokrebs.de

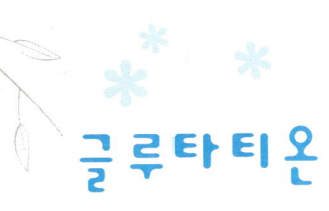

글루타티온

❋ 글루타티온은 라디칼 제거제에 속하는 여러 가지 성분들 중 하나입니다. 또한 글루타티온은 의학 분야에서 오래 전부터 라디칼 제거제라고 알려져 있기도 했습니다. 글루타티온은 아미노산으로 구성되어 있으며, 단백질이기도 합니다. 글루타티온은 - 특히 간과 콩팥과 이자에서 - 세포가 생명을 유지할 수 있게 하고 기능을 발휘할 수 있게 합니다. 글루타티온은 정상적으로 세포가 분열할 때 순서에 맞게 진행되도록 하는 기능을 하고, 유전자가 손상되었을 때 복구 과정이 잘 이루어지게 해 줍니다. 오로지 실험실에서 이루어진 실험과 동물 실험에 근거한 바로서, 글루타티온이 세포자폴사를 일으킬 수 있다고 확실히 말할 수 있습니다. 여기에서 세포자폴사란, 암 세포들이 스스로 파괴되는 것을 이르는 말입니다.

영양분을 골고루 섭취한다면, 몸에서 필요로 하는 글루타티온을 충분히 섭취할 수 있습니다. 글루타티온은 무엇보다도 신선한 야채와 과일에 많이 들어 있습니다. 글루타티온은 유장(乳漿)[103] 속에 들

---

[103] 272쪽의 역자 주를 참조할 것.

어 있습니다. 유장에는 그밖에도 단백질이 함유되어 있으며, 시스테인에서 글루타티온이 만들어집니다. 글루타티온은, 특히 입에서부터 위에 이르는 점막이 독성 물질에 의해 손상되지 않게 보호해 줍니다. 유럽의 여러 나라들 그리고 또한 미국에서도, 암 질환에 대한 집중적인 치료를 하는 경우에는, 환자들에게 아주 많은 양의 글루타티온을 줍니다. 회복기 치료를 하는 경우에는, 글루타티온을 하루에 600 내지 1,200 밀리그램까지 줍니다.

여러 가지 글루타티온 제제가 시판되고 있는데, 하루 분의 가격은 10 내지 30 유로입니다. 글루타티온 제제가 다른 항산화제나 보호 물질보다 더 뛰어난 효과를 나타내는지는 지금까지 입증되지 않았습니다. 글루타티온 제제를 투여하려면 반드시 의사의 처방이 있어야만 합니다. 그러나 일반적으로 의료보험조합에서는 글루타티온 제제에 대한 비용을 부담하지 않습니다.

화학 요법을 받아야만 하는 환자들에게 글루타티온을 주면, 부작용을 줄이는 데에 도움이 될 수 있습니다. 또한 수술을 받기 전과 받은 후에 그리고 방사선 치료를 받는 동안에, 환자의 상태에 따라서 글루타티온을 사용하면 도움이 됩니다. 그렇지만 아직까지는, 글루타티온으로 치료하는 것이 높은 용량의 비타민과 미량 원소로 치료하는 것보다 더 좋은 효과를 낸다는 명확한 근거는 전혀 없습니다. 글루타티온을 셀렌 및 비타민 B와 함께 투여하면 더 좋습니다. 그 뿐만 아니라 그렇게 하면 글루타티온이 더 큰 효과를 내게 됩니다. 글루타티온은 또한 다른 면역 제어 물질과 함께 투여할 수도 있습니다.

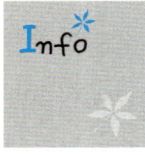
- 정보 안내지 "글루타티온"("Glutathion"), GfBK Heidelberg, 전화: 0 62 21/13 80 20,
- http://www.centropa.com

건강에 이로운 지방분

✱ **지방분을 너무 많이** 먹으면 건강에 해롭습니다. 그래서 대체로 지방분을 너무 많이 먹지 말라고 주의를 주고 있습니다. 그와 반대로, 필수 지방산 – 예를 들면, 리놀산 그리고 무엇보다도 리놀렌산 – 은 호르몬을 만드는 데에 중요한 물질입니다. 그리고 호르몬은 나름대로 세포의 기능을 유지하고 세포가 자라는 것을 조절합니다. 오메가-6-지방산인 리놀산과 오메가-3-지방산인 리놀렌산은, 세포벽을 이루는 성분으로 들어 있어서, 세포벽이 탄력성을 유지할 수 있게 해 줍니다. 이러한 지방산들이 충분하게 있지 않으면, 이런 지방산들 대신에 포화지방산이 사용됩니다.

리놀산과 리놀렌산이 있으면 염증이 잘 생기지 않습니다. 그밖에도 오메가-3-지방산(리놀렌산)이 있으면, 혈소판이 지니고 있던 끈적끈적한 성질이 줄어들고 혈관이 넓어지기 때문에, 몸 안에서 혈액 순환이 더 잘 되고 산소가 더 많이 공급됩니다. 더욱이 오메가-3-지방산은, 면역 기능을 강하게 해 주므로, 암이 생기지 않게 보호해 주는 기능을 지니고 있다고 생각됩니다. 동물 실험에서는 종양을 치료하면서 오메가-3-지방산을 추가로 투여했더니, 종양이 자라다가 없어지는 것이 관찰되었습니다.

<u>오메가-3-지방산은 무엇보다도 고등어, 청어, 연어, 대구 등의 생선에 들어 있지만, 올리브기름, 간유(肝油) 또는 야생 동물에도 들어 있습니다. 한 주에 한두 번 생선으로 식사를 한다면, 정상적으로 필요로 하는 양을 충분히 공급할 수 있습니다.</u>

종전에는 지방산을 포화지방산과 불포화지방산이라는 두 가지로만 분류했습니다. 그렇지만, 최근 들어서는 여러 가지 불포화지방산 안에서 상호 작용이 이루어지기도 한다는 점이 밝혀졌습니다. 즉 오메가-3-지방산은 암에 걸리지 않게 보호해 주는 기능을 지니고 있는데, 리놀산 즉 오메가-6-지방산이 너무 많이 있으면, 오메가-3-지방산이 제대로 기능을 발휘할 수 없게 된다는 것입니다.

<u>음식물을 섭취할 때는 오메가-3-지방산과 오메가-6-지방산이 4 대 1의 비율이 되게 하는 것이 이상적입니다.</u>

사실은 우리가 영양분을 섭취할 때 대체로 오메가-6-지방산이 차지하는 비율이 너무나도 많습니다. 오메가-3-지방산은 아마(亞麻)씨 기름, 밀눈 기름 또는 니겔라 기름(⇒318쪽) 같은 몇몇 식물성 기름에만 높은 양으로 들어 있지만, 무엇보다도 깊은 바다나 찬물에서 사는 어류에도 들어 있습니다. 이러한 영양분을 더 많이 섭취하도록 해야 할 것이지만, 그와 반대로 붉은색 살코기, 달걀 및 우유

제품에는 오메가-6-지방산이 주로 많이 들어 있으므로 적게 먹도록 하는 것이 좋겠습니다.

니겔라 기름

✻ 니겔라는 이집트에서 몇 천 년 전부터 알려져 있었고, 특히 예로부터 불편한 증상과 질병을 자연스럽게 낫게 하고 예방하기 위한 향신료로 알려져 있었습니다. 이집트에서 거의 모든 가정의 상비약 상자에는 니겔라가 들어 있습니다. 특정한 니겔라 식물의 검은색 씨앗을 짜내면 니겔라 기름을 얻어낼 수 있습니다. 이 경우에 치료 목적으로는 이집트의 니겔라 식물(학명은 니겔라 사티바)이 가장 적합하고 동시에 특별한 품질을 지니고 있습니다. 영양을 보충하는 데에 사용되는 니겔라 기름은 찬 온도에서 짜내야만 합니다. 이렇게 해서 짜낸 니겔라 기름의 양은, 화학적으로 추출한 것보다 더 적을 수밖에 없지만, 그 대신에 소중한 내용물을 순수한 상태로 얻을 수 있고, 따라서 "진짜" 상태로 가장 적합하게 우리의 생명체 속에 도달할 수 있습니다.

니겔라 기름 중에서 가장 중요한 필수 물질들은 다가 불포화 지방산, 특히 리놀산과 감마-리놀렌산(⇒315쪽)이며, 휘발성 기름(니겔론), 탄수화물 및 단백질도 있습니다.

특히 리놀산과 감마-리놀렌산은 면역계를 건강하게 유지해 주기 때문에, 사람의 생명을 위해서 꼭 필요합니다. 우리의 생명체는 이런 지방산들을 생산할 수 없기 때문에, 충분한 양으로 공급해 주어야만 합니다. 니겔라 기름에 들어 있는 몇 가지 성분은 사람의 면역 방어에 필수 불가결합니다.

면역계가 균형을 잃었을 때 그 면역계를 강하게 하고 활성화시키는 데에는 니겔라 기름이 특히 효과적이라는 사실이 과학적으로 밝혀졌습니다. 암 환자들은 방어 능력이 약해진 사람들이므로, 그 면역계가 다시 조화를 이루도록 해 줄 필요가 있습니다. 이런 맥락에서 니겔라 기름은 골수의 세포들을 자극할 수 있고, 면역 세포들이 더 많이 생산되게 할 수 있으며, 인터페론도 더 많이 생산되게 할 수 있고, 항체를 생산하는 B-세포들의 수가 많아지게 할 수 있습니다.

니겔라는 연한 젤라틴 캡슐로 나와 있습니다. 이 캡슐은 날마다 아침, 점심, 저녁 식사 후에 충분한 양의 물과 함께 복용해야 합니다.

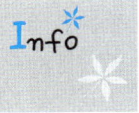
- 정보 안내지: Genuina GmbH, Nußdorf am Inn, 전화: 0 80 34/91 62

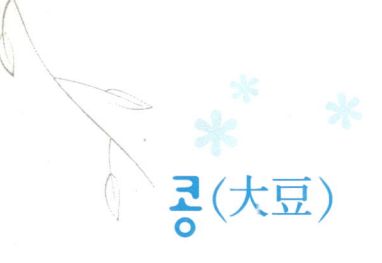

콩(大豆)

❋ **요즈음 암에 대해서** 이야기할 때는, 식물호르몬이나 이소플라본을 언급하는 수가 점점 더 많아지고 있습니다. 이런 식물성 성분들은 그 구조가 사람의 에스트로겐과 비슷합니다. 그러나 사람의 에스트로겐과 달라서, 결코 암을 자라게 하지는 않고, 암이 생기지 않게 보호해 주며 치료 목적으로 투여할 수 있습니다. 이런 작용은 특히 유방암과 전립샘암에 적용됩니다. 유방암과 전립샘암, 이 두 가지는 에스트로겐을 투여하면 더 잘 자라는 암입니다. 암 세포 안에는 에스트로겐에 대한 수용체가 있고, 이 수용체는 식물호르몬을 사람의 에스트로겐인 줄로 알고 받아들입니다. 그래서 사람의 에스트로겐이 결합할 수 있는 부위가 줄어듭니다. 예를 들어 콩 속에 들어 있는 이소플라본도 또한 에스트로겐에 대한 수용체를 차단할 수 있습니다.

중국과 일본에서는 유방암과 전립샘암이 서양에서보다도 훨씬 드물게 발생하는데, 그 이유는 중국 사람들과 일본 사람들이 콩의 눈이나 두부를 먹기 때문이라고 생각됩니다. 일본 여성의 혈액 속에는 미국 여성에서보다도 식물호르몬의 농도가 열 배 높다고 밝혀졌습니다. 반대로 미국 여성에서는 아시아 여성에서보다도 유방암이 다섯 배 많이 발생합니다. 미국에서 사는 일본 여성들이 유방암에 걸리는 빈도는, 미국 여성들이 유방암에 걸리는 빈도와 같습니다. 그러므로 이 경우 유방암이 유전적인 원인에 의해 생긴다고 할 수는 없는 것입니다.

콩을 먹으면, 몇 가지 암에 걸리지 않도록 보호를 받습니다. 그렇지만 시판되고 있는 많은 종류의 콩은 유전자가 변형되어 있습니다. 콩 속에 들어 있는 식물호르몬은 캡슐 형태로도 구할 수 있습니다. 이런 식물호르몬 캡슐은, 암에 걸리지 않게 보호해 주는, 생물학적 활성이 있는 다른 성분들과 결합되어 있습니다. 그밖에도 콩 속에 들어 있는 이소플라본은 라디칼 제거제이므로, 호르몬과 관계가 없는 암 종류 – 예를 들면 폐암, 위암, 대장암 등 – 에 걸리지 않게 보호해 줍니다. 이소플라본을 투여하면, 효소의 활성이 변하게 되고, 몸 안에서 자체적으로 단백질을 만들어 내는 과정에 변화가 생기며, 암 세포가 만들어지는 과정이 방해를 받고, 암 세포의 수가 늘어나는 것도 억제됩니다. 곡류와 야채, 특히 양배추를 먹은 다음에 창자 속에서 생기는 리그난도, 콩 속에 들어 있는 이소플라본과 비슷한 작용을 합니다. 몸 안에서 호르몬이 만들어질 때, 그 원료가 되는 것으로는, 알코올뿐만 아니라 지방분도 있습니다. 따라서 지방분이 부족한 영양분을 섭취하면 호르몬과 관련된 여러 가지 암이 생길 위험성이 줄어드는 반면, 서양식의 영양분을 섭취하면 그런 암이 생길 위험성이 높아집니다. 콩에는, 이소플라본 외에도 중요한 필수 지방산, 무기질, 생물학적으로 활성이 있는 물질들이 들어 있습니다. 콩에는 단백질이 많이 들어 있으므로, 콩을 먹게 되면 육류의 소비를 줄일 수 있습니다.

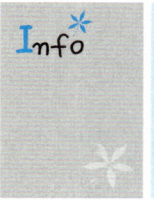

- Kleine-Gunk, Bernd (2004) 식물－에스트로겐. 식물성 호르몬은 여러분에게 도움이 됩니다(Phyto-Östrogen. So helfen Ihnen Pflanzenhormone). Trias

멜라토닌

✼ **멜라토닌은, 잠이 깊이** 들게 해 주는 호르몬입니다. 멜라토닌은, 저녁 시간에 뇌의 밑부분에 있는 솔방울샘에서 많은 양이 만들어집니다. 잠이 잘 들게 해 주는 이 호르몬이 생산되는 것은, 잠자는 곳이 밝은지 어두운지에 따라 달라집니다. 잠자는 곳을 충분히 어둡게 하지 않는 경우나, 외국으로 여행을 하면서 시차가 심하게 날 때는, 멜라토닌이 만들어지는 데에 지장이 생길 수 있습니다.

수면 장애를 조절하고 외국 여행 중 시차에 적응하기 위하여, 한 주나 두 주 동안의 기간에 걸쳐, 취침 전에 멜라토닌을 복용하는 것은 아무런 문제가 없습니다. 그렇지만 면역계의 기능을 강하게 하기 위하여 더 오랜 기간에 걸쳐 멜라토닌을 복용하려면, 반드시 미리 의사와 상의해야만 합니다.

미국에서는 멜라토닌 제제가 자유롭게 시판되고 있습니다. 이 멜라토닌 제제가 의학적으로 사용되는 것은, 불면증을 치료하려고 하는 경우입니다. 게다가 멜라토닌은 라디칼 제거제로서 작용하므로,

멜라토닌을 규칙적으로 복용하면 면역계의 기능이 더 강해진다는 의견이, 요즈음에 들어서 널리 받아들여지고 있습니다. 그러므로 암을 앓고 있을 때는 경우에 따라서, 암 환자들을 치료한 적이 있고 적절한 비타민, 무기질 및 미량 원소를 처방한 경험이 있는 의사와 상의한 다음에만 멜라토닌을 복용하는 것이 도움이 될 것입니다.

이탈리아의 밀라노에서는, 여러 가지 종류의 암, 예를 들어 폐암, 유방암 또는 위암에 있어서, 전통적인 치료 방법을 사용하면서 멜라토닌을 함께 투여했더니, 전통적인 치료 방법이 더 큰 효과를 낼 수 있었습니다. 더욱이 화학 요법의 부작용이 줄어들었습니다.

이탈리아에서와는 달리, 스위스에서는 암 환자들에게 멜라토닌을 사용하여도 증상에 있어서 이렇다할 만한 개선이 전혀 나타나지 않았습니다. 심지어는, 백혈병이 있을 때 멜라토닌을 사용하면 오히려 문제점이 있다고 입증되었습니다. 지금까지는, 암을 치료하는 데에 있어서 멜라토닌을 믿고 사용할 수 있는지에 대하여, 과학적인 연구가 아직도 충분히 되어 있지 않은 상태입니다. 특히나 어떠한 부작용이 생길는지에 대해서는 알려진 바가 거의 없습니다. 멜라토닌은 마음대로 사용해도 좋을 만한 라디칼 제거제가 결코 아니고, 호르몬이므로, 혼자서 마음대로 사용해서는 안 됩니다. 독일에서는 멜라토닌이 전혀 허용되지 않고 있습니다.

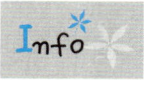
- http://www.cancerdecisions.com

효소

✻ **효소란, 자체는 변하지** 않으면서 몸 안에서 대사 과정이 제대로 이루어지게 하는 물질입니다. 효소는 신진 대사를 조절하며, 혈액이 응고되고 상처가 치유되는 과정뿐만 아니라 면역계가 몸을 방어하는 데에도 영향을 줍니다. 암을 치료하는 경우에는 무엇보다도 단백질을 분해하는 효소들이 동원됩니다. 이런 효소들에 속하는 것으로는, 동물의 이자에서 추출한 키모트립신과 트립신, 파인애플에서 추출한 브로멜라인, 파파야 열매에서 추출한 파파인 등이 있습니다. 이런 효소들은, 면역계가 몸을 방어하면서 더 큰 효과를 낼 수 있게 해 주고, 방사선 치료와 화학 요법을 할 경우 부작용이 덜 생기게 해 줍니다. 또한 이런 효소들이 작용하면, 단백질 껍질 속에 숨어 있는 암 세포들을 면역계가 발견하여 공격할 수 있게 됩니다. 효소들이 작용함으로써, 혈액은 더 묽어지고, 종양에서 떨어져 나온 세포들이 다른 부위에 달라붙기가 어려워집니다. 그래서 종양에서 떨어져 나온 세포들은 몸의 다른 부위에 다시 정착할 수가 없고, 전이는 결코 생길 수 없습니다. 종양 세포들이 녹을 때는 부산물이 생기고, 이 부산물 때문에 면역계의 방어 체계가 흐트러지면서 마비됩니다. 이른바 면역 복합체라는 것도 이런 부산물과 마찬

가지의 작용을 하는데, 효소는 이 면역 복합체를 녹이게 됩니다.

　효소 저제를 복용하여 충분한 효과를 내려면, 식사하기 60분 내지 90분 전에 복용하도록 해야 합니다. 효소 제제를 어느 정도의 용량으로 얼마 동안 복용할 것인가는, 암의 종류에 따라 달라지고, 또한 암이 얼마나 진행되어 있는지에 따라서도 달라집니다. 마르쿠마르[104]나 아스피린처럼 혈액이 응고되지 않게 하는 약물을 복용하는 환자들에서, 효소 요법을 할 때는 주의를 기울여야 합니다.

　암을 치료하는 데에 있어서 세 가지 중요한 기둥이라고 할 수 있는 것은 수술, 화학 요법 및 방사선 치료입니다. 효소는 이 세 가지 방법을 대신할 수는 없지만, 아주 잘 보완할 수 있고, 또 이런 방법들을 써서 부작용이 생겼을 때 그 부작용을 누그러뜨릴 수 있습니다. 효소를 복용하여 얻을 수 있는 효과는 다음과 같습니다.

- 수술을 받은 후에 높은 용량의 효소를 복용하게 하면, 상처가 잘 낫게 되고, 감염이 잘 생기지 않으며, 전이가 생길 위험성이 줄어듭니다. 또한 효소를 투여하면서, 림프액을 배출시키고 셀렌을 함께 주면, 부기가 덜 생기게 됩니다.
- 화학 요법을 하면서 효소를 복용하게 하면, 구역질과 식욕 부진이 좋아집니다.
- 방사선 치료를 하면서 효소를 복용하면, 방사선 치료 때문에 피

---

[104] 마르쿠마르는 쿠마린 유도체로서 항응고제에 속한다.

부와 점막의 부위에 생겼던 불편한 증상이 누그러집니다.

효소를 복용하면, 환자가 통증을 덜 느끼게 되고, 환자에게 투여하고 있는 다른 면역 치료제도 더 큰 효과를 낼 수 있습니다.

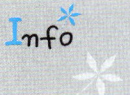

- 정보 안내지 "효소"(Enzyme), GfBK Heidelberg, 전화: 0 62 21/13 80 20, http://www.biokrebs.de

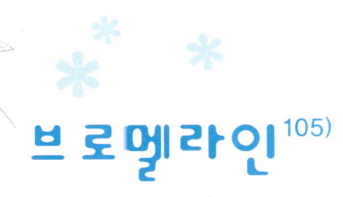

브로멜라인 105)

❋ 이전 장에서 언급한 모든 효소들은 대부분의 효소 제제 안에 함유되어 있습니다. 이런 효소들은 서로 비슷한 작용을 하고, 그 작용 영역 안에서 서로 보완합니다. 그래서 각각의 효소는 특정한 종류의 단백질을 분해하는 데에 특별히 뛰어난 효과를 나타냅니다. 그 밖에도 식물에서 추출한 효소는 – 동물에서 추출한 효소와는 달리 – 환자에게 열이 있을 때도 활발하게 작용합니다.

의료보험조합은 효소 제제에 대한 비용을 항상 부담해 주지는 않습니다. 그래서 식물에서 추출한 효소 제제이면서 한 가지 성분만 들어 있는 종류가 더 유리한 것은, 이와 같은 경제적인 이유 때문이기도 합니다.

최근에 베를린에서 이루어진 연구에서는 특히 브로멜라인의 작용에 대하여 조사했습니다. 브로멜라인은, 파인애플의 줄기에서 추출

---

105) 브로멜라인은, 단백질 분자의 알라닌, 글리신, 리신, 티로신, 펩티드 결합의 가수분해를 촉매하는 효소이다. 이것은 우유를 응고시키며, 항염증제로 사용되고, 고기를 연하게 하거나 단백질 가수분해물을 얻기 위해서도 사용한다.

한 물질을 가공하지 않은 채로 원심 분리하고, 여과하고, 냉동 건조시킴으로써 얻어냅니다.

이미 약 30년 전에 관찰한 바에 의하면, 브로멜라인을 몇 달 동안 복용했더니 악성 종양이 있던 일부 환자들에서 악성 종양이 현저하게 작아지는 것을 알 수 있었습니다.

<u>브로멜라인을 치료 목적으로 사용하였을 때 효과를 내려면 최소한 어느 정도의 양은 있어야 합니다. 그렇지만 파인애플을 먹기만 해서는, 이런 최소한의 필요량을 얻을 수 없습니다. 브로멜라인을 입으로 섭취하면 몸 안으로 흡수되기는 합니다. 그러나 위액에 의해 파괴되지 않는 형태로 주어야만 합니다.</u>

위에 언급한 연구에서는, 유방암을 앓고 있던 여성 환자 15명이 포함되어 있었습니다. 이 환자들 중 몇 명에게는 브로멜라인을 주어도 뚜렷한 반응을 보이지 않았지만, 다른 몇 명에서는 브로멜라인으로 치료했을 때 확실한 반응이 나타났습니다. 그렇지만 아직은 브로멜라인의 작용 물질 하나 하나에 대하여 폭넓은 임상적인 연구를 해내지 못했습니다.

실험실에서 조사한 바에 의하면, 브로멜라인을 투여하면 종양 세포가 잘 분열하지 못하고 따라서 종양이 제대로 자라지 못한다는 것이 입증되었습니다. 그밖에도 "브로멜라인을 주면, 암이 폐로 전이하는 것이 억제된다"라는 사실을 밝혀낼 수 있었습니다.

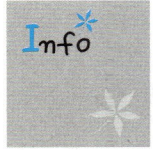
- Anders von Ahlften, Angelika (2002) 암에 적용하는 효소 요법(Enzymtherapie bei Krebs), Trias
- http://www.enzym-initiative-bromelain.de

MGN-3/바이오-브랜

❋ 이 영양 보충 식품의 경우에는, 효소를 이용하여 쌀겨를 특별히 분해해 낸 산물을 다루는데, 이 분해 산물에 당이 복잡하게 결합된 상태를 "MGN-3/바이오-브랜"이라고 일컫습니다. "이러한 특별한 당 결합은 면역 방어를 자극할 수 있다"라는 보고가 끊임없이 나오고 있습니다. 엄밀하게 생각하면, 이 성분은 이른바 아라비녹실란 결합으로서 MGN-3라는 이름을 지니고 있고, 유럽에서는 바이오-브랜이라는 상품명으로 알려져 있습니다. 미국에서는 4년 전부터 영양 보충 식품으로서 구할 수 있습니다. 미국에서는 약 50,000명의 암 환자들이 이 제품을 복용하고 있습니다. 요즈음에는 유럽에서도 이 영양 보충 식품을 구할 수 있습니다.

이 성분에 대한 연구 보고서는, 암 이외에 수많은 질병과 관련지어서 발표되고 있습니다. 예를 들면 당뇨병, 그밖에 에이즈, B형 간염 및 C형 간염과 같은 바이러스 감염 등이 있습니다. 여러 해 동안 사용하고 독소에 관해 수많은 조사를 해 보았지만, 독성이나 어떠한 부작용을 암시할 만한 단서도 전혀 발견되지 않았습니다.

지금까지 발표된 연구 결과에서, 효소를 이용한 이 제품이 약한 면역계를 자극하는 작용은, 자연에서 유래하거나 합성된 다른 약제보다 더 강하다는 결론이 나옵니다. 이런 작용은, 백혈구, 그 중에서도 특히 암에 있어서 더욱 중요한 자연세포독성세포의 활성을 높여주기 때문에 생기는 것입니다.

이 영양 보충 식품에 관한 연구의 결과는 정평 있는 의학 전문 잡지에 발표되었습니다. 이런 종류의 연구 작업들은 미국의 UCLA/드류 대학교[106] 및 일본에 있는 여러 대학과 의학 연구소에서 이루어졌습니다.

어떤 경우에도 명백한 것은, "이 제품에 의해서 암 환자들의 생존율이 어느 정도까지 개선될 수 있으며 또한 통계학적으로 유의성이 있는지?"를 과학적인 기초를 두고 확인하기 위해서는 더욱 많은 연구가 필요하다는 점입니다.

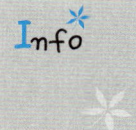

- BMT BRAUN Limited, Hessestraße 4, 71159 Mötzingen, 전화: 0 74 52/79 03 10
- http://www.biobran.de

---

106) 드류 대학교(Drew University)는 미국 뉴저지 주의 매디슨에 있다.

OPC 포도씨

❋ 포도송이(학명은 비티스 비니페라) 및 거기에서 얻은 포도주는 오랜 전통을 지닌 맛있는 식품일 뿐만 아니라 의학적으로 여러 가지 장점을 보여주고 있습니다. 내용물이 풍부한 포도송이는 건강에 가장 이로운 식품에 들 수 있을 것입니다. 아마도 산업국가에서 사망률과 포도주의 소비량 사이에는 인과 관계가 있는 것으로 보입니다. 장기간에 걸친 몇몇의 대규모 연구에서는, 프랑스, 스페인, 이탈리아 및 스위스처럼 포도주를 많이 소비하는 나라들에서 관상동맥 심장 질환에 의한 사망률이 가장 낮다고 입증되었습니다.

포도주가 지니는 치유 능력은 특히 즙을 짜낸 포도의 씨 안에 들어 있습니다. 건강을 향상시키는 작용은 무엇보다도 이른바 소중합체인 프로안토시아니딘(OPC[107])에 있다고 판단됩니다.

---

[107] 원문에서 "소중합체인 프로안토시아니딘"은 "Oligomeren Proanthocyanidinen"으로 표기되어 있고, 이를 OPC라고 줄여서 쓰고 있다.

그렇지만 생물학적으로 활성을 나타내는 OPC가 특수한 지위를 지니고 있는 것은, 자연 상태의 작용 물질이 엄청난 항산화작용을 나타낸다는 점이 가장 중요한 이유입니다. 반응성이 높은 자유라디칼이 많이 만들어지면, 생명체 전체 안에서 우리 몸 안의 세포들 안에 원래 있는 해독 체계에게 지나친 요구를 할 수밖에 없습니다. 이런 상태를 산화적인 스트레스라고 부릅니다. 어떤 세포들이 관련되어 있는가에 따라서, 해독 체계가 지나친 요구를 받게 되면, 여러 가지 장기의 장애가 생기고, 마침내는 암과 같은 만성 질환이 생기게 됩니다. 산화적인 스트레스가 너무 오래 계속되면, 면역 세포들로 이루어진 복구 체계가 지나친 요구를 받게 될 수 있습니다.

다른 한편으로는, 바로 암이 있음으로써 항산화제가 더 많이 필요하게 됩니다. 그 이유는 암 자체가 있게 되면 마찬가지로 자유라디칼이 더 많이 생산되기 때문입니다. 과학적인 연구에 의하면 OPC가 나타내는 항산화 작용은 비타민 C의 작용보다 약 18배 강하고, 비타민 E의 작용보다 약 40배나 강합니다. OPC는 입안의 점막이나 위를 통해서 직접 흡수되어 몇 초 이내에 혈액에서 검출할 수 있고, 몸 안에 재빨리 분포되기 때문에 생체 안에서 이용될 수 있습니다. OPC는 캡슐과 알약으로 나와 있습니다. OPC는 아침 공복 상태에서 최소한 아침 식사 30분 전에 복용해야 합니다.

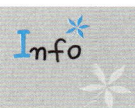

- Info: Genuina GmbH, Nußdorf am Inn,
  전화: 0 80 34/91 62

알로에 베라

✱ **알로에 베라는 최근에** 대단히 인기를 끌고 있는 영양 보충 식품에 속합니다. 알로에 베라는 아마도 암을 치료하는 데에 적용할 수 있는 특성을 지니고 있는 것으로 보입니다. 알로에 식물 안에 들어 있는 거대다당류(긴사슬당)는 면역계를 자극할 수 있다고 입증되었습니다. 이처럼 면역계를 자극하게 되면, 암을 치료하는 데에만이 아니라 암을 예방하는 데에도 유익할 수 있습니다. 그렇지만 제조 방법에 따라서 알로에 제제가 안트라키논[108](이른바 알로인)을 많은 양 함유하고 있을 수도 있다고 비판하는 사람들도 있습니다. 안트라키논은 암을 일으키지나 않나 하는 의심이 가는 성분입니다.

<u>알로에 베라는 설사를 일으킬 수 있으므로, 오랜 동안 복용하는 경우에는 반드시 쉬는 기간을 두어야 하며, 치료를 담당하는 의사와 상의하는 것이 중요합니다. 그와 반대로, 피부에 바르도록 되어 있</u>

---

[108] 안트라키논은 방향족 유기 화합물로서, 안트라센의 유도체이며, 노란색이나 연한 갈색 내지 갈색-녹색 고체 결정성 가루로 되어 있고, 그 화학식은 $C_{14}H_8O_2$이다.

<u>는 알로에 베라 제제는, 방사선 치료를 받는 동안과 받은 후에 나타나는 피부 반응을 줄이는 데에 매우 효과가 좋습니다.</u>

알로이 베라 제제에 대한 문제점이라면, 그 품질과 성분을 충분히 감독할 수 없다는 점입니다. 일반적으로 100% 알로에 베라가 들어 있다는 설명서가 붙은 알로에 제품을 쉽게 살 수는 있습니다. 그렇지만 이런 제품들에는 아주 적은 양의 순수한 알로에 베라 가루를 물로 희석한 것이 들어 있을 뿐입니다. 많은 제품들의 경우, 한편으로는 비타민과 무기질이 거의 들어 있지 않고, 다른 한편으로는 방부제가 검출되기도 합니다. 제조 방법이 어떤가에 따라서, 알로에 잎에 알로인이 함유되어 있으면, 시중에서 구입한 알로에 겔이 오염되어 있는 것이 문제가 되기도 합니다. 알로에 잎에 함유된 알로인이 몇 밀리그램만 되어도 설사를 일으키는 작용 때문에 건강에 해로운 부작용을 일으킬 수 있습니다.

전 세계에는 알로에를 재배하고 생산하는 사람들이 많이 있고, 이들의 생산품을 올바르게 가공하고 순수한 제제로 유통시키는 데에 뛰어난 능력을 지닌 연구실도 많습니다. 알로에가 병을 치료할 수 있는 특성을 제대로 지니고 있으려면, 알로에를 재배하고 수확하고 가공하고 보관하는 데에 특정한 규범을 따르도록 해야만 합니다. 따라서 알로에를 구입하는 사람은 알로에 제품을 선택할 때 그 제품이 어디에서 유래하는가에 관심을 두어야 합니다. 알로에 제품에 대해서는 국제 알로에 과학위원회(IASC[109])의 품질 보증이 있으므로, 이

품질 보증을 눈여겨 볼 수 있습니다. 헤센[110]에 있는 소비자 센터에서는, 생물학적인 경작을 하고 검사를 받아서 생산된 제품만을 사용하도록 권하고 있습니다.

---

[109] IASC는 International Aloe Science Council을 줄인 말이다.
[110] 헤센은 독일 중서부에 있는 주의 이름이다.

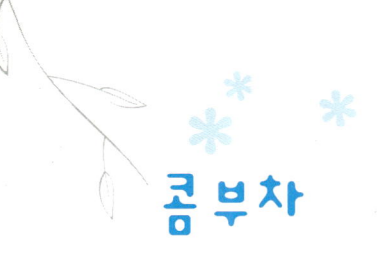

콤부차

✽ 콤부차를 '차 버섯'라고 부르기는 하지만, 원래 콤부차 안에는 항생 작용을 지닌 여러 가지 효모와 세균 종류가 공생하고 있습니다. 홍차나 녹차를 우려낸 물에 설탕을 넣어 단맛이 나게 하면, 그 속에서 콤부차가 자랄 수 있습니다. 이 물이 콤부차에 의해 발효되면, 탄산을 함유하면서 향긋한 맛이 나는 음료가 됩니다. 위장 질환이 있을 때 이 음료를 마시면, 몸 안에 활력이 생기고 질병을 치유하는 능력이 좋아진다고 생각됩니다.

콤부차에 대해서는 20세기 초부터 수많은 연구가 이루어졌습니다. 그렇지만 아직까지는 뚜렷한 성과가 전혀 나오지 않고 있습니다. 요즈음 들어서 어느 연구에서 확인된 바로는, 콤부차를 몇 주 동안 주었더니 백혈구의 수가 정상으로 되었다고 합니다. 이런 효과는, 백혈구의 수가 너무 많을 때만 나타난 것이 아니라, 백혈구의 수가 너무 적을 때도 역시 나타났습니다. 더욱 최근 들어 이루어진 연구에서는, 콤부차를 사용하면 뇌종양과 백혈병을 효과적으로 치료할 수 있으리라고 암시되고 있습니다.

콤부차로 암을 효과적으로 치료할 수 있을지 입증해 내려면 더 많은 연구가 이루어져야만 할 것입니다. 그렇지만, 화학 요법을 한 다음에 콤부차를 주면 몸 상태가 더 빨리 회복되는지에 관해서는 지금도 조사해 볼 수 있습니다.

이것은 콤부차가 면역계에 작용하는 것으로서, 인터루킨-2가 만들어지도록 촉진하기 때문에 대단히 중요합니다. 인터루킨-2는 전달 물질로서 T-림프구가 만들어지는 과정을 조절합니다. 그리고 이 T-림프구는 자체적으로 암 세포들을 알아내고 물리칠 수 있습니다.

일반적으로 콤부차는 면역 기능을 강하게 해 주고 염증이 생기지 않게 해 줍니다. 흔히 콤부차가 만병통치약이라고 주장하지만, 콤부차는 결코 만병통치약이 아닙니다. 약국과 자연식 전문점에서는 콤부차를 완제품 음료로서 구입할 수 있습니다. 그렇지만 콤부차 제조법을 터득하게 되면 자기 집에서 손수 콤부차를 만들어낼 수도 있습니다.

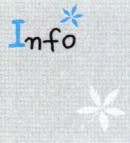

- Fasching, Rosina (1997) '차 버섯' 콤부차. 자연 치유 약제 및 그 중요성(Teepilz Kombucha. Das Naturheilmittel und seine Bedeutung). Ennsthaler

약용 버섯

✽ **중국과 일본의 의술에서는** 수많은 버섯들을 사용하고 있습니다. 예를 들어 심혈관 질환, 부종, 위염 또는 간염 등의 질환에 이 버섯들을 사용하면 치료 효과가 나타납니다.

표고버섯, 잎새버섯, 영지버섯[111] 및 노루궁뎅이버섯을 사용하면 면역 기능이 강해집니다. 이런 사실은 여러 가지 연구에서 분명히 나타나 있습니다. 이런 특성을 이용하면 암을 예방하고 치료하는 데에 중요한 역할을 할 수 있습니다. 버섯에는 생물학적으로 활성이 있는 물질(⇒292쪽)이 아주 많이 함유되어 있고, 생명체가 면역계를 유지하는 데에 필요로 하는 성분을 공급해 줍니다. 버섯에는 단백질 외에도 섬유질이 함유되어 있습니다. 창자 안에 이 섬유질이 있게 되면, 유미(乳糜)[112]가 창자를 빨리 통과하게 됩니다. 그러면 암을 일으킬 소지가 있는 물질이 작용할 수 있는 시간이 짧아집니다. 그 밖에도 버섯은 암을 일으키는 성분들과 결합하므로, 이런 성분들이

---

[111] "표고버섯, 잎새버섯, 영지버섯"은 독일어로 "Shiitake, Maitake, Reishi"라 표기하는데, 이는 일본어 "しいたけ, まいたけ, れいし"의 음을 그대로 가져온 것이다.
[112] 유미란, 음식물이 위장에서 소화되어 반유동체로 된 것을 뜻한다.

몸 안으로 흡수되지 않습니다.

버섯은 조그만 스펀지와 비슷해서, 물과 무기질을 저장하고 있습니다. 유감스러운 것은, 환경에서 유래한 것으로서, 건강을 해칠 수 있는 물질도 함유하고 있다는 점입니다. 그러므로 버섯을 의료 목적으로 사용하려면, 재배할 때 엄격한 감시를 받도록 해야 합니다.

자연계에는 게르마늄이라는 금속이 아주 드물게 존재하고 있습니다. 그렇지만 영지버섯과 노루궁뎅이버섯 안에는 게르마늄이 쌓여있게 됩니다. 따라서 버섯은 게르마늄과 유기(有機) 결합을 하게 되고, 이런 결합 상태에 의하여, 종양을 물리치는 효과가 분명하게 나타납니다. 그 밖에도 영지버섯에는 여러 가지 미량원소와 렌티난이 함유되어 있습니다. 렌티난은, 표고버섯에도 들어 있는데, 소화관에 있는 종양 세포를 물리치는 효과를 나타냅니다. 영지버섯은 쓴 맛이 나기 때문에 식용으로는 적합하지 않고, 치료 목적으로만 재배합니다.

노루궁뎅이버섯에는 아연과 게르마늄 외에 셀렌도 함유되어 있으며, 암, 궤양, 염증 등을 치료하는 데에 투여할 수 있습니다. 노루궁뎅이버섯은 기분을 즐겁게 하고 마음을 안정시키는 효과를 나타냅니다.

잎새버섯은 특히 비타민 C와 함께 사용했을 때 암을 억제하는 효과를 나타냅니다.

저령(猪苓)¹¹³⁾은 버섯의 일종으로서, 버섯 중에서 땅 속에서 자라는 부분만을 사용한 것이며, 항종양 효과를 나타내는 섬유질을 함유하고 있습니다.

- "뮈코비탈 약용버섯 유한회사"에서는 약용버섯 추출물을 함유한 캡슐을 만들고 있다. MykoVital Heilpilze GmbH, Talweg 4, 63694 Limeshain,
  전화: 0 60 47/9 87 60, http://www.mykovital.de
- Lelley, J. (1997) 버섯의 약효. 버섯 요법으로 건강해지는 방법(Die Heilkraft der Pilze. Gesund durch Mykotherapie). Econ

---

113) 저령은 참나무뿌리혹버섯의 균핵(菌核)을 캐서 말린 것으로서, 색과 생김새가 멧돼지 똥과 비슷하다 하여 저령 또는 야저분(野猪糞)이라고 한다.

커피-절대로 건강에 해롭지 않다[114]

✽ **커피는 전세계적으로 많은** 사람들이 마시는 음료입니다. 커피는 또한, 암을 일으킬 수 있다거나 아니면 최소한 암이 생기는 데에 도움을 줄 것으로, 이미 의심을 받고 있기도 합니다. 그렇지만 최근에 밝혀진 바에 의하면 원두커피를 마시지 말아야 할 이유는 전혀 없습니다. 이 인기 있는 음료는, 편두통과 피로를 해소하는 작용을 나타낼 뿐만 아니라, 수분이 잘 배설되게 하는 작용도 지니고 있어서 음식물이 창자 속을 잘 빠져나가게 해 줍니다. 커피는 이처럼 소화 과정을 촉진하기 때문에, 대장암이나 간암이 생기지 않게 보호해 준다고 추측하고 있습니다.

음식물이 창자 속을 더 빨리 빠져나가게 되면, 암을 잘 생기게 하는 물질이 창자의 점막에 오랜 동안 영향을 미칠 수 없게 됩니다. 그 밖에도, 신진 대사의 산물은 공격성을 지니고 있어서 세포 안에 있는 유전자를 손상시킬 수 있습니다. 이 경우, 커피 안에 들어 있는

---

114) 원문에서 "절대로 건강에 해롭지 않다"에 해당한 부분은, "콩은 건강에 해롭지 않다"나 "원두는 건강에 해롭지 않다"라는 뜻도 동시에 나타낼 수 있도록 표현되어 있다.

특정한 지방분은 이런 식으로 유전자가 손상 받는 일이 생기지 않도록 보호해 줄 수 있습니다.

북유럽과 남유럽, 아시아와 미국에서는, 커피 때문에 유방암, 난소암, 방광암 또는 다른 종양들이 생길 수 있는지 증명하기 위하여 많은 연구를 했습니다. 그렇지만 이 많은 연구 중 어느 하나에서도 그러한 관련성이 있는지를 전혀 입증할 수 없었습니다. 오히려 프랑스의 과학자들이 영양 관련 부서의 위임을 받아서 여러 해 동안 단면조사연구[115]를 한 결과, 커피를 하루에 네 잔씩 규칙적으로 마셨더니 대장암에 걸릴 가능성이 25 퍼센트 줄어든 것으로 입증되었습니다.

이와 관련하여 유의할 점은, 커피는 어떠한 경우에도 내복약을 복용할 때 함께 마실 액체로서 적합하지 않으며, 카페인을 함유하는 레몬수나 알코올을 함유하는 음료도 마찬가지로 적합하지 않다는 것입니다. 내복약은 물과 함께 복용하는 것이 가장 좋습니다.

영양분 속에는 암이 생기지 않도록 보호해 주는 효과를 지닌 성분들이 여러 가지가 들어 있지만, 이 성분들을 섭취할 때는 한계를 지켜야 합니다. 마찬가지로 커피를 마실 때도 한계를 지켜야 합니다.

---

[115] 단면조사연구란, 대표성 있는 사람들의 표본을 추출하여 조사를 함으로써, 특정한 임상적 질문에 대한 답을 찾기 위해 연구하는 것이다. 담배와 폐암과의 상관관계에 대한 연구틀 예로 든다면, 일정한 지역에서 표본을 추출한 다음, 담배를 피우는 사람과 폐암에 걸린 사람을 조사하고 둘의 상관관계를 본다.

이런 한계를 넘어설 때는, 고혈압이라든가 다른 더 심각한 문제가 생길 수 있습니다. 그 밖에도 커피를 마시면 비타민 C가 파괴될 수 있고, 약물이 효과를 제대로 내지 못할 수 있습니다.

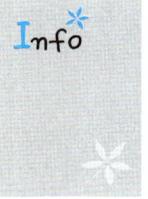
- Hessmann-Kosaris, Anita (2000) 커피: 절대로 건강에 해롭지 않다(Kaffee: Nicht die Bohne ungesund)[116]. Mosaik
- http://www.coffeescience.org

---
116) 343쪽의 역자주 114 참조.

유해 물질을 배출한다

❋ **우리의 몸은 수많은** 물리화학적인 환경 오염에 노출되어 있으며, 이런 환경 오염에 의한 독소는 배설해야만 합니다. 유감스러운 것은, 그 밖에도 예를 들어 잘못되거나 편중된 영양 섭취, 약물의 독소, 기호품을 지나치게 많이 소비하는 것, 만성질환을 앓는 상태 등과 같은 수많은 원인 때문에, 정상적인 정도를 넘어서게 되고 몸에 원래 있는 '스스로 치유할 수 있는 능력'을 지나치게 많이 소모하게 됩니다. 중금속과 환경 독소는 공기와 영양분 속에 들어 있다가 사람의 생명체 속으로 들어옵니다. 이들은 사람의 몸 속에 원래 들어있던 단백질과 단단하게 결합할 수 있습니다.

여러 가지 동물 실험의 결과가 시사하는 바와 같이, 환경 독소 중 상당수는 암이 발생하는 것과 관련이 있을 수 있습니다. 암이 왜 발생하는것에 관한 명백한 원인은 지금까지 전혀 발견되지 않았습니다. 그릇에서 액체가 넘칠 때는 마지막 한 방울이 결정적인 역할을 합니다. 그래서 몸에 부담을 주는 것이라면 무엇이든지 - 특히 몸에 부담을 주는 다른 요인과 함께 나타날 때는 - 그 액체 한 방울처럼 중요한 역할을 할 수도 있다는 데에 근거를 두고 있습니다. 원인 모르게 몸이 불편하거나 만성 질환이 있을 때도 또한, 무조건 혈액이나 침을 검사하여, 몸에 부담을 주는 환경 독소나 중금속을 찾아내도록 해야 합니다. 그밖에도 환경 독소를 검출해 낼 수 있는 방법으로는, 껌-검사, DMPS[117]-활성화 검사, 생체 전자 진단 방법(⇒157/160쪽) 또는 머리카락 분석(⇒164쪽) 등이 있습니다. 껌-검사는 이를 때울 때 아말감이 몸에 부담을 줄 수 있을지를 입증해 내는 데에 사용하고 있으며, DMPS(메르쿠발®)-활성화 검사는 수은에 의하여 생명체에 일반적으로 어떤 부담이 오는지를 알아냅니다.

음료수가 원천이 되어서, 혈액 속에 들어 있는 납의 함량이 높아질 수도 있습니다. 오래된 수도관은 덧씌워두더라도 납을 방출할 수 있습니다. 이전에는 자동차 배기가스가 납의 오염원으로서 중요했지만, 혈액 속에 있는 납의 함량이 높아지지 않게 하기 위하여 촉매[118]를 도입한 후에는, 자동차 배기가스가 납의 오염원으로서 덜 중요하게 되었습니다. 그 이후로는 사람에게서 납 중독이 생기는 주요 오염원은 바로 음료수입니다. 그밖에도 더 커다란 문제를 일으킬 수 있는 것은 수은입니다. 아말감으로 이를 때우는 경우에 수은은 아직도 계속 사용되고 있으며, 그 부위에서부터 온몸으로 수은이 퍼져나갈 수 있습니다.

---

[117] DMPS는 "dimercaptopropane-1-sulfonic acid"를 줄인 말이다. DMPS는 독일에서, 킬레이트화약(化藥)(chelating agent; 착화제(錯化製))으로서 수은과 납의 중독에 사용되고 있다.

[118] 최근 들어 자동차 제조회사에서는 배기가스를 정화하기 위하여 촉매를 사용하고 있다.

수은과 납은 장기, 조직 및 뼈 안에 쌓여 있게 되고, 분해되지는 않습니다. 독성을 띠고 있는 금속은, 일부는 DMPS, 셀렌, 아연, 특별한 질병 유래 물질 제제[119] 그리고 또한 해초류 제제를 사용하여 몸에서 배출시킬 수 있습니다.

해초루는 유럽에서 단백질을 공급하는 원천으로서 아시아에서만큼 중요성을 지니고 있지 않으며, 비타민을 공급하는 데에 있어서도 두드러지게 기여하지는 못하고 있습니다. 그러나 몸 안에 있는 독소를 제거하는 데에는 큰 도움을 줄 수 있습니다. 몇 가지 해초류가 흡수할 수 있는 중금속의 무게는, 건조한 해초류 무게의 30 퍼센트에 이르는 수도 있습니다. 스피룰리나라는 해초류가 어떤 효과를 내는지에 대한 연구가 이루어졌습니다. 이 경우, 스피룰리나 제제에 셀렌을 첨가하여 투여한 거의 모든 환자들에서, 몸의 건강 상태가 분명하게 좋아지는 것이 확인되었습니다. 혈액 속에 있는 납의 수치가 줄어들어서 정상 수치에 도달했습니다. 그밖에도 지방의 신진 대사가 더 좋아졌습니다.

해초류 제제를 투여하면 면역계의 기능이 강해집니다. 또한 세포가 더욱 안정된 상태로 되므로, 방사선 치료를 받는 경우에 세포가 손상되지 않게 보호받습니다. 알레르기, 천식 및 두통도 좋아집니

---

[119] "질병 유래 물질 제제"는 "Nosode"를 옮긴 말이다. 이는, 병든 동물이나 사람에게서 추출한 물질을 재료로 하여 만든 제제이고, 동종 요법에서 사용된다.

다. 달걀 속에는 황을 함유하는 아미노산이 들어 있습니다. 수은이 이런 아미노산과 결합되어 있는 경우에도, 해초류를 투여하면, 수은이 조직에서 녹아나오게 되고, 창자를 통해서 배설될 수 있습니다. 해초류에는 셀렌, 마그네슘, 철 및 여러 가지 비타민이 들어 있어서, 독소를 제거하는 데에 도움을 줄 수 있습니다. 무기질이 부족한 경우에는 수은이 배설될 수 없으므로, 경우에 따라서 마그네슘, 칼륨, 칼슘 등의 여러 가지 미량 영양소를 첨가해야만 합니다.

아연은 수은에 대하여 작용하는 대항제이고 또한 납 같은 다른 중금속에 대해서도 대항제로서 작용합니다. 아연을 투여하면 이런 금속들이 몸에서 조금씩 배출될 수 있습니다. 그밖에도 아연(⇒310쪽)은 여러 가지 효소를 만드는 데에 중요한 역할을 하고, 면역계의 기능을 강하게 해 주는 데에 중요합니다. 셀렌(⇒305-309쪽)은 수은이 몸 안에 쌓이는 과정에 뚜렷한 영향을 미치고 있습니다. 그래서 셀렌이 수은과 결합하여 수은을 배설시키려면, 무엇보다도 셀렌의 무기 결합체가 적절합니다. 이 경우 셀렌-효모-결합체는 덜 적합할 것으로 생각됩니다.

또한 비타민 C(⇒300쪽)도 중금속 결합체가 잘 배설되도록 도와줍니다. 가장 이상적인 결합은 찰스 페르난도 박사가 개발한 유해 물질 배출용 기름(⇒351쪽)입니다. 그러나 금속뿐만 아니라 에스트로겐과 살충제도 또한 몸에 부담을 줄 수 있습니다. 유럽에서는 많은 살충제와 비료가 금지되어 있지만, 독일로 농산물을 수출하는 많은 나라에서는 살충제와 비료가 금지되어 있지 않습니다.

- 환경 의학을 위하여 각 분야를 포괄한 협회 (Interdisziplinäre Gesellschaft für Umweltmedizin), IGUMED Geschäftsstelle, Fedelhören 88, 28203 Bremen, 전화: 04 21/4 98 42 51, http://www.igumed.de
- 해초류: http://www.sanatur.de

유해 물질 배출용 기름
(찰스 페르난도 박사가 개발함)

❋ **활력과 건강은 우리의** 생명체를 정화하고 해독하는 것과 밀접한 관련을 지니고 있습니다. 몸이 독소로 오염되었을 때 배설을 담당하는 장기들이 감당해 내지 못한다면, 독소는 조직 안에 쌓이게 됩니다. 우리 몸의 배출 장기들이 가장 적절하게 기능을 발휘해야만, 해독 작용이 원활하게 이루어질 수 있습니다. 해독이라 할 때는, 독소 다시 말해서 독성 물질과 유해 물질이 몸에서 제거되거나 중화되거나 다른 물질로 변하는 것을 뜻합니다. 독소의 배출을 결정하는 것은 우리 몸의 해독 장기들입니다. 이 해독 장기들에 속하는 것으로는, 창자, 간 및 쓸개, 콩팥과 방광, 폐와 기관지, 림프, 피부 및 결합 조직 등이 있습니다.

치료의 영역에서 몸에 원래 있는 '스스로 치유할 수 있는 능력'을 정상화함으로써 활력과 건강을 회복하는 데에는, 독성 물질을 잘 배출하는 것이 가장 중요한 역할을 합니다.

페르난도 박사가 개발한 유해 물질 배출용 기름은 자연에서 유래한 것이며, 품질이 좋고 생체 이용률이 높은 성분으로 이루어져 있는 것이 기초가 되고, 세포가 산화되지 않게 막아서 (자유 라디칼의 작용을 즐임으로써) 중독 증상이 생기지 않게 하며, 특히 중금속, 유해 물질 및 약물을 배출함으로써 독소를 제거하게 됩니다. 이 배출용 기름에는, 엽록소, 포도씨 기름, 아마씨 기름, 달맞이꽃씨 기름 및 비타민 E(⇒302쪽)가 들어 있습니다. 이 배출용 기름이 약리학적으로 작용을 나타내는 것은 생물학적으로 활성이 있는 영양소 전체에 기인합니다. 이 영양소들은 신진 대사에서 서로 협력하고, 그 작용을 나타내는 과정에서 서로 보완합니다. 더 나아가 필수 물질들은 서로 결합되어 있어서, 한 필수 물질이 작용을 나타내는 데에는 다른 필수 물질이 촉진하거나 도와줍니다.

모든 자연 약제의 경우에서처럼, 배출용 기름을 처음으로 복용하면 '초기의 악화'가 생길 수 있습니다. 배출용 기름을 섭취함으로써, 조직과 장기에 쌓여 있던 독소가 생명체 안에서 순환하게 되고, 따라서 질병과 비슷한 증상들이 짧은 기간 동안 심하게 나타날 수 있습니다.

배출용 기름은 아침 일찍 공복 상태에서 찻숟갈로 절반이나 하나가 되게 하여 복용합니다. 환자에게는, 배출을 촉진하고 자극하기 위하여 액체(탄산가스 없는 광천수, 약초차)를 몇 리터 마시되 하루 중에 몇 번으로 나누어서 마시도록 권합니다.

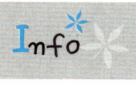
- http://www.olibanum-bv.com

논란이 되고 있는 영양 보충 약제: 베레스 물약 - 노니 - 상어 가루 - 아베마르® - 라트 박사가 주장한 비타민 - 만 - 코소 - 라에트릴

✱ **베레스 박사는 헝가리에 있는** 대학 병원에서 35년이 넘도록 주임 과장으로 일하면서, 몸에 부담을 주지 않는 치료 방법에 대하여 과학적으로 연구했습니다. 베레스 박사는 이런 활동을 하는 중에 한 가지 제제를 개발했습니다. 이 제제는 베레스 물약이라고 부르는 것으로서, 이 물약을 복용하면 신진 대사가 잘 되고 면역계의 기능이 강해집니다. 이 물약은 아주 다양한 질병에서 효과를 냅니다. 베레스 물약의 기초를 이루는 생각은, "질병은 특정한 물질이 부족해서 생긴다"라는 것입니다. 이러한 특정한 물질을 공급해 주면, 병원체의 생명력이 약해지거나 또는 생명체의 기능이 더 강해집니다.

베레스 물약은 소화불량과 구역질, 모든 종류의 염증 상태, 통증과 불면증 등이 있을 때 효과를 낼 수 있으며, 혈액 검사의 상태를 좋게 해 주고, 혈압을 낮추는 효과가 있습니다. 당뇨병과 콩팥 질환이 있을 때도 이 물약을 쓰면 효과가 있다고 입증되었습니다. 한편 이 물약은 건강한 세포들에 대해서 해를 끼치지 않지만, 그와 반대로 종양 세포들에게는 해를 끼칩니다. 그리고 종양 세포들도 또한 이 물약의 작용 물질을 흡수합니다. 따라서 암 치료를 보완하기 위하여 이 물약을 투여할 수 있습니다. 특수한 경우에는 암이 치유되었다고 보고되기도 하지만, 이 물약은 결코 모든 병을 치료하는 약제가 아닙니다. 이 물약은 어떠한 부작용도 일으키지 않으며 유럽에서는 자유롭게 살 수 있습니다. 베레스 물약은 석 달 내지 넉 달의 기간에 걸쳐 복용해야 하며 날마다 비타민 C를 100 밀리그램씩 복용함으로써 보완해야 합니다.

헝가리에서 베레스 물약의 가격은 한 병에 대략 1 유로 정도입니다. 독일과 스위스에서는, 사적인 이득을 취하지 않는다고 표방하는 연구 단체가 공급하고 있고, 똑같은 병에 들어 있는데도, 한 병이 30 내지 60 유로의 가격에 팔리고 있습니다! 한 달이면 두 병 내지 네 병이 필요하게 됩니다.

노니는 남태평양의 몇몇 섬에서 자라는 어떤 나무의 열매입니다. 충분히 탈육한 열매에서는 오래된 치즈의 냄새가 나고, 그 내용물은 여러 가지 의학적인 효과를 낼 수 있습니다. 노니는 몸이 피곤하고 지친 상태일 때 도움이 되고, 염증이 잘 생기지 않게 하는 효과가 있으며, 진통제의 효과를 보완해 주고, 암을 예방하는 효과를 낼 수도 있습니다. 일본의 경우 실험실에서 이루어진 연구에서는, 이 열매의 특별한 작용 물질을 투여했을 때, 암 세포로 되기 전 단계에 있는 세포들이 잘 자라지 못하는 현상이 관찰되었습니다. 동물 실험에서는 동물들의 수명이 현저히 연장되었습니다. 그 밖에도 노니를 투여하면, 암을 억제하는 약물의 효과가 더 강해지는 것으로 추정됩니다.

노니 열매의 다른 작용 물질을 투여하면, 단백질 분자가 더욱 안정된 상태로 변하고, 면역계의 기능이 강해지며, 창자의 활동이 촉진되고, 정신적으로 일을 처리하는 능력이 개선되고 향상됩니다. 이렇게 되면, 정신적으로나 신체적으로 부담이 되는 상황에 부딪혔을 때, 몸이 그 상황에 더 잘 반응할 수 있습니다. 약국에서는 노니의 추출물이 분말 형태로 되어 있는 것을 구할 수 있습니다.

<u>노니가 암을 치료하는 약제라는 명백한 증거는 없습니다! 그럼에도 불구하고, 많은 제약회사나 그 직원들은, 노니를 투여하면 암이 낫는다고 무책임하게 선전하고 있습니다.</u>

상어 가루를 먹으면 암이 나을 수 있다는 잘못된 소문이 돌고 있습니다. 최근 들어서 상어의 연골을 갈아서 만든 가루가 아주 많이 팔리고 있습니다. 상어의 여러 가지 품종 중 연골을 이용하는 것은 두 가지입니다. 그래서 자연 상태에서 이 두 가지 품종의 상어가 생존을 위협받고 있는 것입니다. 상어 연골에 들어있는 단백질은, 종양이 영양분을 공급받는 데에 필요한 혈관이 만들어지지 않게 방해한다고 합니다. 그렇지만 이런 주장을 뒷받침할 만한 과학적인 연구는 이루어지지 않았습니다. 부작용은 전혀 생기지 않습니다. 그러나 소문과 같은 효과가 나타나는지는 확실하지 않습니다. 또한 혈관 형성을 차단할 목적이라면 어떤 방법으로 단백질을 주어야 하는지가 아직도 밝혀지지 않았습니다. 지금까지 상어 연골은 영양 보충제로

서 공급되고 있습니다. 그러나 단백질과 결합되어 있어서 치료 효과가 있다고 하는 성분이 제대로 효과를 내려면 아마도 종양 속으로 주사를 해야만 할 것입니다.

아베마르®는 밀의 눈에서 추출한 물질로 만든 제품이며, 많은 나라에서 영양 보충제로서 구할 수 있습니다. 여기에서 중요한 것은 생물학적으로 활성이 있는 여러 가지 물질들로서, 이들은 밀의 눈을 발효한 다음에 추출해 낸 것입니다. 아베마르는 라디칼 제거제이고, 높은 용량으로 투여하면 면역 기능을 강하게 하는 작용을 하며, 따라서 종양이 잘 자라지 못하게 하는 효과를 낼 것입니다.

아베마르®는 오랜 기간에 걸쳐 복용할 수 있습니다. 비타민 C가 있으면 아베마르의 효과가 떨어질 수 있으므로, 아베마르®는 식사 시간과 약 두 시간의 간격을 두고 복용해야만 합니다.

실험실에서 동물을 대상으로 한 실험에서는, 피부, 폐, 콩팥 및 큰 창자에 여러 가지 암이 있을 때 이 제제를 투여하면 전이가 생기지 않게 된다고 밝혀졌습니다. 또한 지금까지 어떠한 부작용도 알려진 바가 없습니다.

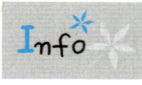
- http://www.avemar.de

라트 박사가 개발한 비타민 제제는 요즈음 바로 암 환자들 사이에서 대단한 인기를 얻고 있으며, 영양 보충의 영역에 있는 엄청나게 많은 종류의 제품들에 속합니다.

<u>우선 첫째로, 수많은 종양 환자들이 '라트 박사의 제품을 사용하면 치료될 것이다'라고 생각하여 구하려고 애쓴다는 사실에 대해서는 의문을 제기해 보아야만 합니다.</u>

영양 보충에 관하여, 라트 박사는 단백질 대사의 기초가 되는 아미노산에 대해 특별한 관심을 두고 있습니다. 그렇지만 암 환자들이 아미노산을 섭취하여 긍정적인 효과를 얻는다는 것과 관련해서는, 라트 박사가 아닌 어떠한 과학적인 문헌에서도 전혀 언급되지 않고 있습니다. 식물에서 유래한 데에 기초를 두고 있는 다른 영양 보충 식품과 라트 박사의 제제를 비교하더라도, 전체적으로 어떤 장점도 확인할 수 없습니다. 이런 제품을 복용하기 전에는 가격 대비 효과의 관계를 비판적으로 평가해 보아야 합니다. 왜냐하면 라트 박사가 개발한 제품은 비용이 많이 들고, 판매는 단지 한 군데 특별한 판매망을 통해서만 이루어지고 있기 때문입니다.

만-코소[120]는, 아시아에서 20여 년 전부터, 일반적으로 잘 알려

---

[120] 만-코소는 '만타-코소'에서 온 말이라고 생각된다. '만타-코소'는 '万田酵素'의 일본식 발음 'まんたこうそ'이다. 우리나라에서는 '만다 효소'라고 알려져 있고, 인터넷 홈페이지는 http://www.mandakorea.com이며, 일본 본사의 홈페이지는 http://www.manda.co.jp이다.

지고 자연의 식물에서 유래한 수십 가지 첨가물을 이용하여, 특별히 많은 돈이 드는 발효 과정을 통해서 제조되고 있습니다. 제조 회사에서 주장하는 바에 의하면, 만-코소는 면역계의 기능을 향상시키고 조절합니다. 만-코소는 신진 대사가 정상적으로 이루어지게 하고, 질병을 잘 막아내며, 생물학적인 결핍을 없앰으로써, 건강을 지켜주고 편안한 느낌을 높여 줍니다. 만-코소는 그 성분이 독특하기 때문에 몸에 원래 있는 방어 체계가 다시 최고로 기능을 발휘하게 할 수 있습니다. 방어 체계가 기능을 제대로 발휘하면, 스스로 치유하는 능력이 활성화되고, 따라서 몸은 자립할 수 있게 됩니다. 이러한 사실이 입증되는 것은, 일본에서 만-코소를 사용하여 굉장한 효과를 보았다고 보고한 사례들이 많이 있기 때문입니다.

<u>만-코소는 50 가지가 넘는 유용 식물들, 예를 들어 과일, 야채, 곡류 및 바닷말(해초류) 등을 원료로 하여 제조합니다.</u>

만-코소를 생산하는 공장의 온도와 습도를 조절하면서, 식물 추출물에 젖산균이라는 발효균을 첨가하면 발효가 이루어집니다. 발효가 되면서 원래의 식물의 구조가 변하고 새로운 작용 물질로 바뀝니다. 이 제품은 상당히 비싸므로 가격을 꼭 확인해 보아야 합니다.

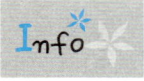 • http://www.mk-europa.de

라에트릴은 특히 살구와 사과의 씨에 들어 있는 작용 물질입니다.

미국에서는 벌써 1970년대에 라에트릴이 항암 약제라고 대서특필된 적이 있습니다. 살구 씨에는 비타민 B_{17}이 많이 들어 있으며, 비타민 B_{17}은 '만델로니트릴' 또는 '아미그달린'이라고도 부릅니다. 다른 한편 살구 씨 안에는 청산이 불활성 형태로 들어 있어서, 건강한 세포들에는 해를 끼치지 못하지만, 암 세포들에는 독성인 효과를 냅니다. 라에트릴이 유익하다고 하는 의견이 있어서, 암을 예방하기 위해서는 영양 보충 목적으로 날마다 살구 씨를 10 개씩 먹고, 종양을 앓고 있는 경우에는 살구 씨를 30 개 내지 50 개까지라도 먹도록 추천합니다. 살구 씨를 씹지 않고 먹어서는 안 되고, 강판으로 갈거나 부수거나 빻아서 죽으로 만들어서 먹어야 합니다.

<u>암을 앓고 있어서 라에트릴을 사용하는 경우에 언급할 것이 있습니다. 실험실과 동물에서 이른바 종양 세포주(피부암, 육종, 여러 가지 형태의 백혈병, 유방암)에 대한 효과를 연구한 바로는 산발적으로 좋은 경과를 보여주었지만, 환자들에 대한 임상적인 연구를 다룬 논문에서는 지금까지 좋은 효과가 있다고 입증되지는 않았습니다.</u>

암을 앓고 있을 때 라에트릴이 긍정적인 효과를 낸다고 하는 것은, 경험에 근거하고 있습니다. 언론에서는 하루에 먹도록 추천하는 용량에 대하여 매우 다양하게 보도하고 있습니다. 무엇보다도 주의할 점은, 만델로니트릴 중 일부는 청산이라는 강한 독으로 변하므로, 한 번에 1 그램 이상을 먹으면 사망하게 된다는 점입니다. 그렇지만 대체로 건강한 세포에는 비타민 B_{17}을 청산으로 바꾸는 효소가 들어

있지 않으며, 그와 달리 종양 세포에는 이 효소(베타-포도당분해효소)가 3,000배나 높은 농도로 들어 있습니다. 따라서 환자들과 동물을 대상으로 연구한 경험에 의하면, 날마다 2 내지 3 그램의 높은 용량이나 살구 씨 40 개 내지 50 개를 먹어도 독성인 부작용이 전혀 나타나지 않습니다. 그렇지만 처음에는 구역질이나 어지러움증이 생길 수 있고, 투여량을 줄이면 이런 증상은 완전히 없어집니다.

몸과 마음이 조화를 이루게 하는 방법
운동

❋ **운동은 이미 오래 전부터** 암을 예방하는 데에 있어서나, 재활 및 회복기 치료에 있어서도 높은 위상을 차지하고 있습니다. 암 환자들에게 회복기 치료를 하는 과정에서 특별한 스포츠 그룹이 처음으로 생긴 것은 1981년이었습니다.

수많은 과학적인 연구에서는 "신체적인 활동을 하면 암 질환이 생기지 않도록 예방할 수 있으며, 무엇보다도 암에 대한 회복기 치료를 할 때 좋은 효과를 낼 수 있다"라고 입증되었습니다.

암을 치료하는 데에 있어서 적극적으로 스포츠 요법을 받는다는 것이 차지하는 위상과 비중은 점점 더 커지고 있습니다. 이러한 스포츠 활동에 있어서 중요한 것은 환자 개개인이 어느 정도의 운동을 감당해 낼 수 있는지, 또 개인적으로 운동에 대해 얼마나 의욕을 보이는지 드는 개인적으로 특히 좋아하는 운동이 무엇인지 등입니다.

개별 환자마다 암 때문에 운동 능력이 얼마나 줄어들었는지를 반드시 고려해야만 합니다. 유방 절제술을 받은 후에는 놀이 방식으로 체조 연습을 하는 것도 충분히 해내지 못하며 어느 정도 제한을 받게 되어 있습니다. 그렇다고 신체적인 활동을 포기해서는 안 됩니다. 예를 들어, 그런 수술을 받은 다음에 림프 부종이 나타났을 때, 특별한 운동 훈련을 하면 림프 부종이 없어질 수 있습니다.

운동 연습을 하게 되면, 긴장이 풀린 채로 뻣뻣해진 자세를 취한다거나 잘못된 자세를 취하는 일을 예방할 수 있습니다. 그렇게 하기 위해서는 운동 연습을 시작할 때마다, 근육이 이완되게 하는 훈련과 몸에서 열이 나게 하는 훈련을 미리 곁들여서 할 수 있습니다.

육상 경기, 장거리 달리기, 그리고 심지어는 투포환까지도 훈련 프로그램에 넣을 수 있습니다. 그리고 암을 앓고 있다고 해서 심지어 해마다 체육 공로 메달을 따는 것까지도 불가능한 것은 아닙니다.

그러나 건강에 도움이 되게 하려면 신체적인 운동을 할 때 격렬하게 해서도 안 되고 너무 많이 해서도 안 됩니다. 운동을 한다고 해서 특수한 과정을 밟게 하거나 특별한 공간에서 해야 하는 것은 아닙니다.

일상 생활에서도 운동을 할 수 있는 기회는 많이 있습니다. 벌써 자리에서 일어나는 것만으로도 충분할 수 있고, 또 집에서, 정원에서, 거리에서 그리고 야외에서 산책하는 것만으로도 충분한 경우가 자주 있습니다. 생명을 유지하기 위해서는 운동을 할 필요가 있습니다. 운동을 하면서 즐거움과 기쁨을 느끼게 되면, 자기 몸에 대해서 확실한 믿음을 갖게 됩니다.

치료 목적으로 이루어진 스포츠 그룹이라고 하더라도, 자신들이 치료를 위한 그룹이라는 것을 꼭 의식해야만 하는 것은 아닙니다. 오히려 재미를 느낄 수도 있고, 또 놀이 동작이나 춤 동작의 운동 형태를 모델로 삼을 수도 있습니다.

다른 스포츠도 역시 그렇듯이, 특별히 치료를 목표로 삼는 스포츠도 사교의 장이 됩니다. 그래서 암 환자들이 규칙적으로 운동 훈련을 하는 일과를 따르고 있다 보면, 암 환자들에게 자칫 생길 수도 있는 고립 상태에서 더 쉽게 빠져 나올 수 있게 되고, 따라서 암 치료의 모든 과정을 끝까지 마칠 수 있게 됩니다.

운동을 하고 또 스포츠 그룹 안에서 사회적인 뒷받침을 얻게 되면, 일상 생활에서 성취감을 느끼고 암을 극복하는 데에 도움이 됩니다. 암이라는 진단에 충격을 받고 치료를 견뎌내고 나서는 수동적으로 참아낼 수밖에 없었던 환자라 하더라도, 스포츠 연습을 하는 시간에는 다시 적극성을 띨 수 있습니다. "극한 상황에서도 사람들은 무엇인가를 해낼 수 있으며, 그 극한 상황이라는 것도 사람들이 추측하는 것처럼 그렇게까지 제한된 상황은 아닐 수도 있다"라는 것을 확인할 수 있습니다.

<u>암의 회복기 치료 중에도, 운동은 – 사회적인 만남이라고 할 수 있듯이 – 계속되는 일과로 간주해야 합니다. 스포츠 그룹의 구성원들은 서로 비슷한 상황에 처해 있습니다. 따라서 서로 경험을 주고받고, 서로 근심과 걱정을 나눈다거나, 몸이 불편한 날에는 특정한 스포츠 연습을 할 수 있도록 서로가 원기를 북돋아줄 수도 있습니다.</u>

신체적으로 활동하기에 특히 좋은 기회가 되는 것은 춤 그룹(⇒ 438-442쪽)입니다. 춤 그룹에 참여하면, 운동이 되고, 사교적인 즐거움도 느낄 수 있고, 음악을 즐길 수도 있습니다. 다시 말하면, 이 세 가지를 동시에 할 수 있고, 또 함께 목표로 삼을 수 있습니다.

가벼운 운동 훈련, 체조, 놀이 및 춤 외에도, 기공(⇒381쪽), 태극권(⇒383쪽) 또는 요가(⇒376-380쪽)처럼 아시아에서 수천 년 동안에 걸쳐 내려온 운동 종류가 있습니다. 이런 종류의 운동을 하면서 몸으로 경험할 수 있는 것은, 조용한 기분을 느끼고 정신을 더 잘 집중할 수 있다는 것입니다. 여기에서는 생명이라는 개념을 전체로서 보게 되고 운동은 그 전체라는 범위 속에 포함됩니다. 즉 사람은 단순히 몸으로만 이루어져 있는 것이 아니라, 정신 내지 영혼의 차원 및 사회적인 차원과 합해진 전체라고 보게 되는 것입니다.

질병과 고통에 대하여 몸이 경험한 것은 부정적인 이미지로 남아 있었지만, 운동을 경험하게 되면 그 동안 몸이 경험한 것과 합해져서 긍정적인 균형을 이루게 됩니다. 적극적으로 운동을 할 수 있게 되면 생명을 긍정적으로 보는 관점이 열리게 됩니다. 몸에 있는 운동 기관은 움직여야만 하는 것이고 또 움직여지는 것을 바라고 있습니다. 이렇게 움직여주지 않는다면, 운동 기관은 위축되고, 점점 몸이 불편하다는 느낌을 받게 될 것입니다.

운동을 하면 통증이 생길 수도 있고, 넘어질까 봐 불안해질 수도 있습니다. 이 때는 운동할 때 사용하는 날카로운 동작을 부드럽게 해 줄 필요가 있고, 그래서 물 속에서 운동을 할 수도 있습니다. 그렇게 하면 날카로운 동작이 어느 정도는 부드럽게 될 것입니다. 물 속에서는 물이 몸을 떠받치므로 몸무게가 덜 나가게 되지만, 동시에 물이 장애물로 작용하여 운동에 저항하게 됩니다. 그래서 힘이 더 많이 들게 되고, 근육은 더 강하게 긴장해야만 하는 것입니다.

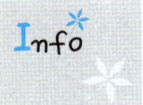 • 독일 스포츠 연합, 환자 자조 그룹 및 심리-사회 상담소의 연락 주소 목록 – 부록을 참조할 것.

긴장을 푸는 방법
— 진행적인 근육 긴장 풀기
— 자발성 훈련 — 호흡 훈련

❋ 긴장을 푸는 데에 가장 중요한 세 가지 방법으로는, 호흡에 대해 영향을 주는 방법, 몸에 대해 영향을 주는 방법, 그리고 상상력에 대해 영향을 주는 방법이 있습니다.

방금 말한 바와 같은, 긴장을 푸는 세 가지 방법은 서로가 배제하는 것이 아닙니다. 오히려 – 유파(流派)에 따라 정도가 다르기는 하지만 – 서로 보완할 수 있으며, 개개인이 무엇을 필요로 하거나 좋아하느냐에 따라서 그에 맞게 더 강하거나 더 약하게 등급을 나눌 수 있습니다. 호흡하는 방법에도 동서양에는 수많은 유파가 있습니다. 몸의 긴장을 푸는 방법으로는, 태극권, 기공, 펠덴크라이스 요법[121],

---

[121] 펠덴크라이스 요법은, 이 요법을 창시한 모셰 펠덴크라이스(1903-1984)라는 러시아계의 유태인 물리학자의 이름을 딴 신체 조절 요법이다. 펠덴크라이스는 유럽인으로서는 일찍부터 유도를 익힌 유도인이었다. 펠덴크라이스는 유도를 하다가 무릎에 심한 부상을 당하게 되었는데, 병원에서는 "다리를 절단하는 것 외에는 방법이 없다"라는 통보를 받았다. 이 때부터 펠덴크라이스는 유도의 철학에 입각해, 정신과 육체의 상관성을 "동작과 의식"의 관점에서 파악하는 데에 심혈을 기울였고, 마침내 의사들이 포기한 자신의 부상을 스스로 회복시켜 다시 걸을 수 있게 되었다. 이후 펠덴크라이스는 자신의 부상을 스스로 치료한 재활 요법을 체계화했고, 이것을 펠덴크라이스 요법이라고 부른다. 이 책에서는 펠덴크라이스 요법을 401쪽에서 다시 설명하고 있다.

주의력-집중 운동 요법 및 근육의 긴장 해소 등을 들 수 있습니다.

<u>똑같은 목표에 도달하는 길이 여러 가지가 있듯이, 긴장을 푼다는 한 가지 목표에 도달하는 방법에도 아주 많은 종류가 있습니다. 중요한 것은, 개인적으로 재미가 있으면서도 자신에게 맞는 방법을 찾아내는 것입니다.</u>

진행적인 근육 긴장 풀기는 쉽게 배울 수 있고 보편적으로 적용할 수 있습니다. 진행적인 근육 긴장 풀기는 가장 널리 보급되어 있는 긴장 풀기 방법 중 하나입니다. 이 방법은 쉽게 배울 수 있고 긴장을 충분히 풀 수 있습니다. 이 방법은, 1929년에 미국의 생리학자인 에드먼드 제이컵슨이 처음으로 세상에 소개했습니다. 제이컵슨은 자신의 중심 사상을 "아마도 휴식보다 더 보편적인 치료법은 없을 것이다."라는 문장으로 묘사했습니다.

긴장 풀기의 효과는, 빨리 나타나고 확실히 믿을 만합니다. 그 원리는, 매번 몇 초 동안 한 무리의 근육에 국한하여 최대한 긴장을 하고, 그 다음에는 더 긴 시간 동안에 긴장을 풀게 하는 것입니다. 근육 무리들을 긴장시켰다가 다시 긴장을 푸는 과정은, 한 근육 무리들과 다른 근육 무리들 사이에 서로 번갈아가면서 계속 하게 됩니다. 이런 방법은, 필요하다면, 아주 빨리 배울 수 있습니다.

진행적인 긴장 풀기에 있어서는, 목적 의식을 지니고 의도적으로 근육의 긴장을 줄이는 것이 중요합니다. 이렇게 하면 정신과 영혼의 긴장이 잘 풀릴 수 있습니다. 환자들은 급성인 상황에서 이런 방법을 사용하여 짧은 기간 동안 마음의 안정을 찾을 수 있습니다. 장기적으로는 더욱 안정되고 침착한 상태가 되며, 이런 상태는 스트레스 상황에서도 유지됩니다.

상상력을 키우는 방법으로는, 자발성 훈련, 정신 훈련, 상상 여행 및 시각화(⇒412쪽)를 들 수 있습니다.

자발성 훈련은, 여섯 가지의 기본적인 훈련으로 이루어져 있으며, 이 여섯 가지 훈련은 순서대로 이어집니다. 이 자발성 훈련은 자율신경계를 조절하는 데에 효과적입니다. 자발성 훈련은, 교감신경계의 반응을 부교감신경계의 반응으로 대체하는 기술이라고 간주할 수 있습니다.

훈련을 할 때는 — 어떤 방법을 선택하는가와는 관계없이 — 약간 어두운 불빛에서 외부의 시끄러운 소리가 들리지 않고, 방해가 될 만한 것들로부터 차단된 상태에서, 그리고 강요하지 않고 이루어지도록 해야 합니다. 훈련을 하다가 기분이 좋지 않을 때는, 훈련을 일찍 끝낼 수도 있습니다. 훈련을 하면서 음악을 추가로 넣을 수도 있지만, 음악은 긴장을 풀고 명상을 하는 방법 중에서, 완전히 독립된 별도의 창법이 될 수도 있습니다. 음악은 또한 외부의 시끄러운 소리를 차단하는 데에 도움이 될 수도 있습니다.

호흡 훈련은 모든 형태의 긴장 풀기를 보완합니다. 모든 생명의 특징은 리듬으로 나타나고, 따라서 우리의 호흡에 대해 의식적으로 관심을 가지면 호흡의 리듬을 더 잘 느낄 뿐만 아니라 자기 자신을 더 잘 이해하는 데에 도움이 될 수 있습니다. 의식적인 호흡은 현재와 결합됩니다. 왜냐하면 여러분이 호흡에 대해 주의를 기울일 때, 여러분은 현재 안에 있게 되는 것이며 과거나 미래에 대해 걱정스럽게 생각하느라고 골몰하지 않게 되기 때문입니다.

여러분은 다음과 같이 조그만 훈련으로 시작해 보십시오.

여러분은 앉거나 누워서 공기가 여러분의 콧구멍을 통해서 흘러 들어오는 것을 느끼십시오. 이 때 여러분이 숨을 들이쉬고 있다는 것을 의식하십시오. 여러분은 숨을 내쉬고 공기가 여러분의 콧구멍을 통해서 흘러나가는 것을 느끼십시오. 여러분이 숨을 내쉴 때는 숨을 내쉬고 있다는 것을 의식하십시오. 여러분이 할 수 있는 한 언제, 어디서든지 이런 과정을 되풀이하십시오. 그리고 여러분이 숨을 쉴 때는 혼자서 미소를 짓도록 하십시오. 그러면 이 훈련은 결코 의무적인 프로그램이 되지 않고, 단지 이로운 효과를 낼 것입니다. 호흡을 잘 하십시오!

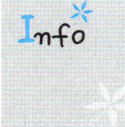
- Ohm, Dietmar (2004) 진행적인 긴장 풀기를 하여 스트레스를 없앤다(Stressfrei durch progressive Relaxation). Trias

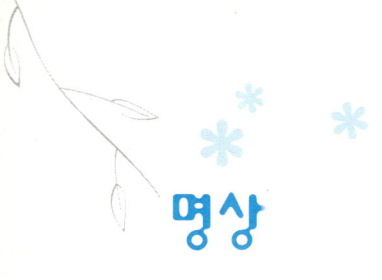

명상

❋ **명상이란, 자기 자신** 속에 몰두하여 생각을 끊어버리는 기법입니다. 명상의 대가들의 경우에는 뇌파가 변하게 되고, 그 뇌파의 변화를 측정할 수 있습니다. 명상을 할 수 있는 방법은 여러 가지입니다. 그리고 충분한 경험을 쌓고 나면 마음에 드는 장소라면 어디에서든지 명상을 할 수 있습니다. 물론 알맞은 장소를 찾아내서 정말로 시간이 있는 시점을 택할 수 있다면, 더욱 좋습니다. 긴장이 되려 하고 불안해지려 할 때, 규칙적으로 명상을 훈련하고 나면, 침착하고 평온한 느낌이 들 수 있고, 또한 몸과 마음이 어떤 일을 더 능률적으로 해 낼 수도 있습니다. 그밖에도 명상을 하면, 만성 통증을 더 쉽게 참아낼 수 있게 됩니다. 명상을 평가하는 데에는 여러 가지 견해가 있습니다. 그 중 한 가지는 명상이 긴장을 풀어주는 효과에만 중요성을 두려 하고, 다른 견해는 명상 안에서 또한 의식이 넓어진다거나 개인의 한계를 초월하여 의식이 열리는 것을 보고자 합니다.

명상을 하면, 심장 박동수가 줄어들고, 혈압이 내려가고, 호흡수가 줄어들 수도 있습니다. 그리고 명상이 이런 효과를 낼 수 있다는 것은 과학적으로 입증되었습니다. 또 명상을 하면 생명체는 산소를 덜 필요로 하게 됩니다.

    일상 생활에서 하루를 시작할 때 고요한 명상의 시간으로 시작한다는 것은 쉬운 일이 아닙니다. 처음에는 명상에 방해가 되는 요인이 없는 장소를 의도적으로 선택합니다. 그 장소에 똑바로 앉아서 자신이 어떤 리듬으로 숨을 쉬는지 또 어떤 방법으로 숨을 쉬는지에 주의를 기울입니다. 정신을 집중하고, 아무 것도 생각하지 않고, 일상 생활의 일들을 마음 속에서 떨쳐버립니다. 그렇지만 의도적으로 생각을 포기하는 것은 아니고, 또한 생각하지 않는 상태로 억지로 가게 하려고 하지도 않습니다. 명상을 하는 경우에는, 방법이 목표가 되는 것이며, 명상 훈련이 끝난다는 특별한 체험을 기대할 수는 없습니다. 명상에 도움이 되는 것으로는, 숙고해야 할 대상을 들 수 있습니다. 또 숙고해야 할 대상으로서는, 꽃 한 송이, 돌 한 개, 물이 담긴 사발 등을 들 수 있습니다. 또한 만다라[122] 그림이 있으면, 정신을 몰두하는 훈련을 하는 데에 도움이 될 수 있습니다.

    명상을 하는 데에 있어서는 훈련이 문제입니다. 그리고 명상을 가르치는 사람이 있어서 명상 그룹으로 인도해 준다면, 명상을 처음에 시작하기가 쉽게 됩니다. 그렇지만 이 경우에 일부의 명상 그룹에 대해서는 주의를 할 필요가 있습니다. 믿음이 가지 않는 명상 그룹

---

[122] 만다라는 인도 종교에서 명상의 보조 수단으로 사용하는 상징적인 그림이다.

들을 예로 들어본다면, 그 명상 그룹에 너무 강하게 소속되게 하는 경우, 그 명상 그룹이 엘리트 의식을 불어넣는 경우, 비판적인 생각을 하지 못하게 하는 경우, 새로우면서도 대체로 어이없을 정도로 단순한 세계관을 제시하는 경우 등입니다.

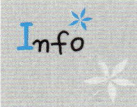

- Fontana, David (2004) 생명을 호흡한다(Das Leben atmen). Kreuz

풍수

✽ **우리는 풍수(風水)라는 개념을** 점점 더 자주 마주치고 있으며, 이는 단순한 유행어 이상의 것이 되어 있고, 모든 생물에게 영향을 미치는 자연의 근원적인 힘을 암시하고 있습니다. 서양에서는 몇 년 전부터 점점 더 많은 사람들이 중국의 예술과 과학에 대해 정통하게 되었기 때문에, 이제 풍수란 더 이상 중국 사람들만이 소중히 여기는 실제적 기법이 아닙니다. 풍수란 환경과 조화를 이루는 생명의 예술이자 과학입니다. 수백 년 전부터 중국 사람들은 도시 계획을 하거나 집을 지을 문제가 생기면, 풍수를 믿어 왔습니다. 그러나 건강을 고려할 때에도 풍수 사상에 관심을 두는 것이 가장 중요합니다. 주변 환경의 모습이 조화로우면 사람도 그에 따라 더 편안하고 침착한 느낌을 받습니다. 그러나 가정은 돌아가는 장소가 될 뿐만 아니라 힘을 모으는 장소도 되어야만 합니다. 풍수라는 예술 안에서는 정확히 이런 관점을 거론하고 있습니다. 중국의 침술 학설을 깊이 연구해 보면 알 수 있듯이, 우리 존재의 모든 차원에서, 기(氣)라는 생명 에너지가 작용하고 있습니다(⇒381-385쪽). 사람의 차원에서, 기는 몸에 있는 침술 경락을 따라서 흐르는 에너지입니다. 농업의 차원에서, 기는 고여 있지 않으면 식물이 열매를

맺을 수 있게 하는 힘입니다. 그리고 기후의 차원에서, 기는 바람과 물에 의해 운반되는 에너지입니다. 풍수란 암이라는 질병과 어떤 관계를 지니고 있을까요? 건강을 증진한다는 개념, 즉 한 개인이 더욱 건강해지고 그 개인의 모든 힘을 북돋아주며, 삶에서 오는 부담스러운 일들을 더욱 창의적으로 잘 해 낼 수 있게 도와준다는 개념에서는, 주거 공간을 변화시키거나 새로운 모습으로 바꾼다면 어느 정도 효과를 볼 수 있습니다.

주거 공간에 변화를 주면, 암 환자의 삶에서 새로운 관점을 갖게 하는 데어 매우 도움이 될 수 있습니다.

우리를 둘러싸고 있는 것들이, 건강해지는 과정 및 질병이 생기는 과정에 지속적인 영향을 줄 수 있는 것은, 환경의학적 또는 사회의학적인 관점에서만이 아닙니다. 무엇보다도 풍수라는 의미에서 방해물을 제거한다면, 오래 되고 불필요한 짐에서 벗어나고 내적인 치유 능력을 활성화하는 데에 도움을 줄 수 있습니다. 유감스러운 것은, 풍수의 영역에서도 믿을 수 없는 지관(地官)들이 많이 있으므로, 풍수 조언자를 찾아내는 데에는 개인적으로 추천을 받는 것이 가장 적절합니다.

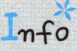

- Kingston, Karen (2001) 풍수를 이용하여 거룩한 장소를 찾아낸다(Heilige Orte erschaffen mit Feng-Shui). Integral
- Kingston, Karen (2003) 풍수를 이용하여 일상 생활의 잡동사니를 정돈한다 (Feng-Shui gegen das Gerümpel des Alltags). Rowohlt

요가

✱ 인도의 철학 서사시 중에서 가장 유명한 것은 바가바드 기타입니다. 이 바가바드 기타에 이런 말이 있습니다. "요가란, 모든 일과 활동에 통달하는 것이다." 요가는 아유르베다 의술(⇒386쪽)처럼 생명에 대한 과학 중에서 가장 오래된 것에 속하며, 수천 년 전에 인도에서 유래했습니다. 요가는 인간의 능력을 개발하고자 하는, 세상의 체계 중 가장 오래된 것이며, 몸과 마음과 영혼이 조화를 이루게 합니다.

요가는, 몸과 마음을 훈련하고, 건강을 유지하며, 자신의 정체성에 더 가까이 다가가게 하는 삶의 방식입니다. 요가는 보편적인 진리를 다루고 있으며, 이 진리는 오랜 세월이 지난 오늘날에도 여전히 적용되고 있습니다.

요가는 결코 종교가 아니며, 따라서 어떤 신앙을 가지고 있든 상관없이 모든 사람들이 이용할 수 있습니다. 요가 수행자는, 생각하는 데에 있어서, 단순하게 하고 조화를 이루며 깨끗함을 유지하려고 노력하고 있습니다.

몸과 마음과 영혼이 조화를 이루면, 사람은 건강해집니다. 스트레스와 긴장은 우리가 사는 시대의 증상이라고 할 수 있습니다. 사람이 스트레스를 받고 긴장을 하게 되면, 그 개인의 힘이 엄청나게 소모됩니다. 이런 스트레스와 긴장은, 인류 역사의 어떤 다른 시대보다도 오늘날 서양 세계에 사는 사람들에게 더 크게 나타나고 있습니다. 중대한 만성 질병으로 시달리는 사람들이 점점 더 많아지고 있습니다. 그리고 이러한 중대한 만성 질병들 속에는 암도 포함되어 있습니다. 현대 의학은 중대한 만성 질병을 치료할 때, 우선 첫째로 증상에 집중하는 치료를 합니다. 그렇지만 현대 의학은 문제의 참된 원인에 대해서 거의 논하지 않고 있습니다. 그 결과로, 전체적인 의미에서 치유가 되는 일은 드물게 됩니다. 요가를 하면, 건강을 보살피고 배려하기 위한 전체적인 체계가 동원되므로, 의학적인 기술을 보완할 수 있게 됩니다. 이 전체적인 체계는 마음과 영혼에게 똑같이 도움을 청하게 되고, 이런 도움에 의하여 몸에도 효과가 나게 되는 것입니다. 요가를 하는 사람은, 언제 어떤 동작을 하더라도 마음속에 평화를 간직할 수 있고, 그렇게 함으로써 몸과 마음을 건강하게 해 주는 능력을 개발할 수 있게 됩니다. 요가는 또한 결코 이론이 아니며, 실천할 수 있는 삶의 방식입니다.

예로부터 내려오는 요가의 지혜는 다음과 같은 다섯 가지 기본적인 형태로 요약할 수 있습니다.
- 올바른 몸 훈련
- 올바른 호흡

- 올바른 긴장 풀기
- 올바른 영양 섭취
- 긍정적인 생각과 명상.

　요가에서 몸 훈련은 아사나라고 부릅니다. 아사나에서는, 몸의 모든 부분을 훈련하고, 근육과 관절, 척주(脊柱)와 전체 뼈 계통의 힘을 북돋아줍니다. 그렇지만 아사나는 몸의 겉모습에만 작용하는 것이 아니라, 내부 장기, 샘 및 신경에도 마찬가지로 작용합니다. 아사나를 하면 몸의 전체 체계가 건강하게 유지되고, 몸과 마음의 긴장이 풀리게 됩니다. 따라서 아사나를 통해서 굉장히 많은 양의 비축된 에너지를 끌어낼 수 있습니다.

　요가-호흡은 프라나야마라고도 부릅니다. 요가-호흡을 하면, 몸에 생기가 돋아나고, 마음과 생각하는 힘을 통제하는 데에 도움이 됩니다. "호흡이 떠돌아다니고 있으면, 마음은 불안해집니다. 그러나 호흡이 고요해지면, 마음도 또한 고요해집니다." 프라나의 힘, 즉 생명의 에너지는 온몸을 조종하고 통제합니다. 몸 안에 있는 세포 하나하나는 이 생명의 에너지에 의해 통제되고 있습니다. 우리가 정상적인 호흡을 할 때는, 아주 적은 양의 프라나만을 우리 몸 안에 받아들입니다. 그러나 우리가 의도적으로 우리의 호흡에 정신을 집중하고 호흡을 조절한다면, 우리는 더 많은 양의 생명의 에너지를 우리 몸 안에 받아들일 수 있습니다.

근육의 긴장은 풀리게 되고 온몸은 안정 상태가 됩니다. 이 때 사람은 깊은 잠에서 깨는 것처럼 깨어납니다. 에너지를 몸 안에 보존하게 되고, 근심과 걱정을 떨쳐버리게 됩니다.

영양분은 자연에서 얻은 식품으로 섭취하면서, 영양가가 높고 균형이 잡히도록 구성합니다. 이러한 영양분을 섭취하면, 몸의 긴장이 풀리고 몸이 유연해집니다. 또한 마음이 안정되고, 질병에 대한 저항력이 충분히 생기게 됩니다. 깨끗한 음식물을 먹게 되면, 사람의 몸 안의 상태도 또한 깨끗해집니다.

명상을 하면, 침착하게 생각하는 데에 도움이 되고, 부정적인 생각을 떨쳐버리는 데에 도움이 되며, 마음을 진정시킴으로써 마침내 모든 생각을 초월하게 됩니다. 요가를 하면, 신체적인 영역과 정신적인 영역과 내밀한 영역에서 힘을 발산하는 방법을 알게 됩니다. 또한 내적으로 자유로워지는 방법을 알게 되고, 자기 자신을 더 잘 찾아내고 자기 고유의 참 모습을 더 잘 알아내는 방법을 깨닫게 됩니다. 이런 과정을 거침으로써, 영혼만이 건강해지는 것이 아니라, 몸도 함께 건강해집니다.

- 요가 지도자들의 직업 조합(Berufsverband der Yogalehrenden, BDY), Jüdenstr. 37, 37073 Göttingen, 전화: 05 51/4 88 38 08
- 책: Sixt, Andrea (2004) 마침내 건강해지다(Endlich gesund). Gräfe und Unzer
- http://www.yoga.de/

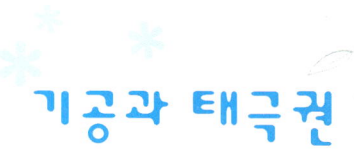

기공과 태극권

✻ 이 두 가지 운동 체계는 생명을 육성하는 방법 내지 훈련 방법으로서 정신적인 측면과 신체적인 측면이 조화를 이루게 한다고 생각됩니다. 여기에는 가능한 한 날마다 훈련 능력에 따라서 개인적인 가능성을 나타내고 육성하는 것이 포함됩니다. 이렇게 함으로써 훈련과 생활이 평생 동안의 학습 과정으로서 자기 인식에 이르게 한다는 것을 깨닫게 됩니다.

중국에서 보는 견해로는 기(氣)는 모든 생명 안에 들어 있으면서 생명을 보존하는 데에 사용되는 근원적인 힘입니다. "생명력"이라는 개념은 대부분의 고대 문화에서 나타납니다. 인도에서는 "프라나"라고 말하고, 중국에서는 "치"[123], 일본에서는 "키"[123]라 말하며, 북아메리카의 인디언들은 "위대한 영혼"이라고 말합니다. 기는 온 몸을 가득 채우고 있습니다.

---

[123] 중국과 일본에서는 모두 똑같은 "氣"라는 글자를 사용하지만, 중국에서는 "치"(한어 병음 표기: qi)라고 발음하고, 일본에서는 "키"(음독: き)라고 발음한다.

전통 중국 의학에서는 두 가지 종류의 기를 말하고 있습니다. 한 가지는 우리가 부모로부터 물려받은 기입니다. 이 기는 우리에게 본래 주어진 것이며 타고난 기입니다. 말하자면, 우리가 기본적으로 부여 받은 생명의 에너지입니다. 다른 한 가지는 우리가 태어나면서부터 영양분을 섭취하고 숨을 쉬면서 기를 받아들입니다. 이 기는 후천적으로 얻은 기입니다. 후천적인 기는, 주로 우리가 영양분과 물과 공기를 통해서 받아들이는 에너지를 감싸고 있습니다. 타고난 기는, 정신과 신체라는 경로를 통해서 외부 세계로부터 영향을 받습니다. 불안과 스트레스가 있으면, 우리 몸 안에 있는 타고난 기에 부정적인 영향이 오게 됩니다. 본래의 수명과 건강 상태는 타고난 기에 의하여 정해집니다. 후천적인 기도 수명과 건강 상태에 영향을 미칩니다. 따라서 타고난 기와 후천적인 기가 함께 작용함으로써 우리의 건강 상태를 결정짓습니다.

기가 생명체 안에서 순환하는 길은 유도(誘導) 통로 또는 경락입니다. 경락을 사람의 눈으로 볼 수는 없습니다. 경락은, 몸 안의 물질을 통과하여 장기의 모든 세포 속으로 기가 도달하게 하는 터널과 수로에 비유할 수 있습니다.

오랜 동안 병을 앓는다거나, 이른 나이에 노화가 된다거나, 극도로 지치게 되면, 기가 부족해집니다. 몸 안에서는 생명력이 정체되고, 경락이 막히게 되며, 따라서 몸 안에 있는 모든 장기의 기능에 장애가 생깁니다.

기공이란, 건강을 잘 유지하고, 타고난 긴 수명을 유지하며, 내적인 조화를 이루려고 하는 전체적인 개념입니다. 기공 수련을 하는 것은, 기를 몸 안에 잘 만들어두려는 목적을 지니고 있습니다. 기공 수련을 할 때 가장 좋은 방법은, 맑은 공기를 마시면서 하는 것입니다. 기공 수련을 통해서 배울 수 있는 것으로는, 기를 느끼는 방법, 기를 늘리는 방법, 기를 강하게 하는 방법, 기를 유도하는 방법 등입니다.

기공은 생명의 에너지를 강하게 한다는 원칙에서 출발합니다. 기공 수련을 하면 질병을 예방하는 데에 도움이 됩니다. 그렇지만 또한 통증과 불편함을 줄여주는 데에도 도움이 됩니다. 그러므로 규칙적으로 기공 수련을 하는 것이 중요합니다. 몸이나 마음이나 영혼에 부담이 되고 있어서 막혔던 것이, 몸을 훈련함으로써, 다시 흐르게 됩니다. 그러면 치유 효과가 있는 기가 많아지고, 따라서 부정적인 영향은 그 힘을 상실하게 됩니다. 영혼의 영역에서는, 조화와 내적인 평화가 모습을 나타냅니다. 몸과 마음과 영혼이 다시 조화를 이루게 됩니다.

태극권(타이지 또는 타이츠[124])은 전통적인 중국의 운동 유파로서, 독일에서는 "섀도 복싱"[125]이라는 이름으로도 알려져 있습니다.

---

124) '태극권'의 '태극(太極)'은 중국에서 한어 병음 표기로 'taiji'라 하므로, '타이츠(Tai Chi)' 보다는 '타이지(taiji)'가 정확하다.
125) "섀도 복싱(영어: shadow boxing; 독일어: Schattenboxen)"은, 가상의 복싱 상대를 떠올리며 공격이나 수비 연습을 하는 것을 말한다.

태극권은 도교의 생활 철학에 뿌리를 두고 있으며, 그 특징은 느리면서도 흐르는 듯한 운동을 하는 것입니다. 이 운동의 동작들이 합해져서 특정한 태극-형태를 이루며, 멈추지 않고 서로 이어져서 조용한 운동의 흐름을 이루게 됩니다. 이 동작들은 작업 현장을 나타내기도 하고, 전투 행위를 상징하기도 하며, 동물들처럼 보이기도 합니다. 태극권 수련은 혼자 할 수도 있고 그룹을 지어서 할 수도 있습니다. 또한 그 밖의 도구를 지니고 할 수도 있고, 도구 없이도 수련을 할 수 있습니다.

태극권에서 하는 종류의 운동은, 근육에 도움이 되고, 또 몸에서 그 근육과 관련된 부위에 유익한 작용을 합니다. 근육과 몸의 그런 부위들은 흐르는 물과 비슷한 모양이 되어서 도교적인 형상을 이루는데, 이 형상은 부드러우면서도 끊임없이 작용하는 힘을 나타냅니다.

물이나 춤추는 구름에는, 굳어진 것이 전혀 없고, 갑작스러운 일이 생기는 것은 드뭅니다. 태극권에서 하는 운동도 그와 비슷해서, 생명의 에너지를 더 강하게 해 주고, 그 에너지가 균형을 갖게 하며, 몸 안에서 잘 흐르게 합니다.

태극권 수련을 하려면 침착해야 하고 정신을 집중할 수 있어야 하기 때문에, 명상 수련과 비슷한 점이 있습니다. 태극권에는 원래 명상과 관련된 요소가 들어 있지만, 유럽 사람들이 태극권 수련을 할 때는, 태극권을 일종의 체조라고 간주하여 수련하는 것을 더 좋아합니다. 태극권 수련을 하는 사람에게는, 또한 심혈관 질환을 예방하는 효과도 있고, 자세가 나빠지는 것도 예방할 수 있습니다.

> **Info**
> - Wenzel, Gerhard (1999) 기공 – 생명력의 원천 (Qi Gong – Quelle der Lebenskraft). Edition Tau
> - Engel, Siegbert (2003) 기공 – 훈련 책자 (Qi-Gong - Das Übungsbuch). BLV
> - 태극권과 기공 네트워크 등록협회(Netzwerk Taijiquan und Qi Gong e.V.), 35510 Ebersgöns, 전화: 05 11/1 69 17 67, http://www.netzwerk.linc.de
> - 올덴부르크에 있는 카를 폰 오시에츠키 대학의 심리학 연구소, 요한 뵐츠 박사(Dr. Johann Boelts, Institut für Psychologie der Carl von Ossietzky Universität Oldenburg), 26111 Oldenburg, http://www.uni-oldenburg.de

아유르베다 의술

✻ **아유르베다는 생명을 다루는** 과학으로서, 자연 치유 중에서 가장 오래된 체계적인 방법입니다. 식물을 이용하는 의술 외에도, 또한 종교적인 의미에서 올바른 생활 태도를 지니는 것이 질병을 치유하고 건강을 유지하는 데에 더욱 중요한 역할을 하기도 합니다.

전형적인 아유르베다의 기본 사상은, "영혼은 몸에 대해 일정하게 영향을 주고 있다. 그리고 질병이 없는 상태는 균형이 잡혀 있다고 느끼는 의식에 근거를 둔다"라는 것입니다. 이러한 영혼의 균형은 점점 넓어져서 몸의 균형에까지 이르게 됩니다.

아유르베다에는 "도샤"라고 부르는 세 가지 기본적인 원리 내지 삶 에너지가 있습니다. 이 세 가지는 몸과 영혼과 의식의 생물학적이고 심리학적이고 생리–병리학적인 기능이 조화를 이루도록 하고 있습니다. 이 세 가지는 바타, 피타, 그리고 카파입니다. 사람이 태어날 때 벌써 도샤가 정해져 있어서, 한 가지 또는 두 가지의 도샤가 우세하거나 세 가지 모두가 같은 크기를 차지하고 있을 수 있습니다. 그러므로 아유르베다에서 사람은 아주 간단하게 표현되고, 세 가지 기본적인 체질, 즉 바타, 피타 그리고 카파로 나뉩니다.

　태어나면서부터 정해져 있던 도샤가 살아가는 도중에 바뀐다면, 장애나 고장이 생기게 됩니다. 이런 장애나 고장은 중병으로 될 수 있습니다. 아유르베다에서, 암이란 도샤가 제 길을 탈선하여 가게 되는 마지막 단계라고 파악하고 있습니다.

　정통 의학에서는 종양이 문제이므로 종양을 없애려고 노력하는데, 아유르베다의 치료는 도샤가 다시 균형을 잡도록 한다는 목표를 가지고 있습니다. 몸과 정신과 영혼이 원래 지니고 있던 질서와 조화를 회복하려고 노력합니다. 질서와 조화가 회복되면 환자는 다시 건강해질 수 있는 좋은 기회를 가지게 되는 것입니다. 그러므로 어떤 사람이 어떤 "유형"인지, 개개인에서 도샤가 어떤 관계에 있어야만 하는지를 아는 것이 좋습니다. 그렇게 해야만, 건강을 유지하기 위하여, 올바른 영양 섭취법, 적절한 신체적 활동, 하루하루의 일과 및 다른 조치들을 정할 수 있게 됩니다.

　아유르베다의 치료 방법에서 강조하는 것은, 판차카르마 치료, 약초 의학 및 올바른 영양섭취입니다. 이러한 방법들을 통하여 삶 에너지(도샤)가 생명체 안에서 균형을 이룰 수 있습니다.

　판차카르마-치료는, 질병에 걸림으로써 또 영양섭취가 잘못됨으로써 몸 안에 쌓이게 된 독소를 깨끗이 씻어내기 위한 포괄적인 치료를 뜻합니다. 판차카르마-치료가 근거로 삼고 있는 것은, 아마 십중팔구는, 이러한 독소와 노폐물이 우리 몸 안에 있는 세포의 기능에 지장을 주고 DNA가 제 기능을 하지 못하게 한다는 사실입니다.

판차카르마-치료를 통해서 독소를 제거한다는 것은, 독성이 있는 노폐물을 요로, 창자 및 땀샘을 통해서 배출하거나 씻어냄으로써 이루어집니다. 이런 과정은, 날마다 오일로 마사지를 하고 증기욕을 하고 약츠 의학의 약제를 복용하는 치료의 도움을 받아서 진행됩니다. 그밖에도 중요한 점은 올바른 영양섭취입니다. 판차카르마-치료가 목표로 삼는 것은, 몸과 영혼과 정신에서 노폐물을 제거하고 활력이 있는 균형을 다시 회복하는 것입니다.

올바른 영양섭취는 의학적인 치료에서와 마찬가지로 아유르베다에서도 다찬가지로 중요합니다. 올바른 영양섭취는, 도샤가 균형을 잡을 수 있게 해 주는 결정적인 수단과 방법이 됩니다. 현대의 영양학설에서 적용하는 분석적인 사고 방식에서 크게 중요시하는 점은, 지방, 탄수화물과 단백질, 칼로리, 비타민 및 무기질에 주의를 기울여야 한다는 것입니다. 그렇지만 아유르베다의 영양 학설은 그와 달리 사람이 느끼는 기분에 근거를 두고 있습니다. 서양에서 여러 가지 영양스들 사이의 관계를 알고 있기는 하지만, 그것은 실험실에서 분석해 낸 결과로 아는 것입니다.

그와 반대로 아유르베다의 영양 학설은 자연에서 직접 그 깨달음을 가져옵니다. 이 경우 혀에 있는 맛 유두가 정보를 받아서 도샤에 전해줍니다. 아유르베다에서는, 오로지 이런 정보의 도움을 받고 직관의 안내를 받아서 자연의 방식으로 무게를 정확하게 달아서 영양분을 섭취할 수 있습니다. 몸에서 보내는 신호에 대해 주의를 기울이고 인정한다면, 영양분을 섭취할 때 무게를 정확하게 달아서 섭취함으로써 몸에 균형이 잡히게 됩니다.

올바른 식사란 적절한 양을 적절한 시간에 올바른 방법으로 먹는 것입니다. 이처럼 올바른 식사를 한다면 질병을 예방하고 중병을 치유하는 데에 기여하게 됩니다.

Info
- 하비히츠발트 병원(Habichtswald-Klinik), Kassel-Wilhelmshöhe. 전화: 05 61/3 10 80, http://www.habichtswaldklinik-ayurveda.de/
- Pirc, Karin Abhyanga (2004) 집에서 할 수 있는 아유르베다의 기름 치료법(Die Ölbehandlung des Ayurveda für zu Hause). Haug
- Chopra, Deepak (2001) 몸의 영혼. 아유르베다-의술의 기초와 임상 훈련(Die Körperseele. Grundlagen und praktische Übungen der Ayurveda-Medizin). Lübbe
- http://www.ayurveda.de

마사지 및 발의 반사 구역 요법

❋ 마사지를 하면서 만져 주면 몸과 영혼에 도움이 됩니다. 따라서 마사지를 하면서 만져 준다는 것은, 특히 환자들을 치료하는 데에 있어서 가장 오래된 방법들 중 하나이기도 합니다. 마사지를 하면 무엇보다도 근육이 이완되고 긴장이 풀립니다. 그러나 마사지를 하면 몸의 기능이 더 좋아지고, 스스로 치유할 수 있는 능력이 더 강해지므로, 이런 목적으로 마사지를 할 수도 있습니다. 마사지를 하면 마음과 정신에 골고루 효과를 낼 수 있어서, 이것만으로도 벌써 암 환자들에게는 크게 도움이 됩니다. 또 마사지를 하면 신경계가 진정되고 자극을 받습니다. 그 밖에도 혈액 순환이 촉진되므로, 환자들이 더 좋다고 느낄 뿐만 아니라, 더욱 활기차 보이게 되기도 합니다. 마사지를 하면 경직된 부분들이 풀리고, 만성 통증이 누그러집니다.

마사지를 하는 방법과 기술에는 여러 가지가 있습니다. 몇 가지만 열거한다면, 쓰다듬는 방법, 주무르는 방법, 문지르는 방법 등이 있습니다. 마사지사가 몇 가지 기본 원칙만 주의한다면, 마사지를 함으로써, 전통적인 암 치료법에서 생기는 부작용을 환자가 더 잘 참아낼 수 있도록 도움을 줄 수 있습니다. 마사지가 이처럼 도움이 될 수 있으려면 다른 기술들과 함께 합해져서 포괄적인 치료가 되었을 때 특히 그러합니다. 이런 포괄적인 치료란, 암 질병을 물리치는 것보다도 환자가 편안하게 느끼도록 하는 데에 더 주안점을 두는 것입니다.

　원칙적으로 암 환자들에게는 가벼운 마사지 기술만 사용해야 하며, 종양 부위에 압박을 가하거나 깊은 부분을 마사지하는 것은 무조건 피해야 합니다. 혈액암이 있을 때는 어떠한 압박을 가해서도 안 되며, 뼈에 전이가 되어 있을 때도 각별한 주의를 기울여야만 합니다.

　어느 예비 실험에서 나타난 바로는, 유방암을 앓고 있는 여성 환자들이 등에 마사지를 받으면, 방사선 치료를 더 잘 참아낼 수 있었으며, 온몸이 긴장하고 지친 상태에서도 고통을 덜 느끼게 되었습니다. 화학 요법을 하면서 구역질과 구토, 그 밖의 우려되는 부작용들이 생길 때는, 마사지를 하고, 음식을 다른 종류로 바꾸고, 올바른 방법으로 호흡을 하고, 정신 치료 방법을 사용하면, 분명히 더 잘 해결할 수 있습니다. 마사지는 마음대로 해서는 안 되고, 의료에 대해 전문 지식을 가진 사람만이 하도록 해야 합니다. 마사지를 할 때는 먼저 환자의 몸을 충분히 따뜻하게 해야 합니다. 몸을 따뜻하게 하려면, 몸의 외부에서 열을 가하거나 아니면 체조를 하는 것처럼 스스로 신체적인 활동을 하도록 해야 합니다.

암 환자들에게 마사지를 하여 좋은 효과가 생기는지에 대해서는, 연구가 거의 되어 있지 않고 그에 대한 문헌도 거의 없습니다. 암 환자들에게 마사지를 하는 것에 대해서는, 간호에 관한 서적들에서 가장 먼저 언급하고 있고 또 효과가 있다고 추천하고 있습니다. 다른 한편으로 의사들은, 마사지를 하면 혈액 순환이 촉진됨으로써, 전이를 일으키는 세포들이 널리 퍼질 소지도 있다고 하여 두려워하고 있습니다.

최근에 이루어진 임상 연구에서는, 마사지가 면역계의 기능에 대해 어떤 효과를 내는지에 관해 조사가 이루어졌습니다. 이 연구에서는, 마사지를 하면 면역계의 기능이 강해지는 효과가 생겼고, 그 효과는 혈액 검사로 데이터를 냄으로써 입증할 수 있었습니다. 마사지를 하면 면역계의 기능에 조화를 이룰 수 있고 마음이 진정되는 효과가 있습니다. 이런 효과는 무엇보다도 알레르기 반응이 있을 때 가장 바람직합니다.

원칙적으로는 어떠한 종류의 마사지를 하는 경우에도 피부를 잘 관리하도록 주의를 기울여야 합니다. 왜냐하면 손으로 피부를 만짐으로써 당연히 피부에 큰 부담이 가기 때문입니다. 피부의 산성 막을 보호하기 위해서는, pH가 중성인 비누를 사용해야 합니다. 또 피부가 갈라지지 않게 하고 피부를 부드러운 상태로 유지하려면, 지방분과 수분을 공급하는 피부 관리 약제를 사용해야 합니다. 마사지의 특별한 형태로는 반사 구역 요법이 있습니다. 반사 구역 요법을 하는 경우에는 발바닥에 있는 특정한 압박점들을 마사지합니다. 이렇게 마사지를 하면 반사활을 통해서 내부 장기에 효과를 냅니다. 왜냐하면 발바닥에 있는 압박점들은 몸의 어느 부위라든가 내부 장기와 연결되어 있다고 추정되기 때문입니다. 이러한 압박점들이나 몸의 부위를 압박하고 마사지함으로써, 몸 밖에서 몸 안의 장기에 영향을 줄 수 있게 됩니다.

반사 구역 요법은, 에너지 요법이나 질서 요법이라고 지칭할 만한 마사지의 형태에 속합니다. 반사 구역 요법은 국소적으로 작용하는 것이 아니고, 여러 구역으로 범위를 나누어 놓은 상태에서 발에 배열된 체계에 해당한 몸의 장기에 효과를 냅니다. 생명체 안에서 에너지의 흐름에 장애가 있었을 경우에는, 다시 질서 있게 에너지가 흐르게 됩니다. 어떤 장기에서 불편한 증상이 나타나게 되어 있을 경우, 일부에서는 그 증상을 알아차릴 수 있는 시기보다 훨씬 오래 전에, 해당한 발의 구역에서 통증이 나타나기도 합니다. 반사 구역을 마사지하면, 무엇보다도 어떤 질병의 초기 단계에서 생명체 안에 있는 장기의 기능이 변하게 하는 효과가 있습니다.

또한 암의 증상이 많이 진행된 경우에도, 발의 반사 구역을 마사지하면, 항상 생명체 전체에서 긴장이 풀리고 편안한 느낌이 드는 효과가 나타납니다.

마사지를 함으로써 몸이 자극을 받으면 암을 치료하는 데에 도움이 되고, 이런 자극에 대해 몸에서는 여러 가지 반응이 나타납니다. 이러한 반응들은, 한 번 마사지 치료를 받고 나서 다음 번 마사지 치료를 받기까지의 사이에 나타나는 것으로서, 일부에서는 확실히 불쾌한 느낌이라고 표현할 수도 있습니다.

- 발의 반사 요법을 위한 교육 장소, Prof.-Domagk-Weg 15, 78126 Königsfeld-Burgberg, 전화: 07 72/5 71 17, http://fusreflex.de
- Marquardt, Hanne (2005) 발의 반사 구역 요법 (Reflexzonenarbeit am Fuß). 6. Aufl., Haug

림프액 배출

✱ **많은 종류의 병을** 치료하는 데에 있어서 이런 형태의 마사지 요법은 반드시 필요한 것입니다. 림프액 배출이 효과를 낼 수 있는 예로는, 조직이나 흉터 및 유착된 부위의 구조에 변화가 생긴 경우를 들 수 있습니다. 또 림프 부종이 있을 때는 림프액 배출이 가장 중요하고도 확실한 효과를 낼 수 있는 방법입니다. 림프 부종은 단백질을 함유하는 액체가 정체되어 있는 상태입니다. 림프 부종은 무엇보다도, 림프절을 수술로 도려내야만 하는 경우에 나타나고, 그런 경우로는 유방암을 예로 들 수 있습니다. 또한 방사선 치료를 받은 후에는 조직이 단단해지면서 이처럼 액체가 정체될 수 있고, 따라서 림프관이 좁아져서 더 이상 액체를 다른 곳으로 운반해 갈 수 없게 됩니다. 그러면 이 액체는 주위의 조직 속에 고여 있게 됩니다.

림프 부종이 있을 때, 인공적으로 림프관을 만든다거나, 조직 안에 고인 액체를 빼낼 수 있는 약물을 쓰더라도, 이 문제는 해결되지 않습니다. 이런 방법을 동원하여도, 단지 림프 부종이 다른 부위에 생길 뿐이거나, 아니면 림프 부종이 더 심해질 뿐입니다. 그와 반대로 마사지를 하면, 정맥 부위와 림프 부위에 정체된 액체를 빼낼 수 있습니다.

림프계에 암 질환이 있을 때 마사지를 하면, 림프액이 자극을 받아서 다른 곳으로 이동하게 되므로, 어떠한 마사지도 해서는 안 됩니다. 그렇지만 – 예를 들어 유방암 환자에서 – 화학 요법을 하는 중에나 또는 무엇보다도 수술이나 방사선 치료를 받은 후에 림프 부종이 생겼을 때는, 손으로 마사지하는 것이 좋습니다. 이렇게 마사지를 하여 림프 부종을 치료하는 경우에는, 액체가 어느 부위에 모여 있는지 정확하게 확인해야만 합니다. 그렇게 해야만 조직에 불필요한 자극이 가지 않게 됩니다.

부드럽게 마사지를 하면 고여 있던 액체가 다른 부위로 옮겨갑니다. 그러나 그 다음에 액체가 새로 생겨서 고이지 않게 할 수는 없습니다. 림프액을 손으로 배출시키고 나서는 또한 곧바로 압박 붕대로 감아 주어야만 합니다. 그래야만 외부에서 조직을 압박하게 되고, 조직 안에 액체가 새로 고이지 않게 되어 조직이 보호를 받게 됩니다. 마사지를 하면 조직에서 액체가 빠져나가게 되는데, 그 다음에 압박 붕대를 감아 두면, 조직에서 액체가 빠진 상태가 오래 유지됩니다. 이런 방법으로 림프액을 배출하는 것은, 하루 중에도 여러 차례 할 수 있습니다. 모든 마사지에서 그렇듯이, 피부에 지나친 부담이 가지 않도록 보호하려면, 피부 관리용 약제를 발라 주어야 합니다. 그렇지만 이 경우에도 피부 관리용 약제에는 혈액 순환을 촉진하는 성분이 전혀 함유되지 않도록 특히 주의를 기울여야 합니다.

- 독일 림프학회(Deutsche Gesellschaft für Lymphologie), 전화: 07 65/1 97 16 11 (림프 배출 요법의 임상 의사 명단)
- 펠트베르크 병원(Feldbergklinik) Dr. Asdonk, Todtmooser Straße 48, 79837 St. Blasien, 전화: 0 76 72/48 40, http://www.feldbergklinik.de

지압 – 물 지압

❋ **지압은 일본에서 유래하는** 마사지 기술로서, 침술과 선(禪) 철학에 근거를 두고 있습니다. 지압이라는 낱말[126]은 "손가락으로 누른다"라는 뜻입니다. 침술에서 하는 것처럼, 이른바 에너지 통로에 있는 특정한 점들에 자극을 줍니다. 그렇다고 가느다란 침으로 자극하는 것이 아니라, 손가락 끝으로 눌러서 자극하는 것이며, 경혈 지압술[127]에서 하는 것과 비슷합니다. 지압 치료는 매번 조심스럽게 촉진(觸診)하면서 시작하는데, 미리 환자와 대화를 하여 소견을 알아냄으로써 보완합니다.

지압-치료를 받는 데에는 대략 한 시간 정도 걸립니다. 충분한 치료 효과를 내려면 지압-치료를 여러 차례 받아야 할 필요가 있습니다. 이렇게 지압-치료를 여러 차례 받고 나면, 일반적으로 불편한

---

127) 이 책에서 '지압(指壓)'을 뜻하는 독일 낱말은, 일본어 "しあつ(指壓)"의 발음 "시아츠"를 그대로 옮겨서 "Shiatsu"라고 쓰고 있다.
128) 경혈 지압술(영어: acupressure; 독일어: Akupressur)은 인도, 중국, 한국, 일본 등 아시아 나라에서 5천 년이 넘게 사용되어 왔다. 침술과 경혈 지압술은 같은 경혈을 사용하지만, 침술에서는 침을 사용하고 경혈 지압술에서는 부드럽게 하면서도 힘을 주어서 압박한다.

증상과 전반적인 몸 상태가 아주 빨리 좋아집니다.

지압에 대해 기초가 되는 개념은, 생명의 에너지가 특정한 통로에서 흐르고 있다고 상상하는 것입니다. 이 통로에 장애가 생기면 막히게 되고, 생명의 에너지가 흐르는 것이 방해 받습니다. 그렇게 되면 몸과 마음과 영혼의 기능에 지장이 생기고, 몸은 병들게 됩니다. 에너지가 막힌 것을 풀기 위해서는, 지압에 특이한 압박을 가하되, 몸의 중앙 부위에서부터 시작하여 에너지의 통로를 따라서 압박하고, 늘이고 펴는 압박과 회전하는 압박도 곁들입니다.

지압-치료를 받으면 몸이 편안하게 느끼게 되고 긴장이 풀리므로, 누구에게나 적합합니다. 이런 방법을 사용하면, 몸에 대해서 더 많은 것을 경험하고 의식하게 되며, 불편했던 증상이 누그러지거나 심지어는 치유되기도 합니다.

20년 전부터는 지압에 대해서도 물치료의 형태가 생겼습니다. 이러한 물-지압에서 중요한 것은, 상대적으로 고통이 없어졌다고 느낀다는 것입니다. 물은 몸을 지탱하게 되는데, 수영을 하게 되면, 물이 목덜미와 오금에서 몸을 지탱합니다. 그리고 치료사가 감시를 하는 상태에서, 환자는 긴장을 풀고 물 속에서 몸이 떠밀리도록 내맡길 수 있습니다. 따뜻한 물 속에 있게 되면 긴장이 더 잘 풀리게 되고 몸은 또 다른 경험을 하게 됩니다. 척주와 운동 기관 전체에 대해 부담을 주던 것이 없어집니다. 그러므로 암 환자들에게 지압을 하면 효과가 있으리라고 가정했던 것은 타당하다고 생각됩니다. 환자가 물 속에 들어가면 치료사가 환자의 몸을 움직이게 합니다. 그러면 인대와 근육의 긴장이 풀리고, 관절을 다시 움직일 수 있게 됩니다. 또 에너지의 통로를 마사지하면, 그 통로를 통해서 에너지가 잘 흐르게 됩니다.

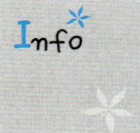

- 독일 지압 협회(GSD), Beerenweg 1, 22761 Hamburg, 전화: 0 40/85 50 67 36, http://www.shiatsu-gsd.de

펠덴크라이스 요법[128]

✻ **펠덴크라이스 요법은 암을** 치료할 때 보완하는 방법으로 사용합니다. 펠덴크라이스 요법을 사용하면, 암 환자들이 몸 상태가 더 좋아지는 것을 느낄 수 있습니다. 펠덴크라이스 요법을 적용할 때는, 운동이 그 기초가 되고 있습니다. 그리고 뇌와 근육 사이에는 어떤 연결이 있어서 서로 영향을 준다고 가정하고 있습니다. 펠덴크라이스 요법에서는 부드러운 운동을 사용합니다. 따라서 환자는 이전에 몸에 병이 생기게 하는 운동 형태를 사용하다가, 이제는 몸을 건강하게 하는 운동 형태로 바꾸게 됩니다. 그러면 환자는 자신의 몸이 달라졌다는 느낌을 받게 됩니다. 또 몸을 더 활발하고 민첩하게 움직일 수 있고 새로운 운동 습관을 익히게 되었다는 점에 대하여 믿음을 가지게 됩니다.

정신적으로 긴장을 하면 근육이 경직되거나 경련을 일으킬 수 있습니다. 또 몸이 균형을 잃게 되면 정신적인 면에서도 균형을 잃게 됩니다. 그러나 이러한 기전은 역전될 수도 있습니다. 따라서 운동

---

[128] 366쪽의 역자 주를 참조할 것.

을 하면, 근육의 경직과 경련이 풀리고 운동을 더 활발하고 민첩하게 할 수 있을 뿐만 아니라, 그밖에도 정신과 영혼에 부담을 느끼고 있던 점들이 해소됩니다. 운동을 할 때는 능동적인 운동과 수동적인 운동을 고두 다 할 수 있고, 또한 운동 트레이너가 환자에게 운동을 하도록 시킬 수도 있고 환자와 함께 운동을 할 수도 있습니다. 몸이 더욱 활발하고 민첩하게 운동을 할 수 있게 되면, 두뇌도 더욱 활발하게 활동할 수 있게 되고, 따라서 행동 양상을 더욱 쉽게 바꿀 수 있게 됩니다.

암 환자를 치료하는 데에 있어서, 환자의 자부심과 긍지를 높여주려면, 펠덴크라이스 요법을 같이 사용하는 것이 좋습니다. 펠덴크라이스 요법을 사용하면, 특히 암 환자들 스스로 온몸의 건강 상태가 더 나아졌다고 느낄 수 있고 또 그렇게 판단하게 됩니다. 또한 암 환자들은 자신이 암을 앓고 있다는 사실을 더 잘 받아들일 수 있게 됩니다.

암 환자는 펠덴크라이스 요법을 그룹으로 배우거나 혼자서 배우는 과정에서, 본인이 원래 어떤 운동 습관을 지니고 있는지 또 운동을 얼마나 할 수 있는지 알아내게 됩니다. 펠덴크라이스 요법은 누운 상태에서 하게 됩니다. 간단한 호흡 훈련만 하도록 제한할 수도 있지만, 팔과 다리를 복잡하게 움직이는 단계까지 올릴 수도 있습니다. 운동에 관여하는 것은 주로 신경계이기 때문에, 불안한 상태와 우울증이 있을 때 펠덴크라이스 요법을 사용하면, 마음이 자유로워지고 해방감을 느끼게 하는 효과를 낼 수도 있습니다. 서양에서 펠덴크라이스 요법이 널리 사용되고 있기는 하지만 이 요법에 드는 비용은 의료 보험 조합에서 부담하지 않습니다.

- 독일 펠덴크라이스 요법 협회
  (Deutsche Feldenkrais-Gilde e.V.), Schleißheimer Str. 74, 80797 München, 전화: 0 89/52 31 01-71, http://www.feldenkrais.de
- 모셰 펠덴크라이스 (1998) 운동이 의식에 미치는 영향. 올바른 운동 방법(Bewusstheit durch Bewegung. Der aufrechte Gang). Suhrkamp

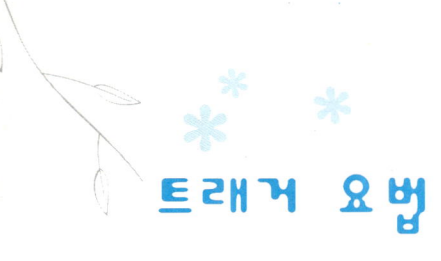

트래거 요법

❋ **트래거 요법을 하면,** 의도적으로 감각 기관에 자극을 주게 되므로, 부드럽고 행복하고 기쁜 느낌이 환자에게 전달됩니다. 학자는 몸 안의 모든 기능이 순조롭게 이루어질 때 몸 안의 조직에 어떠한 느낌이 오는지 알아채야 합니다. 마사지사는 환자의 근육에서 전달되는 정보를 손으로 받아들이는데, 다시 그 손을 이용하여 정반대로 가볍고 경쾌하고 자유로운 느낌을 환자에게 전해 줍니다. 이런 느낌을 환자가 무의식적으로 알고 또 그럼으로써 환자의 내적인 치유 능력(몸 안에서 스스로 치유하는 힘)이 생기게 하려는 것입니다. 이 트래거 요법은 밀튼 트래거 박사가 처음으로 고안해 낸 것이며, 트래거 박사는 새로운 신체 치료 형태를 다룬 시인(詩人)이라고 생각되고 있습니다. 트래거는 1908년에 미국의 시카고에서 태어나서 나중에 의사가 되었습니다. 트래거는 자신이 무용가, 스포츠 선수, 곡예사로서 활동하면서 겪었던 경험을 바탕으로 하여, 자기 나름대로 '신체 훈련'과 '운동 훈련'을 개발해 냈습니다.

트래거-요법을 한 코스 받으려면 대략 한 시간이 걸리거나 아니면 조금 더 걸릴 수도 있습니다. 트래거 요법은 "정신-신체 통합"으

> 로 이루어져 있습니다. 이 "정신-신체 통합"은 고유한 기본적인 처
> 치 방법이면서 "정신적인 체조"라고 할 수 있습니다. 그래서 트래거
> 요법을 받는 환자는 여러 가지를 상상할 때 그림이나 사진처럼 명
> 료하게 상상하고, 자신의 마음의 눈 앞에서 개인적이면서도 강렬한
> 이미지를 보게 됩니다. 이렇게 하면 트래거 요법이 더 큰 효과를 낼
> 수 있습니다.

먼저 목덜미, 어깨, 팔, 다리, 등, 골반 부위가 무겁다고 느껴지는지 아니면 가볍다고 느껴지는지 생각해보고, 또 이 부위를 폈다가 굽혔다가 돌려보되, 이런 동작을 리드미컬하게 해야 합니다. 이렇게 리드미컬한 동작을 하면, 조직의 긴장이 풀리고, 마음의 긴장도 풀리며, 이전에 힘들이지 않고 자유자재로 몸을 움직일 수 있었던 때에 대한 기억을 새롭게 일깨우게 됩니다. 이런 상태가 반드시 이루어져야만, 바로 그 다음에 "정신적인 체조"를 할 수 있게 됩니다. 정신적인 체조란, 즐겁고 편안한 상태를 더욱 잘 상상할 수 있게 하는 것입니다. 즉 언제라도 — 사무실에서든지 아니면 버스 정류장에서든지 — 가볍고 경쾌한 상태에 대한 기억을 불러일으킬 수 있게 하는 것입니다. 예를 들면, 이런 상상을 할 수 있습니다. 한 마리 나비가 되어서, 몸이 가벼워지고, 흔들거리는 한 무리의 꽃에서 다른 무리의 꽃으로 이리저리 힘을 들이지 않고 날아다닌다고 상상하는 것입니다. 이와 같이 그림이나 사진처럼 명료하게 상상하다 보면, 다음과 같은 질문을 하게 됩니다. 즉, "훨씬 더 자유로운 것은 무엇일까? 훨씬 더 넓은 것은 무엇일까? 훨씬 더 가벼운 것은 무엇일까?"

예를 들어 어떤 환자들은 배 안에 통증이 있어서 배를 어떻게 눌러보아도 불편함을 느낄 수 있습니다. 그런데 팔과 다리에 트래거 요법을 하기 시작하면, 환자가 점점 긴장을 풀게 됩니다. 호흡을 점점 깊게 하게 되고, 배의 근육이 이완되며 긴장이 풀립니다. 그래서 마침내 끝반에 트래거 요법을 하게 되면, 배를 만져도 더 이상 전혀 통증을 느끼지 않게 됩니다.

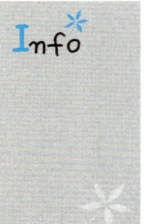

- 독일 트래거 요법 협회
  (Trager-Verband Deutschland e.V.), 78166 Donaueschingen, Unterscheibenrain 6,
  전화: 07 71/92 03 89 60
- http://www.trager.de

운동학

✽ 운동학이란, 운동에 관한 학설로서, 환자를 검사하고 치료할 때 미세한 에너지를 이용하는 방법에 속합니다. 이 방법에서는 근육과 뼈와 신경이 상호 작용을 하여, 몸의 자세를 유지하고 운동을 하는 데에 영향을 준다는 것이 중요한 내용입니다. 마음의 영역과 정신의 영역, 그리고 더 높은 수준에 있는 영적인 영역에서 기능이 원활하게 이루어지지 않고 있는 경우에는, 근육에 대한 검사를 하여 알아낼 수 있습니다.

전통적인 중국의 의학에서는 경락이라는 개념을 받아들이고 있습니다. 이 경락은, 거친 물질로 이루어진 몸과 미세한 물질로 이루어진 몸이라는 여러 가지 영역을 서로 연결해 주고 있습니다. 반사를 일으킬 수 있는 부위를 손으로 만지고, 경락을 자극하고, 특정한 운동을 하고, 적절한 영양분을 섭취하도록 하면, 잘못된 기능을 바로잡을 수 있습니다.

몸의 어느 부위에 운동학을 적용하더라도 마찬가지입니다. 몸의 모든 부위는 생명의 에너지를 관장하고 있으며, 이 생명의 에너지는 다른 영역에서 일어나는 과정과 상호 작용을 하고 있으므로, 여러 부위에서 여러 가지 방법으로 적용하면 결국은 동일한 목표에 도달하게 됩니다. 이 목표란, 몸이 스스로 치유할 수 있는 능력을 불러일으켜서 강하게 한다는 것입니다. 그렇게 되면, 지각하고 인지하는 능력이 향상되고, 몸 속에 있는 에너지의 수준도 높아집니다.

감정과 정서, 사고 방식, 믿음의 체계, 행동 양상 등이 유연하지 못하고 정체되어 있을 때, 운동학을 적용하면, 어느 정도는 유연해지고 융통성이 생기게 됩니다. 삶에 있어서 균형과 중용과 제 위치를 찾지 못한 사람이 운동학의 도움을 받으면 이런 것들을 찾아낼 수 있게 됩니다. 또한 이런 것들을 한 번 잃었던 사람은 운동학의 도움으로 다시 회복하게 됩니다.

운동학의 내부에는 서로 다른 여러 가지 견해가 있습니다.

이런 방법으로 운동학을 적용하는 데에 핵심이 되는 것은, 이른바 운동학적 근육 검사입니다. 이 검사의 장점으로는, 환자가 검사의 진행 과정에 직접 관여하게 된다는 점을 들 수 있습니다. 환자는 검사의 결과를 스스로 알아내고 입증할 수 있으며, 또한 검사가 잘못된 경우에는 스스로 정정할 수 있습니다.

단순한 동작으로 몸을 훈련하면, 특정한 경로를 통해서 자극이 뇌로 전달되고, 뇌가 활발하게 활동할 수 있게 됩니다. 긴장을 푸는 훈련은 넓은 의미의 운동학에 포함됩니다.

운동학을 적용할 때, 근육은 반응의 지표가 될 수 있고, 보다 정확하게 말하자면 일종의 생물학적 되먹임 도구로서 반응할 수 있습니다. 근육이 반응하는 것은, 자극이나 스트레스에 대해 몸이 응답하는 것과 마찬가지입니다. 환자의 동의를 얻어서, 반응의 지표가 되는 근육을 검사하면, 영양분, 약물, 유해 물질 및 독소가 생명체에 어떠한 영향을 미치는지 알 수 있습니다.

그뿐만 아니라, 환자와 담당 의사 사이에 서로 잘 신뢰하는 관계가 이루어져 있다면, 근육 검사를 함으로써, 환자가 실제로 건강해지고 싶어 하는지 – 환자가 어떤 변화에 대하여 마음의 준비가 되어 있는지 – 알 수 있습니다. 이런 점을 고려할 때는, 무의식의 영역에서와 마찬가지로 의식의 영역에서도, 방해가 되는 요인들이 생길 수 있습니다.

질병을 일으키는 원인 중 영혼과 관련된 것을 알아내려 할 때, 전통적인 진단 방법으로는 충분하게 파악하기 어려운 경우가 자주 있습니다. 많은 암 환자들을 관찰해 보면, 감정과 기분이 균형 상태에 있지 않다는 것을 알 수 있습니다. 환자들에게서 이른바 지표 근육이 어떤 반응을 나타내는가를 살펴보면, 일상생활에 있어서 어떠한 어려움이 환자들에게 부담을 주고 있는지 또 이런 어려움과 감정 상태가 환자들에게 얼마나 심한 부담을 주는지 더 쉽게 알 수 있습니다.

환자와 대화를 하여 알 수 있는 사항들을 예로 들어 보면, 실업 상태와 자녀들에 대한 걱정 때문에 우울증이 생긴 경우, 남자 애인이 완전히 마음에 들지는 않는 경우, 사랑했던 사람의 죽음을 극복하지 못한 경우 등이 있습니다. 심리학적인 운동학을 적용하면, 이런 종류의 문제와 운명의 시련을 다룰 때 다른 방법으로 다루도록 연습할 수 있습니다. 따라서 몽테뉴[129]가 말한 다음의 말로 귀결됩니다. 즉 "사람은 자신에게 일어나는 사건 때문에 고통을 받지만, 오히려 자신이 이 사건을 어떤 방식으로 받아들이는가에 따라 더 큰 고통을 받습니다."

많은 암 환자들에 있어서는, 치료할 수 없는 병에 걸렸다는 불안감이 매우 중요하게 작용하고 있습니다. 그런데 의사, 친척들 또는 주변에 있는 사람들이 본의 아니게 실수를 함으로써, 이러한 불안감이 더 커지는 수가 자주 있습니다. 운동학에서는 증상에 대해 주의를 기울이고, 원인이 될 만한 것과 관련을 짓습니다. 그것은 암을 치유하는 과정에 있어서, 전체적인 맥락에서 보아, 환자의 건강을 향상시키고자 하기 때문입니다.

운동학의 원리를 적용하면서 배치-꽃 추출물 요법(⇒464쪽)을 함께 사용하면, 새로운 변화가 일어나게 하고 또 그 다음에도 그 변화 과정이 오랜 동안 지속하도록 보완할 수 있습니다. 그 밖에도, 약

---

[129] 몽테뉴(Michel Euquem de Montaigne; 1533-1592)는 프랑스의 사상가이자 철학자이다.

해진 장기와 면역계의 기능을 강하게 하기 위해서, 철저한 검사를 통해 특별히 선별한 약제를 환자에게 줄 수 있습니다. 유감스럽게도 운동학을 전공한 사람들 중에는, 자신의 능력을 과대평가하는 사람들이 많이 있습니다. 그래서 이 운동학이라는 방식에 있어서도, 치료를 담당하는 치료사들 및 그들이 하는 말을 무비판적으로 믿어서는 안 됩니다.

- 국제 운동학 학회(Internationale Kinesiologie-Akademie), Frankfurt/M, 전화: 0 61 09/72 39 41, http://www.kinesiologie-akademie.de
- Lesch, Matthias; Förder, Gabriele (2000) 운동학 – 스트레스가 많은 상태에서 균형을 유지하는 방법 (Kinesiologie - aus dem Stress in die Balance). Gräfe und Unzer

영혼을 도와 주는 방법
시각화

❋ **어떤 믿음을 갖고 있는지,** 어떤 감정과 기분을 느끼는지, 어떤 행동과 태도를 취하는지, 그리고 어떠한 생활양식으로 살아가는지에 따라, 그 사람의 건강이 영향을 받습니다. 예를 들어 몸의 상태가 점점 나빠지는데도 아무 것도 해 볼 수 없다는 느낌이 들면 불안감이 생길 수 있습니다. 그런데 시각화라는 형태를 통해서 그림이나 사진처럼 뚜렷하게 상상하는 것을 훈련한다면, 이러한 불안감을 떨쳐버리는 데에 도움이 됩니다. 이러한 문제를 풀기 위해서는 시각화가 도움이 됩니다. 그리고 시각화를 할 때, 환자는 자신이 다시 건강을 회복할 수 있으리라고 의식적으로 상상합니다.

암 환자들이 긴장을 푸는 훈련을 할 때, 시각화도 함께 사용하면,

스트레스와 긴장 상태를 없애는 데에 도움을 줄 수 있습니다. 암 환자는 자신에게 아무런 희망이 없고 어떠한 도움도 받을 수 없는 상태에 있다는 점을 더 잘 표현할 수 있게 됩니다. 이것은 자신이 더 이상 무기력하게 암이라는 질병의 손아귀에 들어가 있다고 느끼는 것이 아니기 때문입니다. 시각화의 핵심을 이루는 사상은 — 칼 사이몬튼[130]의 견해에 따르자면 — 암 세포들이 약하다는 것입니다. 면역계의 기능을 강하게 하려면 다음과 같은 모습을 그림이나 사진처럼 생생하게 상상할 수 있어야 합니다. 즉 "몸 안에는 고유의 방어 능력을 발휘하는 군대가 있습니다. 그리고 몸 안에서 암 세포들이 증식하면 그 군대가 암 세포들을 죽입니다."

시각화를 하면, 건강을 회복할 수 있다는 믿음이 커집니다. 그래서 환자가 이런 믿음을 지니고 또 자신이 받고 있는 의학적인 치료에 대해 시각화라는 범주 안에서 긍정적인 입장을 보인다면, 이러한 믿음은 어떠한 의학적인 치료에 대해서도 도움이 됩니다.

마음 속에서 일어나는 일에 의하여 호르몬이 균형을 유지하는지와 면역계가 기능을 잘 발휘하는지가 영향을 받습니다. 따라서 특정한 사고의 틀을 바꾸면, 면역계의 기능도 영향을 받을 수 있습니다.

---

[130] 칼 사이몬튼(Carl Simonton)은, 미국 오리건(Oregon) 의과대학을 졸업하고, 방사선 종양학을 전공했다. 그리고 암 환자를 치료하면서 암 환자들의 정서에 대해 처음으로 체계적으로 개입했다. 1974년부터 1981년에 걸쳐 예비 실험을 하여, "환자들의 정서에 대해 체계적으로 개입하면, 생존 기간이 연장되고 삶의 질이 향상된다."라는 것을 입증했다.

그 밖에도 사고의 틀을 바꾸는 훈련을 하면 삶의 의지가 강해지고 행동이 달라질 수 있습니다. 환자들은 다음과 같은 사실을 인정합니다. 즉 삶을 대하는 입장이 긍정적으로 바뀐다면 몸이 더욱 편안하다고 느낄 수 있게 된다는 사실입니다. 어떠한 경우에도 스스로 압박감을 느껴서는 안 되며, 죄책감을 점점 더 크게 느끼는 일이 없어야 합니다. 시각화라는 방법을 사용하는 것은, 그와는 정반대의 상태 — 즉 압박감과 죄책감을 느끼지 않는 상태 — 에 도달하게 하려는 것입니다. 어려운 상황에 부딪혔을 때는, 망설이지 말고 적절한 임상 의사와 상담을 해야만 합니다.

- 사이몬튼 암 센터(Simonton Cancer Center), 전화: 07 11/51 59 89, http://www.simonton.de
- Simonton, O. Carl 등 (2001) 다시 건강해지는 방법[131]. 스스로 치유하는 힘을 활성화시키도록 안내한다 (Wieder gesund werden. Eine Anleitung zur Aktivierung der Selbstheilungskräfte). Rowohlt

---

131) 원래 이 책의 제목은 "Getting well again"이며, 우리나라에서는 "마음의 의학"라는 제목으로 정신세계사에서 출간하였다.

보쿰 건강 훈련

✱ **보쿰 건강 훈련은,** 사이몬튼이 제창한 시각화라는 방법이 더욱 발전하여 더욱 더 포괄적인 형태로 된 것입니다. 이 보쿰 건강 훈련은, 1982년에 루르-대학교 보쿰[132]에서 활동하던 "자율 신경기능"이라는 연구 단체에서 시작되었습니다. 여기에서도, 신체와 정신과 면역 기능 사이에 관련이 있다는 원칙에 근거를 두고 있으며, 이 신체와 정신과 면역 기능을 이용하여 의학적인 치료에 도움을 주고자 합니다. 신체와 정신과 면역 기능 사이의 관련성은 결코 불확실한 것이 아니고, 그 안에 규칙성 내지 합법성이 들어 있습니다. 누구든지 맛있는 음식을 머릿속으로 그리면, "입 안에 침이 고이게 된다"라는 것을 알고 있습니다. 그래서 몸의 한 부위에서 혈액 순환이 더 잘 되어서 더 따뜻해진다고 상상할 수 있습니다. 그리고 나면 그처럼 상상했던 일들이 실제로 – 짧은 시간 동안이든지 긴 시간 동안이든지 – 이루어질 수도 있습니다. 보쿰 건강 훈련의 프로그램이 목표로 삼는 것은, 스스로 치유할 수 있는 능력을 강

---

[132] 루르는 라인강의 지류이고, 그 근처에 보쿰이라는 도시가 있다. 루르-대학교 보쿰의 인터넷 주소는 http://www.ruhr-uni-bochum.de이다.

하게 해 준다는 것입니다.

긴장을 푸는 훈련과 몸을 인지하는 훈련 중에서는 많은 종류가 실제로 사용되고 있습니다. 보쿰 건강 훈련에서는, 이러한 훈련들을 하게 하면서, 깊이 있는 대화를 하고 정성 어린 충고도 함께 받을 수 있게 합니다. 이런 대화와 충고는 다음과 같은 사항들과 관련된 것입니다.
- 긴장을 푸는 기술 및 시각화를 적용합니다.
- 심리학적인 주제에 관하여 토론을 합니다.
- 지금까지 지니고 있던 "인생 설계"를 깊이 생각해 보고, 그에 대해 이의를 제기합니다.
- 삶의 의미, 삶의 기쁨 그리고 삶의 에너지에 대하여 의문을 제기합니다.
- 어떤 영양분이 건강에 도움이 되는지, 몸을 운동시킬 때는 어떻게 해야 하는지, 어떻게 잠을 자야 건강에 도움이 되는지 그리고 여가 시간을 어떻게 설계해야 더욱 가치 있는 일인지 등에 대해 의문을 가집니다.

보쿰 건강 훈련을 통해서 환자는 심리적인 도움과 훈련을 제공받게 됩니다. 그리하여 환자는 - 의학적인 치료를 받는 것 외에도 - 또한 자기 나름대로 협력하고 훈련함으로써, 자신의 암을 치료하는 과정에 전체적으로 도움을 주게 됩니다. 보쿰 건강 훈련을 할 때는 일반적으로 열 명 내지 열두 명을 한 그룹으로 하여 참여하게 합니다. 한 그룹이 한 번 만날 때는 두세 시간이 걸리는데, 한 주에 한 번씩 10주 동안에 걸쳐서 만나게 됩니다. 이전에 정신 질환을 앓은 적이 있는 환자들에게는 이런 과정의 프로그램이 적합하지 않습니다. 최근 들어 시간이 흐르면서 보쿰 건강 훈련을 실천하는 사람들이 아주 많아졌습니다.

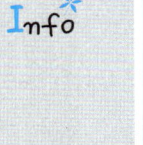

- Beitel, Erhard (1996) 보쿰 건강 훈련. 전체적인 훈련 프로그램(Bochumer Gesundheitstraining. Ein ganzheitliches Übungsprogramm). Verlag modernes Lernen
- http://www.krebshilfe.de
- http://www.biokrebs.de

NLP[133)

❋ **신경 언어 프로그래밍(NLP)은,** 정신 요법의 현대적 형태일 뿐만 아니라, 오히려 여러 가지 영역에서 잘 적용할 수 있는 방법입니다. NLP를 잘 적용할 수 있는 영역으로는, 의사 소통이 중요한 역할을 하는 영역, 또 변화가 일어나야 할 필요가 있는 영역을 들 수 있습니다. 자기 나름대로 지니고 있는 행동 방식과 나름대로의 경험을, 본인이 원하는 방향으로 바꾸고 싶을 때가 있습니다. NLP에는 그런 경우에 큰 효과를 낼 수 있는 여러 가지 기술이 포함되어 있습니다. 이 때 언어는 중요한 역할을 합니다. 왜냐하면 자신이 확신하는 바를 언어로 표현하기 때문입니다. 몸과 마음은 전체로서 서로 영향을 주기 때문에, 특정한 말과 의견을 표현하면 신경의 상태가 영향을 받게 된다는 사실에 근거를 두고 있습니다. 언어로 표현된 문장을 통해서, 마음과 정신의 상태가 미리 정해지고 ― 즉, 프로그래밍되고 ― 또 본인이 원하는 방향으로 영향을 받게 됩니다. 마음과 정신에 관련된 것이 몸에 미치는 영향을 살펴

---

133) NLP는 "Neurolinguistisches Programmieren"(영어로는 "Neuro-Linguistic Programming")을 줄인 말이다.

본다면, 언어를 통해서도 결국은 몸과 관련된 것에 변화가 생긴다는 것을 알 수 있습니다. 언어와 생각은 하나로 통일됩니다.

환자는 사물이 어떠한 상태에 있다고 머릿속에 그리고 있습니다. 이 때 신경 언어 프로그래밍을 사용하면, 환자의 머릿속에 그려진 것을 다시 정리하고 배열할 수 있습니다. 그러면 환자는 자신이 새로운 방식으로 행동할 수 있다는 것을 깨닫게 됩니다. 신경 언어 프로그래밍이 목표로 삼는 바는, 새로운 경험 유형과 행동 유형을 연습함으로써, 삶에서 더 큰 기쁨을 맛보게 하려는 것입니다.

여기에서 중요한 것은 다음과 같은 사실입니다. 즉, "사람과는 완전히 독립적으로 존재하는 현실이 있습니다. 그렇지만 이 현실은 – 사람들 전체에 대해서나 한 사람 한 사람에 대해서도 – 결코 현실이라고 이해되지는 않고, 그 사람을 둘러싸고 있을 뿐이며 또 단지 그 사람에게 관련된 것이라고만 이해됩니다."라는 사실입니다. 현실이란 항상 해석된 현실이며 사람들 간의 상호 작용에 의해 꾸며진 현실입니다. 사람들이 현실의 해석을 받아들일 때는 이전 세대들이 다루던 방식과 아주 똑같은 방식으로 받아들이고 있습니다. 그밖에도 각자는, 자기 나름대로 가지고 있는 "마음속의 지도"를 마음대로 다룰 수 있습니다. 이 "마음속의 지도"란, 세상이 어떠한 것이라고 나름대로 머릿속에 그려둔 것입니다. NLP가 제대로 이루어지려면, 배우는 사람과 NLP 치료사 사이에 반드시 신뢰할 만한 관계가 이루어져 있어야만 합니다. 그러므로 NLP 치료사를 선택하는 데에는 대단히 신중해야 합니다.

- GANLP[134] (NLP 트레이너와 NLP 치료사의 상부 조직) Herzogstr. 83, 80796 München, 전화: 0 89/3 08 13 06, http://www.nlp.de
- Heinze, Roderich (1998) NLP – 더욱 편안한 느낌과 건강을 주는 방법(NLP – mehr Wohlbefinden und Gesundheit), Gräfe und Unzer

---

[134] GANLP는 "German Association for Neuro-Linguistic Programming(독일 신경 언어 프로그래밍 연합)"을 줄인 말이다.

색채 호흡

✽ **이미 앞의 몇 장에서** 살펴본 바와 같이, 정신신경 면역학에서는 몸과 상상력 사이에 어떠한 관련성이 있는지가 아주 중요하다는 점을 파악하고 있습니다. 우리가 어떤 것을 상상하는지 그리고 우리 마음속에 어떠한 이미지를 지니고 있는지에 따라, 우리 몸 안에서 일어나는 과정이 강한 영향을 받게 됩니다. NLP와 시각화는 상상하는 기술의 범주에 드는 것으로서 광범위하게 적용할 수 있습니다. 마찬가지로 색채 호흡도 광범위하게 적용할 수 있는 상상 기술의 한 분야입니다.

색채 호흡이라는 방법에서는 한 가지 색채를 그에 해당한 한 가지 감정과 느낌에 배정할 수 있는 능력을 이용합니다. 이렇게 하는 목적은 – 무엇보다도 – 문제점이 있는 감정에 영향을 주고, 또 의식적으로 호흡하는 과정을 통해서 몸 안에 있는 하나하나의 세포들에까지 정보가 도달하게 하려는 것입니다. 이런 방법을 사용하면, 부정적으로 작용하는 감정들이 누그러지게 되거나 아니면 용해될 수도 있는 것입니다.

환자 스스로 평온하고 안심이 되며 보호받고 있다는 느낌이 들었던 상황이 있을 것입니다. 그러면 먼저 환자에게 이런 상황을 기억에 떠올려 보라고 청합니다. 환자가, 자신의 주변이 어떤 모습이었는지, 들을 만한 것이 있었는지, 냄새 맡을 만한 것이 있었는지 아니면 만질 만한 것이 있었는지 등을 상세하게 묘사하기 위해서는 이런 상황을 여전히 잘 기억할 수 있어야만 합니다. 환자가 생각을 하고 그 내용을 머릿속에 그려본다면, 환자 몸의 건강 상태는 주어진 상황에서 느껴지는 건강 상태와 같아지게 되어 있습니다.

색채 호흡이라는 방법에서는, 이처럼 안정된 상황에 한 가지 색채를 배정한다는 것이 결정적으로 중요합니다. 환자가 이 한 가지 색채를 골라낼 때는, 색채의 전체적인 스펙트럼에서 고를 수 있습니다. 환자는 색채를 고를 때 완전히 자유롭게 고를 수 있습니다. 따라서 객관적인 관점에서 보았을 때 어떤 색채가 가장 잘 어울린다고 생각되는지를 표준으로 삼아서는 안 됩니다. 적절한 색채를 찾아내게 되면, 자기 자신 속에 그 색채가 가득 차게 합니다. 긴장을 풀고서 그 색채를 들이마십니다. 환자는 해면처럼 그 색채를 빨아들이고, 그 색채가 지니고 있는 정보를 몸 안의 모든 세포 속으로 흘러 들어가게 합니다.

특정한 상황에서 발생하는 모든 감정과 느낌에 대하여, 한 가지 색채를 배정할 수 있습니다. 그래서 분노에 대하여 한 가지 색채를 배정할 수 있고, 마찬가지로 슬픔에 대하여, 실망감에 대하여, 침착한 상태에 대하여, 그리고 삶의 기쁨에 대하여 각각 한 가지 색채를 배정할 수 있으며, 색채의 전체 스펙트럼에서 여러 가지 색채를 골라서 여러 가지 상황에 배정할 수 있는 것입니다. 이런 여러 가지 색채는 확실히 정해진 것이 아니고, 환자 개개인이 찾아내야만 합니다. 물론 색채 호흡은 자주 훈련할수록 더 큰 효과를 낼 수 있습니다. 색채 호흡은 위험성이 없어서 환자가 스스로 실천할 수 있습니다. 그리고 중대한 정신적인 문제가 있을 때는, 반드시 적절한 임상 의사의 도움을 받아야 합니다.

가족 세우기

❋ **가족 세우기라는 정신** 치료 방법은 버트 헬링어[135]가 개발해 낸 것입니다. 가족 세우기란, 단기적인 치료 중에서 그룹 치료의 한 형태라 할 수 있습니다. 가족 세우기는 체계적인 가족 치료의 특별한 형태이며, 인도주의 심리학의 현대 유파에 속합니다. 오늘날 가족 세우기는 아주 널리 보급되어 있으면서도 논란이 되고 있습니다. 가족 세우기가 논란이 되고 있는 이유는 두 가지입니다. 첫째로는, 가족 세우기가 많은 심리학자들의 세계관을 뒤흔들어 놓기 때문입니다. 둘째로는, 가족 세우기에 대하여 제대로 교육을 받지 않았으면서도 스스로 가족 세우기 치료사라고 칭하는 사람들이 너무나도 많아서, 이처럼 매우 큰 효과를 낼 수 있는 방법이 신

---

[135] 버트 헬링어(Bert Hellinger)는 1925년에 독일에서 태어났으며 30여 년 동안 가족 치료에 몸담아왔다. 20세 때 가톨릭교회에 들어갔고, 여러 해 동안 영적 수련을 한 후, 선교를 위해 아프리카로 가서 줄루족과 살았으며, 학교에서 지도하고, 교구 신부로서 활동했다. 그 시기에 헬링어는 그룹 활동을 통해 영국 성공회 신부에게서 인종을 초월한 세계교회주의 훈련을 받았다. 16년 후 헬링어는 자신이 종교사회의 일원으로서 매우 평화로운 삶을 지향하고 있음을 느끼기 시작했다. 헬링어는 독일로 돌아와서 결혼을 하고 심리치료분야에 발을 들여놓았다. 처음에는 심리분석 훈련을 받았고 여러 분야에서 더 나은 해결책을 찾기 위해 몇몇 다른 접근법들도 배웠다. 현재 헬링어는 가족 세우기 국제 워크샵만을 행하고 있다.

뢰감을 잃고 있기 때문입니다.

가족 세우기에서 출발점이 되는 것은, 어떤 개인이 어떤 가족 안에서 태어났는지에 따라 그 개인의 건강 상태와 질병이 큰 영향을 받게 된다는 것입니다. 병이 생기고 또 모르는 사이에 숙명적으로 어떤 선례를 따라간다는 것은 가족과 관련이 있을 수 있으므로, 이러한 관련성을 알아내도록 해야 합니다. 가족 세우기 요법이 진행되다 보면, 환자가 자기 가족의 역학(力學) 속에 말려들어 있다는 것이 뚜렷해집니다. 그래서 뜻밖에도 환자가 가족간의 이런 관계를 깨닫고 나면, 질병의 경과가 좋은 방향으로 바뀌어 치유될 수도 있습니다.

<u>가족 세우기에 있어서 기본적인 전제 조건은 다음과 같습니다. 즉, 어떤 개인이 자신이 원래부터 속해 있던 가족에 대해 강한 애착과 유대 관계를 가지고 있고, 가족 중 다른 구성원을 대신하여 피해를 당하고 있어서 그 피해 당한 것을 바꾸고 싶어 한다면, 그런 것들이 질병을 일으키거나 아니면 최소한 질병을 일으키는 요인이 될 수 있다는 점입니다.</u>

모든 사람은 가족이라는 조직의 일부가 되어 있어서 가족과 관련을 맺고 있습니다. 그리고 이러한 관련성 안에서, 다른 가족 구성원이 지니고 있는 문제들에 대해 – 자신이 의식하든지 의식하지 않든지 간에 상관없이 – 일부는 관여하게 되어 있습니다. 다른 가족 구성원과는, 슬프고 불행한 관계를 맺고 있거나, 아니면 기쁨과 행복

으로 충단한 관계를 지니고 있을 수도 있습니다. 우리는 우리가 맺고 있는 관계에 대하여 확실하게 이해하고 통찰하지 못하는 수도 자주 있습니다. 헬링어에 의하면, 우리가 맺고 있는 관계에 가장 큰 영향을 주는 것은 가족입니다. 그리고 이 가족이란, 처음에는 자신이 원래부터 속해 있던 가족이고, 나중에는 우리가 배우자와 함께 이루게 되는 가족입니다.

치료를 준비하는 과정에서는, 환자 자신이 원래부터 속해 있던 가족 – 부모, 조상, 형제자매, 다른 친지들 – 에 대한 정보를 알아내도록 물어볼 수 있습니다. 이러한 정보는 쉽게 알아낼 수 있습니다. 그렇지만 알아내기가 더 어려운 정보도 있습니다. 즉, 질병에 대해서 알아내려 할 때, 죽은 가족, 행방불명된 가족, 일찍 죽은 친지에 대해 질문을 하거나, 심지어는 사산아, 유산된 태아나 낙태한 경우, 그리고 가족 안에 있는 비밀과 범죄에 대해 질문을 하는 경우가 그렇습니다. 또 몇 세대가 지난 다음에 전쟁을 겪고 도망치고 추방당한 경우도 있을 수 있습니다. 그리고 가족 구성원이 다른 곳에서 관계를 맺어서 태어난 자녀들이 있는 데도 결코 말하지 않는 경우도 있습니다.

그러므로 자신이 원래부터 속해 있던 가족은, 살아 있는 가족 구성원에게만 영향을 주는 것이 아닙니다. 가족 세우기라는 생각은, "살아 있는 사람은 누구든지 자기 자신 및 자기 가족들과 조화를 이루는 삶을 계속 꾸려 나가려고 애쓴다"라는 원칙에 근거를 두고 있습니다.

　살아있는 사람들이 – 혹시 모르는 사이에 – 다른 사람의 삶에서 나타나는 나쁜 모습을 새롭게 경험함으로써, 그 다른 사람의 나쁜 모습을 변화시키려고 하는 수가 있습니다. 이 때는, 심지어 죽은 가족들의 고통조차도 지금 살아있는 사람들에게 질병을 일으키는 원인이 될 수 있습니다. 조상들 중 한 분의 운명을 받아들이고, 자신이 조상을 대신하여 그 운명을 개선해 보려고 하는 사람은, 그 운명에 병적으로 빠져들 수 있습니다. 그러므로 어떤 가족들에서 암이 더 많이 발생하는 데에는, 유전자뿐만 아니라 정신적인 요소도 관련되어 있을 수 있습니다. 그래서 가족 세우기를 하면 이처럼 암이 더 많이 발생하는 기전이 깨지게 됩니다. 헬링어가 암 환자들을 대상으로 가족 세우기에 대해 연구하면서 알게 된 사실들이 몇 가지 있습니다. 그 중 한 가지 예를 든다면, 암 환자들은 자신에게 어떠한 일이 생기더라도 가만히 보고 있으면서 다른 사람들이 자신을 사랑해 주기만을 바라는 수가 많다는 것입니다. 암 환자들에게는 한계를 긋는 것이 아주 어려운 일로 보입니다.

　가족 안에서 이루어지는 관계를 이해하는 데에 도움이 되는 방법으로는 두 가지를 들 수 있습니다. 첫째는, 가족 구성원들의 주체성을 치료 그룹의 구성원들도 지닐 수 있도록 해 주는 것입니다. 둘째는, 가족 세우기에 있어서 주체가 되는 사람과 대상이 되는 사람 사이에 형식적인 면에서 부분적으로나마 몇 가지 명제와 원칙을 주고 받게 하는 것입니다.

가족 세우기에서는 아주 깊은 수준에서 감정을 사로잡고 자극하는 방법을 다루고 있습니다. 그러므로 담당 의사는 감수성이 매우 예민해야 하고 이 방법에 정말로 경험이 풍부해야 합니다. 그래야만 환자들이 – 혹시 생길지도 모를 만한 – 위험한 고비에 처하는 일이 없게 됩니다. 그래서 이 가족 세우기 과정을 누구에게서 이수하게 되는지 아주 잘 알고 있어야만 합니다. 그밖에도 치료 목적으로 어느 기간 후에 가족 세우기 과정을 다시 해 볼 수 있도록 보장해 주어야만 합니다.

Info

- B. 헬링어가 개발한 전체적인 해결에 관한 공동 연구 모임 (IAG Systemische Lösungen nach B. Hellinger), Germaniastraße 12, 80802 München, 전화: 0 89/3 81 02 71, http://www.iag-systemische-loesungen.de
- Ulsamer, Bertold (1999) 뿌리가 없으면 날개도 전혀 없다. 버트 헬링어가 개발한 전체적인 치료법(Ohne Wurzel keine Flügel. Die systemische Therapie von Bert Hellinger).
- Schäfer, Thomas (2000) 영혼을 병들게 하는 것과 영혼을 낫게 하는 것 – 정신 요법 전문가인 버트 헬링어의 관점과 연구 결과(Was die Seele krank macht, und was sie heilt - die Einsichten und die Arbeit des Psychotherapeuten Bert Hellinger). Knaur

붙들어주기 요법
(이리나 프레코프 박사가 개발함)

❋ 세상의 수많은 일들은 대립적인 짝을 이루고 있습니다. 마찬가지로 붙들어주는 것과 풀어 놓아주는 것도 대립적인 짝입니다. 붙들어주기 요법의 기초가 되는 고찰에 의하면, 사람은 불안을 용기로 바꾸고 미움을 사랑으로 바꾸기 위하여 자신을 적절한 대립성의 법칙에 집어넣을 때에야 비로소 자신의 생명력을 느끼게 됩니다. 암 환자는 또한 위기를 기회로 만들기 위하여 이처럼 좁은 문을 통과합니다. 이러한 대립 관계를 표시함에 있어서 '물러남' 또는 '굴복'이 명백하게 나타납니다. 즉 '네가 암을 이기든가 아니면 암이 너를 이긴다.' 라는 것입니다. 사람이 자신의 이웃과 화해하고 따라서 마음 속에 평화를 간직한다면, 이 두 가지 길 중 어느 쪽을 위해서든지, 자기가 끌어낼 수 있는 온갖 힘을 필요로 합니다.

이리나 프레코프가 개발한 '붙들어주기 요법'에서는, 상상 속에서 아버지나 어머니와 만남으로써 이와 같은 마음 속의 평화를 이루게 됩니다. 혹시 어떤 사람이 부모 중의 한 쪽과 고통스럽게 대립하고 있는 상황에서 경우에 따라 시각화를 하면서 상상 속에서 오랜 동안 꼭 껴안는다면 마침내는 사랑이 흐르고 그 사람은 자신이 나아갈 길을 향해 자유로워질 것입니다. 친구의 팔에 안기고 또 치료 팀이 동반한다면, 그 사람은 그 때까지 간직하고 있던 깊숙한 고통을 표현하고 사랑으로 바꿀 수 있을 것입니다.

<u>어떤 사람이 감정 이입을 할 수 있는 이웃과 더욱 강한 유대 관계를 유지할수록, 그 사람은 자신의 감정을 더욱 깊게 인지하고 이런 감정을 표현할 용기를 갖게 됩니다.</u>

서로가 서로에게 속하는 두 사람(어머니―아이, 아버지―아이, 부부) 사이에 정서적으로 감정 이입을 하면서 마주친다면, 꼭 붙들어 주면서 껴안음으로써 "무조건적인 사랑"을 경험하게 됩니다. 이 경우에는 상호적인 관계가 중요합니다. 감정을 표현한다는 것은, 갈등이 많은 관계에 있어서 그 때마다 다른 사람의 감정적 체험 속에 자신의 감정을 이입할 수 있게 된다는 뜻입니다.

전형적인 예를 들어보겠습니다. 병든 아이를 지닌 어머니는 자기 자신의 내적인 발판을 확고하게 하기 위하여, 자신의 어머니와 화해를 합니다. 그렇지만 자신의 어머니가 노쇠한 상태에 있거나 이미 죽었기 때문에 만날 수 없는 상황이라면, 친한 사람을 꼭 껴안음으로써 시각화를 하여, 자신의 어머니와 화해하려고 애쓰게 됩니다. 이 경우에 친한 사람 또는 자신의 배우자는 그 자리에 있지 않은 어머니를 대신하는 것이 아니고, 껴안음으로써 정서적인 과정을 돕게 됩니다. 그 다음에야 비로소 아이는 아버지나 어머니와 유대 관계를 갖게 됩니다.

출생할 때쯤에 어머니와 결합하고 싶어하는 욕구가 손상되는 경우에는(B. 헬링어에 의하면, 이리저리 움직이려고 하지만 할 수 없는 상태라는 의미에서), 출생할 때까지 소급하여 정서적인 경험을 공감하려고 노력하게 됩니다.

원칙적으로 붙들어주기 요법 치료사가, 붙드는 두 사람 각자가 감정을 표현하도록 도와주기 위해서는, 돗자리 위에서 꼭 껴안는 두 사람 각자와 감정 이입을 할 수 있어야 합니다. 그밖에도 두 사람이 감정을 표현할 때마다 치료사는 그 두 사람이 표현한 감정이 다른 사람에게 어떤 영향을 주는지를 살펴야만 하며, 표현한 감정에 대해서는 자신의 감정을 불어 넣어서 대답해줌으로써 북돋아주도록 해야 합니다.

부정적인 감정이 많이 쌓여 있을수록, 만남에서 어려움이 더욱 커지게 됩니다. 암 환자는 이런 형태의 치료를 받으면서, 한편으로는 노여움과 분노와 슬픔의 갈등에서 벗어나고, 다른 한편으로는 사랑을 향한 그리움에서 벗어나게 됩니다. 환자가 사랑보다 파괴적인 감정을 더 크게 느끼는 한, 도망치거나 회피하려는 경향을 나타냅니다. 집에 있을 때 남편은 인터넷 속으로 도망치고 부인은 텔레비전 앞으로 도망합니다. 많은 사람들은 무려 수십 년 내내 이러한 거리를 꼭 지키고 있습니다. 붙들어주기를 통해서 도망이나 회피는 방해받게 됩니다.

붙들어주기 요법을 사용하면 이런 유형을 이겨내는 데에 도움을 줄 수 있고, 따라서 그러한 과정에서 암을 이겨내는 데에도 큰 도움이 될 수 있습니다.

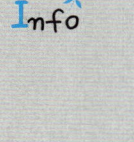

- 이리나 프레코프 (1999) 네가 나를 붙들어주었더라면 – 붙들어주기 요법의 기초 및 적용(Hättest du mich festgehalten - Grundlagen und Anwendungen der Festhalte-Therapie), Goldmann
- GfH e. V., Funkenbergweg 3, 88459 Tannheim i. Württ., 전화: 08 39/5 93 42 29
- http://www.festhalten-prekop.de/

그림 치료, 조형 치료

❋ **예술 치료는 질병을 치유하고** 인성을 계발하고자 하는 목적을 지니고 있습니다. 이런 예술 치료의 효과를 높이기 위해서는 인지 능력과 체험 능력을 향상시킴으로써 창의력을 북돋아주어야 합니다. 예술과 창의성은, 삶에서 중요한 갈등을 겪을 때, 통찰력을 발휘할 수 있게 해 줍니다. 창의성 요법의 영역에는, 음악 치료, 그림 치료, 게슈탈트 치료뿐만 아니라, 독서 치료, 시 치료도 있습니다.

"예술(Kunst)"은 "할 수 있는 상태(können)"에서 오는 것이 결코 아닙니다.[136] 누구든지 창의력을 발휘할 수 있고, 또한 창의력을 발휘해야만 하는 것입니다. 왜냐하면 창의력은 정신적인 것과 영적인 것을 구체적으로 지각할 수 있게 하는 능력이기 때문입니다.

인지 의학(人智醫學)[137]에서는 오래 전부터 암의 치료를 보완하는

---

136) 독일어에서 "예술"을 뜻하는 낱말 "Kunst"는, "할 수 있다"를 뜻하는 낱말 "können"에서 유래한다.
137) 282쪽의 역자 주를 참조할 것.

치료의 개념 속에 예술 치료를 넣어 두고 있었습니다. 정통 의학에서도 예술적인 훈련을 도입하고 있으며, 암 환자의 회복기 치료를 하는 몇몇 병원에서는 최근 들어 그림 치료를 적용하고 있습니다.

그림 치료에서는 색채로 형상화하는 것을 영혼이 흘러나오는 것이라고 해석합니다. 색채를 다루는 것은 감정을 다루는 것과 똑같은 것이라고 간주하고 있으며, 질병이 치유되는 과정은 감정의 영역에서도 나타나야 합니다. 이것은 암에 있어서도 마찬가지입니다.

암 환자에게 그림 치료를 할 때는, 그려진 그림을 해석한 내용에 포함되어 있는 것을 표현하고자 합니다. 정신 치료에서 하는 그림 치료는 병을 진단하고자 하는 것이지만, 암 환자에게 그림 치료를 하는 것은 병을 진단하고자 하는 것이 아닙니다.

그림을 그리는 것은 주의력을 집중하는 훈련과 다름이 없고, 종이에 색을 칠할 때 주의력을 집중하도록 유도하면서 용기를 북돋아줄 수 있습니다. 그러나 특히, 큰 화폭에 그림을 그릴 때는, 자유를 얻고자 하는 열망과 운동을 하고자 하는 욕구를 충족시켜 줄 수도 있습니다.

학교에서 이루어지는 미술 수업은 – 아마도 다른 효과를 내는 기전도 있지만 – 오히려 역효과를 내기도 합니다. 즉, 학교 과정이 끝나고 나면 다시는 창의력을 발휘하면서 활동하고 싶은 생각이 들지 않게 된다는 점입니다. 그렇지만 그림 치료는 학교에서 이루어지는 미술 수업과는 전혀 관계가 없습니다. 그림 치료는, 스케치에서 좋은 점수를 받았는지 하는 것과는 전혀 상관이 없습니다. 그림 치료에서 환자가 완성한 그림은 다른 사람을 위해서 그린 것이 아닙니다. 그러므로 완성된 그림에 대해서는 어떠한 미술 비평도 할 수 없고 또한 비평을 해서도 안 됩니다.

미술 치료에서 관심을 두는 것은 작품을 창작하는 것이 아닙니다. 오히려 마음 속에 있는 감정을 인지하고 표현하는 것, 그리고 창의력을 경험하는 것이 관심사입니다.

결코 이 세상에서 나지 않은 것처럼 보이는 사람들은, 자신이 신체를 지니고 있다는 사실을 올바르게 받아들이려 하지 않습니다. 오히려 마치 떠돌아다니듯이 삶을 살아가고, 정서적으로는 감수성이 매우 예민하고, 질병에 대해서는 적극적으로 맞서 싸우지 않고, 차라리 질병에게 지고 싶어 합니다. 이런 사람들의 경우에는, 흙을 가지고 열심히 활동하는 일에 몰두하게 함으로써, 삶의 의욕을 더 느끼고 현세에 더욱 애착을 갖도록 도와줄 수 있습니다. 이러한 일의 예를 든다면 정원 꾸미기가 있고, 예술 치료의 영역에서는 찰흙을 다루는 것이 있습니다.

조형 치료를 하게 되면, 환자는 흙에서 유래하는 물질과 접촉하게 되고, 어떤 방향에서도 관찰할 수 있는 3차원적인 이미지를 만들어낼 수 있습니다. 접시나 꽃병 같은 일상 용품도 만들어낼 수 있습니다. 많은 사람들의 경우, 자기가 만든 작품을 구체적으로 손 안에 넣게 되면, 이런 종류의 창조적인 행위에 대해 깊은 인상을 받게 됩니다.

조형으로 형상화하는 특별한 형태는 찰흙밭에서 작업을 하는 것입니다. 이 경우에는, 더 이상 예술적인 형상화나 통제된 형상화에 좌우되지 않습니다. 오히려 그밖에도 환자에게 눈을 감고 형상을 만들어 보도록 권하게 됩니다. 찰흙이 어떤 형상을 취하게 될지는, 손의 촉각과 손의 움직임에 달려있게 됩니다. 이처럼 눈을 감고서 형상화라는 과정을 하다 보면, 환자에게는 촉각에서 이루어지는 원초적인 형태의 세계가 열리게 됩니다. "종양이란, 형태가 이루는 과정에서 질서를 잃었을 때 생기는 것"이라고 이해할 수도 있습니다. 종양에 대해 그렇게 이해하고자 한다면 – 앞에서 설명한 바와 같이 – 부드럽고 유연한 물질을 다루면서 형상화의 작업을 함으로써, 아마도 암이 생기는 과정에 대하여 치유하는 영향을 줄 수 있을 것입니다.

예술 치료는 개별 치료 또는 그룹 치료로 이루어지고 있습니다. 예술치료사들 – 그렇지만 게슈탈트 치료사[138]와 작업 치료사[139]도 마

---

[138] 게슈탈트 심리 치료에서는, 어떤 사람의 마음 속에 통합되지 않은 채 존재하고 있는 모순된 양면적인 감정들을 하나하나 찾아내어 발견하고, 그것들을 현재의 안전한 환경에서 다시 경험하게 한다. 그렇게 하면 배경(背景)에 있던 감정들이 전경(前景)에 떠오르면서 자연스럽게 그런 감정들이 사라지도록 도와줄 수 있다.
[139] 작업 치료에서는, 운동 기관, 감각 기관, 마음이나 정신의 능력 등을 제대로 발휘하지 못하고 있는 환자들에게 조언을 하고 치료한다.

찬가지입니다 – 은 비유적이면서도 화려한 말을 사용하여 환자들과 함께 작업을 합니다. 예술 치료사들은 표현된 것을 이해하도록 지도해 주고 도움을 줍니다. 예술 치료사들은 또한 환자가 위험한 고비를 잘 넘길 수 있게 해 주고, 명백하게 밝혀진 것이 환자의 마음 속에 계속 명백한 상태로 남아 있게 하는 데에 도움을 줄 수 있습니다.

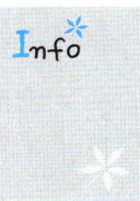

- Herrlen-Pelzer, Sybille; Rechenberg, Petra (1998) 암 환자와 함께 그림을 그리는 것 – 질병을 이겨내는 데에 도움이 된다(Malen mit Krebspatienten–Ein Beitrag zur Krankheitsbewältigung). Urban & Fischer

음악, 무용, 음향

✻ **어떤 문제에 부딪혔을 때** 웃음으로써 그 문제를 해결할 수 있는 것처럼, 마찬가지로 노래를 함으로써 그 문제를 해결할 수도 있습니다. 이 때 부르는 노래는 결코 예술적인 가곡이어야 하는 것이 아니며, 유명한 히트송이어야 하는 것도 아닙니다. 그 노래는 단순한 멜로디로 할 수 있고, 새로 생각해 낸 멜로디로 할 수도 있습니다. 가사는 있어도 좋고 없어도 괜찮습니다.

<u>몸과 마음과 영혼의 영역에서 음악을 적용할 수 있습니다. 음악을 사용하면, 근육의 긴장이 풀리고, 근심과 걱정은 – 목적했던 대로 – 사라지게 됩니다.</u>

음악 치료를 하면, 심장과 호흡과 근육이 조화롭게 기능을 발휘할 수 있게 됩니다. 음악 치료는 이미 많은 병원에서 사용되고 있고, 무엇보다도 만성 통증을 치료하는 데에 있어서 효과가 있다고 인정을 받은 치료 형태입니다.

그렇지만 음악 치료는 있을 수 있는 모든 치료 형태 중에서 중요한 역할을 하는 것은 결코 아니며, 암을 치료하는 데에 있어서도 단지 보완적인 치료로서만 의미가 있는 것입니다. 그러나 음악 치료는 많은 병원의 임상 조직에서 독자적인 부서로 되어 있으며, 많은 대학에서는 음악 치료를 교과목으로 채택하고 있습니다.

음악 치료에서는 스스로 음악을 연주하는 것을 활용할 뿐만 아니라 음악을 듣는 것도 활용합니다. 음악을 듣고 나서는 이어서 이야기를 나누고, 그 다음에는 스스로 음악을 연주하는 방식을 취하는 수도 자주 있습니다. 이 경우에 예술적인 시각은 전혀 중요하지 않고, 오로지 내면의 삶을 음악적으로 표현할 수 있는지가 중요합니다. 이처럼 감정과 기분을 표현할 때는, 노래를 부르는 목소리를 사용하거나 악기의 도움을 받아서 하게 됩니다. 또한 혼자 할 수도 있고 그룹으로 할 수도 있습니다. 일반적으로는 실로폰, 철금(鐵琴), 탬버린, 트라이앵글 등과 같은 단순한 악기를 사용하며, 북, 징, 음향 놋그릇[140]이나 그와 같은 종류의 악기로 보완합니다.

모든 사람은 기본적인 음악적 감수성을 지니고 있습니다. 이런 음악적 감수성은 음악적인 재능과는 전혀 관계가 없는 것입니다. 음악을 행위의 수단으로서 적용하는 경우에는, 여러 해 동안 연습을 해야만 숙달할 수 있게 되는 악기는 전혀 사용할 수 없습니다. 더구나

---

[140] 서양에서 사용되는 음향 진동 치료의 테크닉과 이론적인 설명은 동양 문화의 영향을 받은 것으로서, 음향 진동 치료에서는 고대의 티베트에서 사용하던 놋그릇을 사용한다.

서로 유대 관계를 이루고 또한 의사 소통을 하는 데에 있어서 협력하는 것이 중요합니다. 한 사람이 다른 사람에게 대답할 때는 말로 하지 않고, 음악을 이용한 상징적인 언어의 형태로 하게 됩니다.

무용 치료에서도 목표로 삼는 것은 몸으로 표현하는 것이지, 다른 것이 아닙니다. 이 경우에도 이사도라 던컨[141]처럼 춤을 추어야 하는 것은 아닙니다. 무용 치료에서는, 발레나 탱고나 로큰롤을 배우는 것이 아니고, 음악을 통해서 진행되는 동작을 매체로 이용합니다. 무용 치료에서 이루어지는 동작은 절대적으로 아주 미세해야만 합니다. 무용 치료를 한다고 해서 부담을 느끼지는 않아야 합니다. 동작을 조금밖에 할 수 없는 사람들에게도 무용 치료를 적용하면 상당한 효과를 낼 수 있습니다.

간단하면서도 미리 정해진 동작을 환자에게 가르쳐 주면 한 가지 본보기가 될 수 있습니다. 그런 다음에 환자는 자기 자신에게서 나오는 동작을 찾아낼 수 있습니다. 사람들이 암이라는 진단에 직면하게 되면, 완전히 새로운 느낌과 생각과 행동 방식을 나타내게 됩니다. 이러한 느낌과 생각과 행동 방식은 말로 표현할 수 없는 것처럼 보이는 수가 자주 있습니다. 그렇지만 상징적인 동작을 사용하면, 사람이 말로 표현할 수 없었던 사물들을 표현할 수 있게 됩니다.

---

141) 이사도라 던컨(1878-1927)은 미국의 샌프란시스코에서 태어났다. 전통 무용을 배격하고 현대 무용을 창조적 예술의 수준으로 끌어올린 최초의 무용가이며, 현대 무용의 어머니라고 알려져 있다.

<u>무용 치료에서 근본적인 과제는, 환자가 자신의 몸과 영혼의 욕구를 인지하고 구별하고 시험해 보도록 도와주어야 한다는 것입니다.</u>

리듬과 멜로디는 환자에게 감정과 기분을 불러일으킵니다. 이러한 감정과 기분은 무용을 통해서 눈에 보이게 되고, 그리고 나서는 이런 감정과 기분에 대하여 그룹에서 논의하게 됩니다. 환자는 떠오르는 태양이나 하늘을 나는 새를 춤 동작으로 표현하는 것과 같은 연습을 할 수 있습니다. 환자가 이런 연습을 한다면, 몸에 대해 긍정적인 감정을 더욱 많이 지니도록 하는 데에 도움이 되고, 또한 힘과 자신감을 얻는 데에도 도움을 받게 됩니다. 무용 치료를 하면서, 긴장 풀기 훈련, 상상 여행, 대화 등을 함께 한다면, 치료를 보완해 주는 셈이 될 것입니다.

음악 치료의 특별한 형태로서는 음향 천자법을 들 수 있습니다. 음향 천자법은 침술의 일종으로서 소리굽쇠를 사용합니다. 음향 천자법을 할 때는 진동하는 소리굽쇠를 몸의 특정한 부위에 댑니다. 다양한 주파수를 지닌 여러 가지 소리굽쇠를 사용할 수 있습니다.[142]

완전히 달리 적용하는 방법으로는, 음향을 통해 울려 퍼지게 하면

---

[142] 음향 천자법에서는, 소리굽쇠를 이용하여, 몸에 있는 7군데의 챠크라에 따라 다른 주파수의 음향을 전달한다. 음향의 주파수에 따라, 진동 상태가 달라지고, 몸 안에서 공명되는 상태도 달라진다. 따라서 환자를 흥분시키기도 하고, 안정시키기도 하고, 정서적으로 조화를 이루게 하기도 하므로, 그 결과 몸 안에서 스스로 치유하는 능력이 강해진다.

서 종양 세포에게 직접 영향을 주려고 시도하는 것입니다. 지금까지는 실험실에서 연구가 진행되었고, 이 경우 연속된 여러 가지 음을 종양 세포에 울려 퍼지게 합니다. 이런 연구에서 밝혀진 바로는, 어떤 종류의 음이 울려 퍼지는지 또 얼마 동안 음이 울려 퍼지는지에 따라, 종양의 성장이 억제될 수 있다는 점입니다.

> **Info**
> - DITAT(심층 심리학적인 무용 치료와 표현 치료에 대한 독일 연구소: Deutsches Institut für tiefenpsychologische Tanztherapie und Ausdruckstherapie e.V.), Rilkestr. 103, 53225 Bonn, 전화: 02 28/46 79 00, http://www.ditat.de
> - http://www.musiktherapie.de
> - http://www.dgt-tanztherapie.de
> - http://www.klangliege.de

문학 치료와 독서 치료

❋ **문학 치료와 독서 치료에서는** 말의 힘을 이용합니다. 환자가 어떤 텍스트를 읽는다거나 저술하게 되면, 그런 활동의 결과로 질병을 치료하는 데에 도움이 될 수 있습니다. 어떤 텍스트를 혼자서 읽고, 다른 사람에게 읽어주고, 읽은 것에 대하여 이야기를 하고, 또 어떤 텍스트를 저술하는 것 등은 – 그림 치료나 음악 치료처럼 – 창의성 요법에 속합니다. 이런 활동을 한다고 해서 질병을 물리칠 수 있는 것은 아닙니다. 그러나 이런 활동의 도움으로, 질병을 더 쉽게 참아낼 수 있게 됩니다.

독서 치료와 문학 치료 안에는 여러 가지 학파(學派)가 있습니다. 그렇지만 환자는 텍스트를 자신이 이용하기에 편리하게 저술할 수도 있거나 아니면 유명한 저자의 텍스트에 대해 진지하게 생각해 볼 수도 있습니다. 이런 활동은 교육을 받은 치료사의 도움을 받지 않고 혼자서 할 수도 있고, 아니면 성인 학교에 있는 것과 같은 아마추어 저술 그룹에 가입해서 할 수도 있습니다.

근대가 시작될 때까지 많은 사람들은, 특히 고대의 희곡과 같은 텍스트는 마음을 깨끗하게 하는 기능을 지니고 있다고 믿어왔습니다. 19세기 이래의 많은 문필가들의 작품은 예술일 뿐만 아니라, 어려운 생활 상태를 소재로 하여 표현한 것이라고 이해되고 있습니다.

독서 치료는 독일어 수업과는 전혀 관계가 없습니다. 텍스트를 그룹으로 읽거나 혼자서 읽으면서 치료사의 도움을 받는다면, 치료사가 해야 할 일은, 텍스트를 구조화하고 설명하는 데에 도움을 주며 환자를 격려하는 일입니다. 독서 치료와 문학 치료를 통해서, 환자 개인은 일반적인 사항을 더 잘 알고 의식하게 되며, 세부 사항을 구분 짓는 경계선은 없어지게 됩니다.

텍스트를 읽으면, 새로운 정보를 얻게 되고, 즐겁고 유쾌하게 되며, 기분이 전환되기 때문에, 환자에게 도움이 될 수 있습니다. 이런 것은 모두가 중요하지만, 암을 치료하는 원래의 방법은 아닙니다. 독서 치료를 하면, 정서적으로 긴장이 풀리고, 생각을 끊임없이 할 수 있게 되며, 자아를 발견하고 대인 관계를 새로 시작하는 데에 도움이 되며, 현실과 새로운 관계를 맺을 수 있게 됩니다. 많은 병원에는 도서관이 있고, 이 도서관에서 병동까지 이동식 책 수레가 다니기도 합니다.

텍스트를 읽을 때와 마찬가지로, 텍스트를 저술할 때도, 텍스트를 저술하는 데에 특별히 교육을 받은 치료사가 환자를 안내해 줄 수 있습니다. 저술하는 것을 치료라고 부를 수 있는 것은, 이처럼 치료사가 안내해 주는 경우뿐입니다. 그렇지만 환자를 안내해 줄 만한 치료사가 전혀 없다고 할지라도 환자가 저술하는 것을 방해해서는 안 됩니다. 왜냐하면 저술이라는 것 자체는 – 시, 역사, 또는 성찰하는 텍스트이든지 상관없이 – 긴장을 풀어줄 수 있기 때문입니다.

저술 치료에서는 짤막한 산문 텍스트나 시의 형태로 글을 쓰게 할 수도 있습니다. 그렇지만 전형적인 텍스트의 종류는 일기와 자서전입니다. E. 라우가 쓴 일기는 인상적입니다. E. 라우는 의사로서 이자암을 앓았으며, 그 이자암 때문에 자신이 날마다 해 오던 진료를 할 수 없게 되었습니다. E. 라우의 일기는 젤프스트페어락 출판사(⇒501쪽)에서 출판했습니다. 생물학적 암 퇴치 협회에 연락을 하면, 해마다 사용할 수 있는 달력[143]을 구입할 수 있습니다. 이 달력은 E. 라우와 G. 이르마이가 출판한 것입니다.

흔히 사용하는 방법은 자유로운 연상이라는 방법입니다. 자유로운 연상은, 다른 사람의 지도를 받거나 상상력을 동원하지 않고, 생각나는 대로 자동적으로 글을 쓰는 것입니다. 질병을 치료한다는 것이 동기가 되어서 글을 쓸 때는, 미적이면서도 문학적인 규범을 염두에 두지 않아도 됩니다. 저술 요법에서는 마음 속에서 일어나는 불안감을 종이에 적게 됩니다. 이렇게 저술한 책으로서 유명한 예를

---

[143] 이 달력의 왼쪽 면에는 암 환자들에게 도움이 될 만한 글이 실려 있고, 오른쪽 면에는 날마다 적절한 금언(金言)이 1주일 분씩 실려 있다. 또한 날짜에 요일이 적혀 있지 않으므로, 연도(年度)에 관계없이 사용할 수 있다.

든다면 "화성(火星)"입니다. "화성"이라는 책에서 저자는 "프리츠 초른[144]"이라는 필명을 사용하고 있습니다. 그러나 영혼의 분노를 글로 표현할 때, "화성"이라는 책에서처럼 자서전의 형식으로만 써야 하는 것은 아닙니다.

짤막한 행(行)으로 이루어진 텍스트에서는, 지나간 일들과 원초적인 감정들이 함축적인 방법으로 다시 살아납니다. 침묵을 지키는 것에 대항하는 싸움으로서 쓴 글은 무질서하고, 이런 글에서는 비유적인 말을 사용합니다. 한 낱말이 어떤 뜻을 지니고 있느냐보다는 운율이 중심을 이루고 있으며, 이 운율에 의하여 연상이 계속 이루어집니다. 여기에서는 절대로 냉정하고도 객관적인 조언을 해서는 안 됩니다. 일상생활에서는 적합하지 않은 것들을, 언어를 사용하여 간결하게 표현할 수 있으며, 또 그런 방법으로 표현해도 괜찮은 것입니다. 언어를 창의적으로 다루는 경우에는 금기 사항과 관행에 구애받을 필요가 없으므로, 자아를 만나는 과정이 이루어질 수 있습니다. 저술 치료에는 격려해 주는 단계, 텍스트를 창작하는 단계, 텍스트를 해석하는 단계 등이 있습니다. 마음 속에서 질서가 허물어지려 할 때, 이런 단계를 거치면 영혼이 다시 균형을 회복할 수 있습니다.

암 환자들에게 저술 치료법을 적용하면서 암 환자가 창작한 텍스트를 읽어 보면, 매우 중요한 문제들과 정면으로 부딪히게 됩니다. 암이 문제가 되어 있을 때는, 삶에서 마음의 상처를 입고, 그 상처

---

144) "초른 Zorn"이라는 독일어 낱말은 "분노"를 뜻한다.

때문에 마음 속에 자국이 남으며, 또한 정신적인 고뇌와 "중요한 분기점"을 겪는 것도 역시 관심사가 됩니다. 상징적인 표현과 비유를 사용하면 감정을 여과할 수 있고, 텍스트는 투사(投射)[145]의 매체가 됩니다.

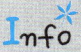

- 독일 음악 및 독서 치료 협회(Dt. Ges. für Poesie- und Bibliotherapie), Dortmund, 전화: 02 31/6 90 40 04
- Dr. G. Irmey und Dr. E. Rau, 해마다 사용할 수 있는 달력: 사람마다 다른 삶의 충동(Immer währender Kalender: Lebensimpulse von Mensch zu Mensch). 하이델베르크에 있는 생물학적 암 퇴치 협회에 연락을 하면 구할 수 있다, 전화: 0 62 21/13 80 20
- von Werder, Lutz (1995) 저술 치료와 문학 치료 (Schreib- und Poesietherapie). Beltz
- Dr. Anna-Luise Jordan, an@leggo.de, 전화: 0 62 31/86 31 52

---

[145] 투사란 – 투영(投影)이라고도 한다 – 심리학·정신의학의 용어로서, 자아 방어 기전을 뜻한다. 자신의 자질, 욕구, 감정 등을 인정받지 못하거나 인정하고 싶지 않을 때, 그러한 감정이 자기 것이 아니라 다른 사람이나 사물에 있는 듯이 무의식적으로 느끼는 작용이다.

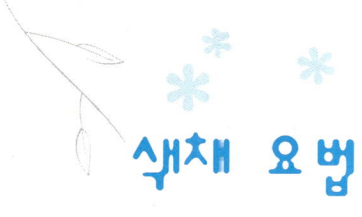

색채 요법

✱ **색채 요법에는 여러 가지** 특성이 있습니다. 색채는 관찰한다거나 시각화할 수 있습니다. 그리고 색채 요법에서 색채는 특히 정신에 작용합니다. 그렇지만 또한 색채가 몸에까지 작용하게 하고 싶다면, 색채가 빛을 낼 때 피부의 넓은 면적에 직접 비추도록 하는 것이 더 좋습니다.

피부에 빛을 비추는 것과 관련하여 가장 오래된 방법은 '스펙트럼 색소-시스템'입니다. 이 방법은 딘샤 P. 가디알리[146]가 개발하였으며, 지금까지 백 년이 넘도록 사용되고 있습니다. 이 방법에 사용하는 장치는 간단하게 만들어낼 수 있으며, 일반인들도 쉽게 사용할 수 있고, 쉽게 이해할 수 있습니다. 색채를 치료 목적으로 사용하려면 인공적인 광원(光源)이 필요하며, 이 인공적인 광원을 사용하여 하루 중의 시간이나 기상 상태에 관계없이 색채를 비출 수 있어야 합니다.

---

[146] 딘샤 P. 가디알리는 '스펙트럼-색소 요법'을 창시했으며, 1920년부터 1959년까지 '스펙트럼-색소 채색된 빛 요법'을 시행하였고, '스펙트럼-색소 연구소'를 설립한 바 있다.

전구와 컬러 필터 박편을 이용하여 열두 가지의 특별한 색채를 만들어 낼 수 있습니다. 그리고 병의 증상에 따라 몸의 특정한 부위에 이 색채를 비추게 됩니다. 이 경우에 피부는, 색채가 지니고 있는 정보를 생명체 안으로 들어오게 하는 데에 이상적인 경계면으로서 작용합니다. 이 때 혈관과 림프관은 빛을 운반하는 매개체처럼 작용하게 되어, 색채의 진동 상태를 몸 속의 깊은 곳으로 전달해 줍니다. 사람의 피부의 표면적은 대략 2 제곱미터에 달하고, 게다가 피부는 평균 12 킬로그램의 질량을 지니고 있어서 몸 안에 있는 장기 체계들 중에서 가장 큰 종류에 속합니다.

침술의 기초를 이루는 것은 경락계입니다. 그리고 피부의 표면이 어떤 상태인지 또 체액이 어떤 정보를 지니고 있는가에 따라 경락계가 조절됩니다. 그렇지만 그밖에 색채가 진동하는 것도 이 복잡한 경락계를 조절하는 작용을 합니다.

보완적인 암 치료법에서 황록색과 쪽빛은 효과가 있다고 입증되었습니다. 황록색은 만성 질환이 있을 때 몸의 기능을 조절하고 조화를 이루는 작용을 하므로, 피부의 넓은 면적에 비추도록 하여 사용합니다. 쪽빛은 피부가 수축하게 하고 성장을 억제하는 작용이 있으므로, 질환이 있는 부위를 향해서 비추게 합니다. 암 환자를 치료하면서 통상적인 방법 외에 색채 요법을 사용한다면 – 암의 증상에 따라서 – 방사선 치료 때문에 피부에 손상이 생겼을 때는 빨강색을 사용할 수도 있고, 화학 요법을 하다가 부작용이 생겼을 때는 노랑

색을 사용할 수도 있습니다.

- Eberhard, Lilli (2000) 색채가 지니고 있는 치유 능력 (Heilkräfte der Farben). Drei Eichen
- Dinshah, Darius (1989) 빛이 있어라(Es werde Licht). Dinshah Health Society USA
- http://www.planetware.de/farbtherapie

정신적 해방

✽ 정신적 해방(구해냄, 자유롭게 함)은 정신적인 경향이 강한 치료 방법이자 자조(自助) 방법입니다. 정신적 해방은 미국에서 개발되었고, 이제는 독일에서도 점점 관심을 끌고 있으며, 암 질환을 정신적으로 가공하는 데에 중요한 도움을 줄 수 있습니다. 정신적 해방이라는 작업의 목표는, 정신적으로 차단하면서 병을 일으키는 본보기가 되는 생각과 감정을 자각하게 함으로써 이러한 생각과 감정에서 해방될 수 있게 하는 것입니다.

이런 형태의 치료에 내포되어 있는 기본 사상은, "'병을 일으키는 본보기가 어디에서 유래하는지, 또 그 본보기가 어떠한 정서적-에너지론적인 부담을 주고 있는지'는 이전에 있었던 삶의 체험을 기억함으로써 알아낼 수 있다."라는 것입니다.

정신적 해방을 적용하는 데에 있어서, 깊은 긴장 풀기의 도움을 받고, 또 개인적이고 정신적인 힘의 원천을 지향하는 데에서 도움을 받으면, 이처럼 부분적으로 의식하지 못하는 기억에 대해 내적으로 몰두하여 다가갈 수 있게 됩니다. 부정적인 자화상, 불안감, 숨 막히는 느낌 또는 감추어진 분노 등 - 이것들은 구름처럼 생활 감정을 어둡게 합니다 - 은 녹아서 없어져야만 하는 것입니다. 이렇게 하기 위한 훈련은 연수 과정에서 전달받을 수 있고, 혼자 또는 여럿이서 연습할 수 있습니다.

연수 과정에서 연습하는 것들로는, 명상, 노래, 치료 효력이 있는 운동 및 치료 목적으로 언어를 적용하는 것을 들 수 있습니다. 이 경우에 연습 지도자가 함께 하는 것은, 개인에 맞게 하고 있으며, 개별 환자에게 주어진 주제에 맞게 이루어집니다. 지도자의 지도를 받아서 깊은 긴장 풀기를 하면, 아주 깊숙하게 자리 잡고 있으면서 한 쪽에 내몰려 있는 감정과 기억을 더욱 쉽게 의식할 수 있게 되며, 마침내 그 때마다 매우 개인적인 주제군(主題群)의 근원에 도달할 수 있습니다. 문제가 되고 있는 감정의 유형, 알고 있는 생각이나 행동의 유형, 그리고 그에 알맞은 해결 방법을 찾아낸다면, 치료가 진행됨에 따라서, "자신의 능력이 삶의 기쁨과 확신의 원천이 된다."라는 생각으로부터 자유로워질 수 있고, 따라서 암 환자의 상태가 더 좋아집니다. 전체적인 인생 설계를 변화시킴으로써 계속 살아갈 수 있는 힘을 얻게 됩니다.

- 연수 사무실(Seminarbüro) Christof Langholf, 우편 사서함 11 21, 31077 Sibbesse, 전화: 0 50 65/96 31 68
- Langholf, Christof (2004) 나는 자유로워진다. 내적인 치유 및 정신적인 성장 – 정신적 해방 방법(Ich lasse los. Heilung und spirituelles Wachstum — Die Releasingmethode). Goldmann
- http://www.cl-releasing.de

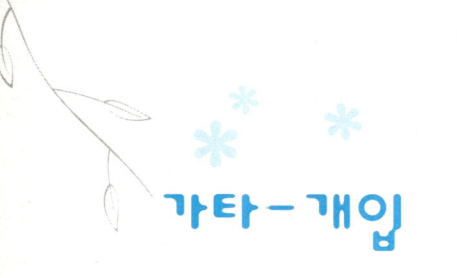

가타-개입

❋ **가타는 자비네 칼사** 박사와 나나 데프 칼사 박사가 개발한 것이며, 인도의 격투 전통에 기초하고 있고, 그 뿌리는 아유르베다 및 요가에서와 같습니다. 한 연구에서는, 전이되지 않은 유방암을 지닌 여성들에게 가타-개입을 시행했더니, 자존심, 성취에 대한 준비성 및 면역계에 대해서 긍정적인 효과가 있다고 입증되었습니다. 암 환자들은, "자율적이라기보다 타율적으로 행동한다. 자신의 욕구를 뒷전에 두고, 걱정, 슬픔 및 분노로 억눌리는 경향이 있다."라는 말을 자주 듣고 있습니다. 여기에서는, "자기 자신이 잘 되기보다 다른 사람이 더 잘 되기를 생각하는 사람이 급성인 암 질환의 스트레스를 어떻게 효과적으로 이겨낼 수 있겠는가?"라고 질문을 해 볼 수 있습니다.

가타-개입은, "자신을 원래의 모습으로 되돌리려면, 배워서 익숙하게 되었으면서 따라서 바꿀 수 있는 행동의 유형이 중요하다."라는 이론에 기초하고 있습니다. 마음 속의 여전사(女戰士)[147]라는 은유와 같은 짧은 텍스트는, 자기 자신과 다른 사람들을 새로운 빛 속에 비추어보는 철학적이고 심리학적인 관점들을 전달해 줍니다.

이런 관점들은 통증, 신체 장애, 불안, 분노, 슬픔 등을 다루는 데에 도움이 될 뿐만 아니라, 자존심, 품위 및 용기에 기초를 두고 건강하게 한계를 설정하도록 하는 데에도 도움이 됩니다. 자기 자신의 감정, 입장, 결정 및 한계를 인지하고 승인하고 옹호하는 철학에 대해서는, 신체적인 훈련을 하면서 다시 관심을 가질 수 있습니다. 운동을 하면서 명상하는 것, 명상적이고 자기 방어에 도움이 되는 무기 사용 훈련, 의례적인 결투 놀이 등은, 완전히 개인적인 공간에 대한 천부적인 기본권을 깨닫게 한다는 점에서 도움이 됩니다. 뿐만 아니라, 즐거운 놀이를 하는 기분으로 은유적으로 접근하는 방법을 쓰면, 일상 생활에서 마주치는 갈등과 충돌 상태를 덜 회피하고, "거짓된 타협"을 줄이며, 자유 의지를 더욱 많이 행사하고, 또한 그럼으로써 책임감을 느끼면서 자신의 삶에 만족하도록 격려할 수 있습니다. 또 이상과는 전혀 별개로서 여러 가지 긍정적인 효과들이 나타납니다. 예를 들면, 기분이 즐거워지고, 자주 웃게 되며, 긴장이 풀어지고, 좌우 양쪽의 근육이 발달하고, 수술한 쪽의 운동 범위가 넓어지고, 몸을 지각(知覺)하고 자세를 취하는 것이 좋아지고, 몸의 여러 근육이 조화를 이루고, 몸과 마음의 상태가 좋아지며, 림프액이 더 잘 배출되고, 면역계가 활성화되는 것 등입니다.

---

147) "마음 속의 여전사가 걷는 길"이라는 작품에는 다음과 같은 대목이 있다. "모든 여성의 내부에는 여전사가 살고 있다. 이 여전사는 생명의 힘에게 봉사하고 그 힘을 보호한다. 이 여전사는 모든 것과 애정이 깊게 결합되어 있으면서도, 자기 자신을 망각하지 않는다. 이 여전사는 연약하면서도 동시에 사납기도 하다. 그리고 이 여전사는 마음의 소리를 듣기 때문에, 필요한 일을 해 낸다. ……"

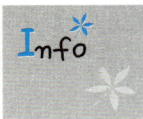
- Dr. S. Khalsa, Berlin, 전화: 0 30/8 85 46 20, nkhalsa2@arcor.de, http://www.gatah.com

자율성 훈련

❋ **자율성 훈련이란, 예방적인** 건강 의학의 범주 안에서 사용되는 방법입니다. 자율성 훈련에서는, 정서적인 장애를 일으키는 영향을 받지 않도록 하는 것이 중요합니다. 일상 생활에서 질병을 일으키는 구조를 분석하고, ― 환자와 대화를 나눔으로써 ― 환자를 건강하게 해 줄 수 있는 방법을 찾아냅니다. 그래서 경우에 따라서는 환자가 자신의 상황을 바꿀 수 있어야 합니다. 그렇게 하기 위해서는 환자가 자기 나름대로 활동을 함으로써 문제를 해결하도록 안내해 주어야 합니다. 자율성 훈련을 시작할 때는 환자 개인의 자립심이 중요합니다. 의사도 체계적으로 훈련을 받아야 하고, 훈련 내용을 익혀야 합니다. 왜냐하면 의사는 결코 환자에게 충고를 해야 하는 것이 아니라, 환자에게 겨냥하는 질문을 해야 하기 때문입니다. 환자는 의사가 던지는 질문을 가지고 나쁜 질병의 원인을 공격할 수 있습니다. 환자는 자신에게 필요한 외적인 상황을 스스로 조성하는 방법을 터득해야 합니다. 그러므로 환자가 이런 방법을 터득하는 것을 목표로 삼도록 유도하는 것이 중요합니다. 이러한 것은 하이델베르크에서 일하고 있는 로날드 그로사르트-마티체크 교수[148]가 개발했습니다. 그로사르트-마티체크는 수십 년 동안에

걸쳐 수천 명의 환자들과 함께 작업을 했으며, 자신의 방법에 대하여 확실한 근거를 가지고 학문적으로 기초를 세웠습니다.

지금까지의 연구에서 나타난 바와 같이, 자율성 훈련을 하면 암 환자들의 수명을 늘일 수 있었으며, 이 훈련을 받은 환자들은 실제로 더 편하다고 느끼고 있습니다.

자율성 훈련을 할 때는 대화를 가급적이면 줄이라고 제한할 수 있습니다. 기본적으로 받아들이는 마음이 있어서 어떤 행위를 하도록 유발하는 상황, 잘못된 행동의 유형 그리고 잘못된 인간관계의 유형은 바꿀 수 있다는 사실을 깨달을 필요가 있습니다. 정신 사회적인 영역에서는 기꺼이 배우고자 하는 마음과 배우는 능력을 훈련합니다. 환자는 자신에게 손해를 끼치는 것을 피하고, 자신에게 이익을 가져다 주는 것에 주의를 기울이도록 연습합니다.

어떤 변화를 일으키기 위하여 할 수 있는 것으로는 다음의 몇 가지를 들 수 있습니다.
- 어떤 상황을 멀리 합니다.
- 어떤 상황에 대처할 때 평소와는 다른 방법으로 대처합니다.
- 어떤 상황을 보는 관점을 바꿈으로써 그 상황을 달리 평가하고

---

148) 로날드 그로사르트-마티체크는 1940년에 부다페스트에서 태어났으며, 현재 베오그라드에서 객원 교수로서 예방의학 및 신경종양학을 가르치고 있고, 하이델베르크에서 예방의학 및 정치 · 경제 · 건강 심리학 연구소 소장직을 맡고 있다.

달리 경험합니다.

자율성 훈련은 매일의 상황에서 취하는 일상적인 행동과 관련이 있습니다. 자율성 훈련은 편안한 느낌을 더 많이 갖게 하려는 목적을 지니고 있습니다. 그리고 이 편안함이란, 어떤 것을 추구함으로써 편안하게 되는지 아니면 어떤 것을 피함으로써 편안하게 되는지, 또 특정한 사람이 있는 삶이 편안한지 아니면 특정한 사람이 없는 삶이 편안한지와 관계가 있습니다.

- 로날드 그로사르트-마티체크 (2000) 자율성 훈련-자기 조절을 고무함으로써 건강을 회복하고 문제를 해결하는 방법(Autonomietraining.-Gesundheit und Problemlösung durch Anregung der Selbstregulation). de Gruyter

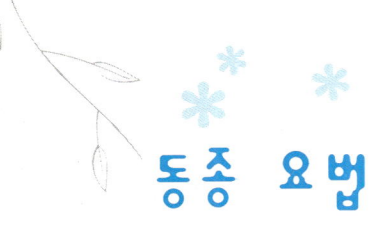

동종 요법

전형적인 동종 요법에서는, 질병을 치료하는 것이 아니라 질병을 앓고 있는 사람을 치료합니다. 약제를 선택할 때는, 건강한 사람에게서 증상들의 특정한 양상, 즉 약제의 양상을 일으킬 수 있는 특성을 토대로 합니다. 즉 일반적으로 약제를 사용하기 전에 건강한 사람들을 대상으로 하여 약제를 시험해 봅니다. 이러한 약제의 양상은 질병의 양상과 가능한 한 폭넓게 일치해야 합니다. 동종 요법의 기본 원칙은 "비슷한 것은 비슷한 것을 고친다. 시밀레 시밀리부스 쿠렌투르[149]"라는 것입니다.

여기에서 암에 사용하기에는 어려움이 있습니다. 즉 동종 요법의 약제를 시험하는 경우에 암에서와 같이 중대한 증상들은 전혀 나타나지 않습니다. 또한 임상에서 치료한 경험에 비추어 보면, 동종 요법의 약제는 환자 개개인의 상황에 맞게 활용해야만 합니다. 100 년 이상 임상에서 치료를 하는 과정에서 수많은 동종 요법 약제들을 추

149) "시밀레 시밀리부스 쿠렌투르(simile similibus curentur)."는 "비슷한 것은 비슷한 것을 고친다."라는 뜻을 나타내는 라틴어 문장이다.

출해 낼 수 있었는데, 이런 약제들은 암 환자들에게서 좋은 효과를 내고, 또한 개개의 경우에서 또 다른 조치를 취하지 않고도 암을 치료할 수 있었던 것입니다.

일반적으로 동종 요법은 정통의학에서 입증된 방법 외에 부수적인 조치로 사용됩니다. 이 경우에, 정통의학의 치료와 함께 조기에 — 가장 좋은 것은 계획된 수술을 받기 전에라도 — 시작할 때, 더 좋은 효과를 낼 수 있다는 사실이 입증되었습니다.

동종 요법 약제의 원료가 되는 성분은 광물계, 식물계 및 동물계에서 유래합니다. 동종 요법에 사용하는 약제 중에는, 병원체 또는 장기(臟器) 구성 요소에서 얻어낸 성분, 즉 '병원체 유래 물질'도 있습니다. 동종 요법 약제의 원료는 특별한 방법으로 처리합니다. 즉 여러 단계로 묽게 하고 갈아서 부수거나 흔드는데, 이런 과정을 "희석"이라고 부릅니다. 이렇게 기계적으로 가공함으로써 희석의 단계가 점점 높아지면서 작용 능력은 더욱 강해집니다.

동종 요법 약제는 한 번 투여하고 나서 그 작용이 약해지면 다시 한 번 투여하거나, 아니면 그 다음에 새로 선택한 약제로 교체합니다. 그렇지 않으면 – 주로 Q-희석도(LM-희석도라고도 부릅니다)로 표시한 액체 형태로 – 규칙적으로 특정한 기간 동안에 투여합니다. 정통적인 동종 요법의 견해에 의하면, "단 한 가지 약제만이 꼭 맞다"라고 합니다. 그렇지만 그와 반대로, 항상 개개의 경우에 개별적으로 성분을 맞춘 여러 가지 약제를 교대로 투여하거나 심지어 동시에 투여하는 것도 효과가 있다고 입증되었습니다.

환자에게 적절한 약제를 찾아내기 위해서는, 환자와 깊이 있는 대화를 하고 또 병력을 아주 자세하게 작성할 필요가 있습니다. 이 경우에는 모든 정신적인 증상 및 기분과 관련된 증상들, 모든 특별한 반응 양상 및 감수성, 그리고 모든 장기의 기능 등을 조사하여 기록해야만 합니다.

동종 요법에서 목적으로 삼는 것은, 우선 질병의 이름을 알아내는 것이 아니라, 환자의 개성 및 환자가 아프게 된 상황을 알아내는 것입니다. 그래서 같은 질병을 앓는 사람들도 완전히 다른 약제를 처방받게 되는 것이고, 또한 이 약제는 질병에서 나타나는 단순한 증상에 토대를 두고 비전문가가 선택할 수 있는 것이 아닙니다.

약제의 효과는 먼저 전반적인 건강 상태가 경미하지만 분명하고도 지속적인 호전을 보임으로써 나타나게 되며, 특히 기분이 좋아지며 잠을 잘 자게 됩니다. 동종 요법을 시작할 때는 심지어 짧은 기간 동안에 특정한 증상들이 더 심하게 나타나기도 하지만 – 이른바 초기의 악화 – 동시에 기본적인 기분이 좋아지는 것은 영향을 받지 않습니다. 불편한 증상이나 나쁜 건강 상태가 오래 지속될 경우에는 – 매우 심한 상태가 아닐 때 –, 새로운 약제를 선택하는 것을 검토해 보아야 합니다.

암을 치료하는 동종 요법 약제가 있는 것은 결코 아니며, 암을 앓는 사람에게 도움이 되는 약제가 있는 것입니다.

방사선 치료나 화학 요법 때문에 생긴 불편한 증상을 줄이기 위해서도 동종 요법 약제를 투여할 수 있습니다. 그러나 치료의 효과를 거두기 위해서는, 항상 개개인에게 맞는 약제를 선택하는 것이 결정적으로 중요합니다. 암 환자에게 동종 요법을 할 때는 전통적인 치료법과 함께 사용해야 하며, 그렇게 함으로써 전통적인 치료법의 효과를 높여줄 수 있습니다. 동종 요법은 가능한 한 일찍 시행해야 하는데, 장기에 변화가 생기기 전에 미리 시행하는 것이 가장 좋습니다. 또한 가능한 한 오랜 동안 시행해야 하는데, 가장 좋은 것은 몇 년 동안이고 함으로써 종양이 전혀 발견되지 않도록 하는 것입니다.

동종 요법은 항상 개인에게 맞추는 요법이고, 많은 전문 지식과 경험을 필요로 하며, 암을 앓고 있는 경우에는 일시적으로만 시행한다거나 환자가 마음대로 사용하도록 해서는 안 될 것입니다.

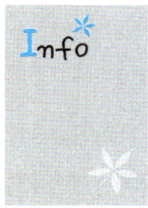

- 독일 동종 요법 의사 중앙회(Deutscher Zentralverein homöopathischer Ärzte e.V.), Am Hofgarten 5, 53113 Bonn, 전화: 02 28/2 42 53 30
- http://www.homoeopathie-welt.de

배치-꽃 추출물

❋ **배치-꽃 추출물 요법의** 핵심을 이루는 취지는, 환자들이 자조 활동을 하도록 도와준다는 것입니다. 배치-꽃 추출물 요법에서는 긍정적인 것을 북돋아주는 약제를 사용합니다. 오로지 부정적인 것을 차단하기만 하는 약제는 사용하지 않습니다.

영국의 세균학자이자 면역학자인 에드워드 배치(1886-1936)는, 거의 모든 환자들이 질병에 대해서 각자가 개인적으로 독특한 기분을 느끼면서 반응을 나타낸다는 것을 알아냈습니다. 환자들은 이처럼 여러 가지 기분을 느끼게 되는데, 그 중 각각의 기분에 대해서 그에 맞는 한 가지 식물이 있고, 그 식물의 꽃이 환자와 조화를 이루는 작용을 한다는 것입니다. 결정적으로 중요한 것은, 이런 배치-꽃 추출물 요법을 하면 환자가 자기 자신을 직시하고 자신의 질병을 일으킨 정신적인 배경에 대해 각성하게 된다는 점입니다.

이처럼 배치-꽃 추출물은 정신적으로 위험한 고비에서 주로 사용합니다. 그밖에도 배치-꽃 추출물을 주로 사용하는 영역이 있습니다. 그것은 만성 질환에 대한 치료의 효과를 높이고자 할 때나, 수술로 암을 절제한 후 – 예를 들면 유방암을 절제한 후 – 에 환자의 전반적인 건강 상태를 향상시키고자 할 때입니다. 급성으로 몸에 부담이 되는 상황이나 긴급한 상황에서는, 특히 이른바 '구출용(救出用) 물약'의 혼합물을 복용하는 것이 적절합니다. 배치-꽃 추출물 요법은 앵글로색슨계의 나라들에서 50여 년 전부터 그 효과를 인정받고 있습니다. 배치-꽃 추출물 요법을 사용하면 많은 환자들의 상태가 좋아집니다. 그렇지만 왜 그런 효과가 나는지 알아보기 위하여 자연 과학적인 검사 방법을 동원하여도 완전히 설명할 수는 없다는 것이 아주 명백합니다. 자연 요법에 의한 많은 다른 치료 방법도, 효과는 있지만 이유를 설명할 수 없다는 점에서 마찬가지입니다. 꽃에서 농축액을 만들어냅니다. 그리고 이 농축액을 물과 알코올 – 그렇지만 알코올은 사용하지 않을 수도 있습니다 – 에 넣어서 묽게 하여 복용합니다.

암 환자를 치료하는 데에 있어서 배치-꽃 추출물 요법을 사용한다는 것은, 의학적으로 필요한 치료를 보완할 수 있다는 점에서 중요합니다. 개개인에게 맞는 꽃 농축액을 정하는 문제는 각자가 스스로 할 수 있는 일일 수도 있습니다. 그렇지만, 배치-꽃 추출물 요법이 효과를 내는 데에는 정신적인 연관성이 있으므로 꽃 추출물 치료사의 조언을 받도록 해야 합니다. 배치-꽃 추출물 요법에서 사용하는 물약은, 다른 약물을 복용하면서 함께 복용하여도 아무런 문제가 없습니다. 이 물약은 위에 전혀 부담이 되지 않고, 또한 어떠한 부작용도 생기지 않는다고 알려져 있습니다.

- 에드워드 배치 박사 센터(Dr. Eduard Bach Centre), Eppendorfer Landstr. 32, 20249 Hamburg, 전화: 0 40/43 25 77 10, 팩스: 0 40/43 52 53, http://www.bach-bluetentherapie.de
- Scheffler, Mechthild (2000) 배치-꽃 추출물 요법 (Bach-Blütentherapie). Heyne

웃으면 면역계의 기능이 강해진다

"웃으면 건강해진다"라는 말에는 우리 민족의 지혜가 담겨 있습니다. 그리고 '웃음학'이라는 연구 분야에서는 유머와 건강 사이에 어떤 관계가 있는지를 과학적인 방법으로 조사합니다.

웃음학에서 나온 연구 결과 중 흥미 있는 예를 들어 본다면, 사람들이 나이가 들어갈수록 더 많은 유머를 개발해 낸다는 것입니다. 웃음학의 연구에서 알게 된 또 다른 내용은, 한 번 마음껏 웃음을 터뜨리게 되면, 30분 동안 잠을 잔 것만큼 생명체에 유익하다는 것입니다. 웃음은 호흡과 혈액 순환이 잘 되도록 자극하고, 긴장을 풀게 해 줍니다. 기분이 우울할 때도 웃게 되면, 우선 당장 즐거운 기분이 될 뿐만 아니라, 그 동안 우울했던 기분이 오랜 기간에 걸쳐 줄어듭니다. 또 수면 장애도 없어지게 됩니다.

마음껏 웃음을 터뜨림으로써 여러 가지 기능들이 자극을 받고 촉진됩니다. 그러한 기능에는 다음과 같은 것들이 있습니다.
- 호흡, 신진 대사 및 혈액 순환,
- 여러 가지 근육의 기능,

■ 면역 방어.

결국은 엔도르핀이 분비됩니다. 엔도르핀은 특별한 종류의 호르몬으로서, 다른 경우에는 혈액 속에서 잘 검출되지 않습니다.

유머를 지닌 사람들은 스트레스 상황을 더 잘 극복해 낼 수 있고, 또한 다른 사람들을 만나서도 더 쉽게 사귈 수 있습니다.

유머를 중심으로 한 치료법은 1980년대에 확립되었습니다. 이 치료법에서는 여러 가지 유머 기술이 개발되었고, 이 유머 기술들은 영국, 네덜란드, 스위스 등에 있는 특별한 기관에서 전수되고 있습니다.

지금까지 독일에서는 유머 치료법이 어린이 병원에서 광범위하게 적용되고 있습니다. 본-오베르카셀[150]에서는 양로원이나 요양원에서도 유머 치료법이 사용되고 있습니다. 유머 클리닉에서 일할 수 있도록 어릿광대를 양성하는 협회가 많이 있습니다. 그렇지만 독일에서 유머 치료법의 자격을 받고 일하는 유머 치료사들의 숫자는 모두 합하더라도 단지 몇 명에 지나지 않습니다.

또한 암 환자의 입장에서는, 어릿광대가 병을 치유할 수 있다고

---

150) 본-오베르카셀은 본(Bonn; 통일 전 서독의 수도)의 가까이에 있는 라인 강변의 지명이다.

생각한다면, 마음 속에서 어릿광대에게 가까이 다가갈 수 있습니다. 그것은 현재의 상황이 아무리 힘들고 좌절감을 느낄지라도 또 다른 관점을 찾아내고 싶어하기 때문입니다.

어릿광대가 된다는 것은, 연기자라는 입장에서 삶을 바라보려고 하는 것을 뜻합니다. 어릿광대는 새로운 것에 대해 마음을 열고 모든 것을 시험해 보려고 합니다. 어릿광대는 좌절을 겪는다 하더라도 즐거워할 줄 알고, 비관하지 않습니다. 어릿광대는 실패와 불행을 진정으로 받아들이는 모범을 보여 주고 있습니다.

일상생활에서는 익살스러운 것에 주의를 기울여야 하며 웃을 수 있는 기회를 절대로 놓치지 않아야 합니다. 그렇지만 웃음을 치료 목적으로 사용하는 경우에는, 면역 방어 능력을 강하게 하고자 하는 목적에 맞추어서, 순전히 반사적으로 웃는 웃음을 사용해야 합니다. 다른 치료 형태에서는 문제를 대하는 입장을 바꾸게 하려 할 때, 웃음 치료를 사용합니다.

똑같은 사물을 보면서도, 모든 사람들이 재미있다고 생각하지는 않습니다. 그 이유 중 일부는 이 재미가 문화에 좌우되기 때문이고, 일부는 개인에 따라 재미를 느끼는 정도가 다르기 때문입니다.

원칙적으로 고려해야 할 점은, 진짜 유머는 건설적이고 호의적인 의도에서 만들어져야 한다는 것입니다. 또한 남의 불행을 보고 고소해하는 마음이 있으면 뿌듯한 기쁨과 즐거움이 생기지도 않으며, 근본적으로 어느 누구도 비웃음을 당하고 싶어하지는 않습니다.

우리 문화에서는 웃고 노는 것을 하찮은 것이라고 과소평가하는 경향이 있습니다. 웃고 노는 것에 대하여 이야기를 하면 웃음거리가 되기 쉽습니다. 그리고 웃는다는 것을 도덕적으로 판단해 본다면, 항상 절대로 비난할 여지가 없는 것은 아닙니다. 그래서 사람들은 일상생활에서 웃고자 하는 욕구를 억누르는 수가 자주 있습니다.

어려움에 처하거나 건강이 좋지 않은 사람에게서는 웃음이 사라집니다. 그런 사람은 상황이 근본적으로 변해야만, 비로소 다시 웃을 수 있게 됩니다.

웃음 치료법은 여기에서 시작됩니다. 그리고 더 좋은 시기가 오기를 기다리지 말고 국면을 일변(一變)시키라고 다음과 같이 요구합니다.

운명의 시련이 지나간 다음에 다시 스스로 좋은 기분이 들게 된다면, 그 때는 놀고 웃을 수 있을 것입니다. 그러나 그 때까지 기다리지는 마십시오. 오히려 놀면서 웃도록 하십시오. 그래야만 스스로 좋은 기분이 들고 운명을 더 잘 극복하게 될 것입니다. 위험한 고비가 절정에 달했을 때는 유머가 거의 불가능합니다. 그러나 그 극도로 위험한 고비가 지나고 나서 웃음을 지어 보려고 의도적으로 노력할 때까지 걸리는 시간을 줄일 수는 있습니다.

웃는다는 것은 허용되어 있는 것입니다. 환자라 하더라도 웃어도 괜찮습니다. 환자가 웃는다고 해서, 반드시 자신의 상태가 심각하다는 것을 분명히 알지 못하고 있다는 의심을 받게 되는 것은 아닙니다. 누구든지 자유롭게 웃을 수 있으며, 진기한 것과 재미있는 것에 주의를 기울이는 것이 좋습니다. 그리고 본인이 원한다면, 호기심이 가는 일들과 일화를 – 예를 들어 – 일기장에 적어서 모을 수 있습니다. 또한 웃음 클럽에 가입하는 것도 가치 있는 일이 될 것입니다.

유머는, 놀라운 일 또 다른 것과 대조가 되는 사건을 먹으면서 산다고 말할 수 있습니다. 유머에는 창의적인 면도 있습니다. 유머와 창의성은 현실에 대해 장난기 어린 태도를 취하므로, 현실을 대하기가 쉬워지고 열린 마음으로 볼 수 있게 됩니다. 현재의 위험한 고비를 극복하기 위해서는, 다음과 같이 매우 간단한 훈련을 할 수 있습니다. 즉, "이제 이 상황이 어떻게 더 나빠질 수 있겠는가?"라고 질문을 던지면서, 가능한 한 우스꽝스러운 광경을 마음 속에 그려봄으로써 가슴이 탁 트이도록 웃음을 터뜨리는 훈련을 하는 것입니다.

- 환자를 치료하고 간호하고 환자에게 조언을 해 주는 데에 있어서 유머를 적극적으로 활용하도록 하는 협회, Humorcare, Wendelsgrundweg 12, 78532 Tuttlingen, 전화: 0 74 61/7 67 70
- Steiner, André; Uber, Heiner, (2004) 웃음의 원칙 (Das Lachprinzip), Eichborn
- http://www.hoho-haha.de
- http://www.galli.de

영혼을 치유하는 방법

❋ **영혼을 치유하는 방법** 중 가장 오래된 것은 안수(按手)입니다. 다른 행동 방식으로 영혼을 치유하는 경우도 무수히 많습니다. 그 예를 들면, 그룹을 이루어 기도를 하는 방법, 영매(靈媒)를 통하는 방법, 샤먼을 통하는 방법, 또는 먼 거리에서 원격 치료를 하는 방법도 있습니다. 레이키[151], 프라나-치유 또는 기 치료 등은 현대식으로 변형된 것입니다.

이처럼 정말로 다양한 모든 방법들은 "영혼을 치유하는 방법"이라는 개념으로 요약할 수 있습니다. 이와 같은 여러 가지 방법을 적용하는 경우에 공통적인 것은, "치유 의지", 즉 낫고자 하는 마음을 한 군데에 모아야 한다는 것입니다.

전체 의학 종사자와 같은 영혼 치료사는 이런 치료를 시작하기 전에 다음과 같은 점을 항상 명백히 합니다. 즉 "치유란 환자의 자조

---

[151] '레이키(Reiki)'는 '영기(靈氣)'의 일본식 발음 'れいき'에서 온 말이다. 따라서 레이키는 기(氣; ki)의 조작을 통한 치료 행위이며, 이 낱말은 '영의 생명력'을 뜻하고 "생명력에 의해 인도되는 정령(精靈)"이라고 이해할 수 있다.

(自助)를 도와 줄 수 있을 뿐이다"라는 것입니다.

영혼 치료사가 효과를 거두는 점에 대해서 몇 가지 연구가 이루어졌습니다. 영혼을 치유하면 거의 언제나 몸의 전반적인 상태가 좋아집니다. 그러나 근본이 되는 질병이 나을는지 그리고 근본적인 질병 중에서 어떤 것이 나을는지에 대해서는 아직 아무 것도 확실히 말할 수 없습니다. 우울증이 있을 때 이런 방법을 사용하면 낫게 되리라는 것은 쉽게 이해할 수 있습니다. 그렇지만 심장과 콩팥에 심각한 질환이 있거나 암 질환이 있을 때는 쉽게 낫기가 어려울 것입니다. 그러는 동안에 의학적으로 감시를 했던 영혼 치유의 사례 중에서 드물게는 원발성 종양과 전이성 종양이 나았다가 재발하는 것을 입증할 수 있었습니다.

일반적으로는 영혼 치유를 하면 사람의 몸 안에서 치유하는 힘이 스스로 효과를 내도록 기여한다는 데에 근거를 두는 것이 당연합니다. 그렇지만 실험실에서 관찰한 바로는 영혼 치료를 통해서 암 세포들이 죽는 예는 적습니다. 이처럼 실험실에서 입증하는 경우에 재미있는 일이 있습니다. 즉, 이와 같이 시험관에서 암 세포를 배양할 때는, 환자가 지니고 있는 영혼의 힘이라든가 또 자극을 받아서 기능이 향상된 면역계가 전혀 관여할 수 없다는 것은 당연합니다. 그래서 영혼을 치유한다는 것이 어떤 힘에 의한 것인지는 실험실에서 밝혀낼 수 없었습니다.

몇몇 영혼 치료사가 일부의 개별적인 경우에서는 세간의 큰 관심을 불러일으키는 성과를 거두고 있습니다. 그러나 그렇다고 해서, 모든 영혼 치유사가 항상 치유 효과를 거둘 수 있다고 결론을 내릴 수는 없는 일입니다.

증상이 심한 환자들 중에는, 어떠한 기회라도 생기기만 하면 "이 기회야말로 병세가 좋아지리라는 마지막 희망일 것이다"라고 생각하여 그 기회를 붙잡으려고 하는 수가 있습니다. 이 경우 영혼 치료사가 이런 환자들을 낫게 하고자 하는 의지를 지니고 있는지, 아니면 오로지 경제적인 동기, 즉 돈만 벌려는 욕심을 지니고 있는지는 거의 판단하기가 어렵습니다.

환자들은 영혼 치료사에게 가기 전에 수없이 질문을 하고 많은 의심을 품게 됩니다. 의사들이 어찌할 바를 모를 때는 영혼 치료사를 찾아가는 것이 좋다고 많은 사람들이 생각할 수도 있기 때문입니다. 어떤 경우에는 의사들이 아무 것도 해 주지 못한다는 것이 영혼 치료사를 찾아간다는 유일한 이유이기도 합니다.

영혼 치료사를 찾아가는 경우에, 곤혹스러우면서도 놀라운 일을 전혀 겪지 않으려면, 다음의 몇 가지 점에 대해 유의해야 합니다.
- 영혼 치료사를 찾기 전에, 항상 맨 먼저 의사에게 가 보아야 합니다. 그러나 질병의 상태가 좋아질 만한 희망이 거의 전혀 없는 상황이 되었을 때는, 그 때에야 비로소 영혼 치료사를 찾아가는 일

을 해서는 안 됩니다.
- 영혼 치료사가 치료 행위를 한다는 그 이유만으로, 의학적인 치료를 중단해서는 안 됩니다. 단 한 가지 예외가 있습니다. 그것은 가망이 거의 없어 보이면서 고통스럽기만 한 치료를 받고 있는 경우입니다. 이런 경우의 예를 든다면, 체력을 소모시키는 화학요법을 몇 월 몇 일에 다시 하기로 되어 있는 경우입니다.
- 즉시 낫는다거나 완전히 낫는다고 맹목적으로 믿는 것은 적절하지 않습니다. 영혼 치료사라 하더라도 마법을 써서 번개처럼 빨리 효과가 나타나게 할 수는 없습니다. 영혼 치료사에게서 치료받는 경우에도, 오랜 과정이 걸리고 치료를 여러 번 받아야 하는 수가 자주 있습니다.
- 영혼 치료사의 진단을 무비판적으로 받아들여서는 안 되며, 동시에 그 진단명에 해당한 치료를 받도록 해서는 안 됩니다. 어떤 영혼 치료사는, "전이된 암이 아스트랄체[152]를 온통 뒤덮고 있는 것이 내 눈에 보인다. 돈이 많이 드는 치료를 하면 진짜 전이 암으로부터 진짜 몸을 보호할 수 있다."라고 주장합니다. 그렇지만 이런 영혼 치료사는 믿을 수 없으며, 경제적인 피해만이 아니라 다른 피해도 끼치게 됩니다.

---

[152] 인지학을 창안한 슈타이너는 인간 존재의 네 가지 특성을 물질적 육체(physical body), 에테르체(etheric body), 아스트랄체(astral body), 자아(ego) 등으로 구별하여 설명하고 있다. 그 중 아스트랄체(astral body; 독일어: Astralkörper)는 감정체, 또는 성기체(星氣體)라고도 일컬어지며, 이는 욕망이나 감정을 표출시키는 요소로서 식물과 같은 생명체에는 결여되어 있으나, 동물에게는 존재하는 것이다.

- 영혼 치료사를 인기 스타처럼 숭배해야 하는 경우라든가 영혼 치료사가 지나치게 많은 사례금을 달라고 하는 경우에 대해서는 믿지 않도록 해야 합니다. 가장 많은 효과를 내고 있는 영혼 치료사들은 오히려 일반적으로 겸손하며, 자신들은 자신들을 통해서 작용하는 치유 능력의 매체라고 생각하고 있습니다. 이런 영혼 치료사들은 자신들이 인기 스타라고 생각하지 않습니다.
- 자기 나름대로의 판단력을 믿고 영혼 치료사의 친절과 자비심을 직감할 수 있다면, 나쁜 경험을 하지 않도록 미리 예방할 수 있을 것입니다. 또한 다른 환자들과 교제를 하려고 노력하여 그 환자들의 경험담을 들어본다면 마찬가지로 나쁜 경험을 하지 않게 될 것입니다.
- 다른 방법에서와 마찬가지로, 영혼의 치료에 있어서도 환자는 자신의 건강 상태에 대하여 책임감을 느껴야 합니다. 이 경우에도, 치유란 환자가 적극적으로 참여하는 과정이며, 이 치유라는 과정이 잘 이루어지게 하는 것은 결국은 오로지 환자 자신뿐입니다.

- Wiesendanger, Harald (2000) 암을 앓고 있을 때 영혼을 치유하는 방법(Geistiges Heilen bei Krebs). Lea
- Kuby, Clemens (2003) 다음 번 차원으로 가는 도중에서(Unterwegs in die nächste Dimension). Kösel
- http://www.dgh-ev.de

정신-신체 에너지 일원론

❋ **사람이 건강해지려면,** 다음과 같은 요소들이 조화로운 팀워크를 이루어야만 합니다. 즉,
- 정신, 이것은 영혼의 상태라고도 할 수 있습니다.
- 신체, 이것은 물질적인 기초라고도 할 수 있습니다.
- 에너지 일원론, 이것은 미세한 물질에서 유래하는 생명의 에너지라고도 할 수 있습니다.

영혼에 갈등이 생기면 생명의 에너지가 많이 필요하게 되고, 이 생명의 에너지가 영혼의 갈등과 결합합니다. 그래서 생명의 에너지는 약해지고 질병이 생기게 됩니다.

정신-신체 에너지 일원론에서는 영혼의 갈등을 "에너지를 빼앗아가는 요인"이라고 간주하면서 해결하려고 하며, 이러한 영혼의 갈등을 정신-에너지 체계 속으로 통합하려 합니다. 환자의 몸 안에 생명의 에너지가 다시 많아지면, 스스로 낫는 과정이 즉시 시작되고, 이런 과정을 통해서 많은 질병이 완치되며 건강 상태의 장애가 나을 수 있습니다.

미세한 물질에서 유래하는 생명의 에너지에 대해서는, 날마다 이루어지는 의료의 현장에서 통상적으로 충분하게 주의를 기울이지 못하고 있습니다.

생명력은 전반적인 생활 감정에서 나타납니다. 기분이 좋지 않거나 피곤하거나 의기소침한 상태는, 생명의 에너지에 장애가 있는 것과 연관되어 있는 수가 자주 있습니다. 이 방법에서는 여러 가지 주파수를 내는 장치를 이용합니다. 이 장치는 '레바-시험 기구'[153]라 부릅니다. 이 레바-시험 기구를 이용하여, 환자의 에너지 값을 퍼센트 수치로 계산해내는데, 가장 좋은 수치는 100퍼센트입니다.

레바-시험 기구를 사용하면, 미세한 물질에서 유래하는 에너지를 잴 수 있습니다. 이 에너지가 달걀 껍질처럼 사람을 에워싸고 있는데, 네 가지 평면으로 싸고 있고, 다음과 같이 서로 다른 특성을 나타냅니다.

- 생명력,
- 정서적인 상태,
- 일상의 의식(정신 값),
- 잠재 의식(원인 값).

에너지 값이 70퍼센트를 넘으면 유익한 것이고, 몸에 에너지가

---

[153] '레바(REBA)'는 원래 '주택용 에너지 계산서 분석기(The Residential Energy Bill Analyzer)'를 나타내는 말이지만, 여기에서는 상품명으로 쓰이고 있다.

잘 공급되고 있음을 나타냅니다. 그래서 이런 경우에는 몸이 계속 건강한 상태를 유지하거나 곧 건강해진다는 것이 쉬운 일이라고 할 수 있습니다. 에너지 값이 30퍼센트에 미치지 못하면 에너지 장(場)의 한 평면 또는 여러 평면에서 에너지가 부족하다는 것을 나타냅니다. 이처럼 에너지가 부족하면 질병에 잘 걸릴 수 있는 상태로 되거나 실제로 질병에 걸릴 수 있습니다.

치료자는 에너지 값이 낮은 경우에, 특수한 시험용 앰풀을 사용하여, 어떻게 하여 에너지를 잃게 되었는지 그리고 몸의 어느 부위에서 에너지를 잃게 되었는지를 알아내려고 노력합니다.

게다가 "에너지를 빼앗아가는 요인들"을 기본적으로 세 가지 종류로 구분할 수 있습니다. 이 요인들은 – 경험에 비추어보면 – 가장 긴급하게 제거해야만 하는 것이고, 다음과 같습니다.

- 땅에서 오는 병리 요인 – 즉 지구 방사선, 수맥 및 전자 스모그.
- 자율신경계가 차단되는 경우 – 즉 몸 안에서 자동적으로 진행되는 과정이 장애를 받을 때.
- 영혼의 갈등 – 즉 "일이 어디에선가 잘못되었는데……"라고 느낄 때처럼, 감정이 제대로 해결되지 않은 경우.

통상적으로 영혼의 갈등 때문에 부담을 받고 있는 당사자는 그러한 사실을 거의 의식하지 못합니다. 생명체는 이러한 영혼의 갈등을 에너지 장 속으로 안전하게 옮겨 둡니다. 그래야만 생명체가 이처럼 "소화하기 어려운 물질" 즉 영혼의 갈등에 대해서 자신을 보호할 수 있게 됩니다.

    정신-신체 에너지 일원론을 이용하면, 영혼의 갈등을 찾아내어 이름을 붙일 수 있을 뿐만 아니라, 심지어는 이 영혼의 갈등을 측정하여 백분율로 나타낼 수도 있습니다. 그래서 환자의 생명의 에너지 중에서 얼마나 많은 부분이 갈등 속에 결합되어 있는지를 말할 수 있고, 또 환자가 갈등을 겪으면서 정서적으로 "좋은 기분" 중 얼마나 많은 부분을 꿀떡 삼키는지에 대해서도 말할 수 있게 됩니다. 마찬가지로 영혼의 갈등이 해결될 수 있는 상황이 왔을 때 그 갈등이 얼마나 많이 저항하고 반대하는지도 알아낼 수 있습니다. 이렇게 측정한 결과를 근거로 하면, 치료자는 특정한 주제에 대해 얼마나 오랜 동안 작업을 해야 할지 평가할 수 있습니다. 이 작업이란 결국 그 주제 안에 숨겨진 생명의 에너지가 다시 환자에게 흘러 들어갈 때까지 해야 하는 것입니다. 동종 요법에서는 지금까지 36가지의 서로 다른 물약 혼합물을 발견해냈습니다. 이 물약 혼합물을 사용하면, 영혼의 갈등과 관련된 주제를 해결하는 데에 도움이 되고, 자율신경계의 기능을 높여 주는 데에도 도움을 줄 수 있습니다.

    환자가 자신의 에너지 값에 대해 잘 알게 되면, 회복하는 과정에 큰 도움이 됩니다. 영혼의 갈등을 해결하는 데에 도움이 되는 방법으로는, 동종 요법의 물약 혼합물을 사용하고, 갈등의 내용에 대해

서로 논의하며, 긍정적인 해결 방안을 찾도록 하는 것 등을 들 수 있습니다.

며칠 또는 몇 주가 지나면, 환자는 조화롭게 흐르는 생명력을 다시 더 많이 받아들이게 됩니다. 그러면 몸 안에서 스스로 낫는 과정이 즉시 진행됩니다. 이 과정은 놀랍고도 대단한 것입니다. 환자가 이 과정을 겪으면, 질병만이 치유되는 것이 아니라, 환자의 인격이 둥글고도 성숙한 상태로 변하게 됩니다.

- Rubimed AG, Grossmatt 3, CH 6052 Hergiswil, 전화: 00 41/4 16 30 08 88, http://www.rubimed.com
- Banis, Ulrike (2004) 자연 상태에서 더 많은 에너지를 얻는 방법(Natürlich mehr Energie), Haug
- Banis, Ulrike (1999) 정신-신체 에너지 일원론에 관한 안내서(Handbuch der Psychosomatischen Energetik). Comed Verlag, Sulzbach/Taunus

부록

방향 설정에 도움이 되는 방법 및 여러 가지 정보

❋ 일반적인 사항

암 정보 서비스(Krebsinformationsdienst) KID

전화: 0 62 21/41 01 21(월요일부터 금요일까지, 오전 8시부터 오후 8시까지)
http://www.krebsinformation.de
KID의 통증 문의 전화

전화: 0 62 21/42 20 00(월요일부터 금요일까지, 오후 1시부터 5시까지)

    하이델베르크에 있는 독일 암 연구 센터의 암 정보 서비스는 독일 연방 건강부와 바덴-뷔르템베르크 주에서 재정적인 지원을 받고 있습니다. 여기에서는 암 질환의 여러 가지 증상에 대하여, 객관적이면서도 개인적인 필요에 맞는 실제적인 정보를 주고 있습니다. KID는 전문가들과 환자들 사이에 있는 가교라고 자처하고 있습니다. 그래서 환자가 전화를 걸면, 질병에 대하여 담당 의사와 이야기를 더 잘 할 수 있고, 자신의 치료 계획에 대하여 더욱 확실하게 결정할 수 있습니다. 이 전화는 통화가 폭주하는 수가 자주 있어서, 특히 인터넷 사이트에서 정보를 제공하기도 합니다.

생물학적 암 퇴치 협회
(Gesellschaft für biologische Krebsabwehr e.V.) GfBK

Hauptstr. 44, 69117 Heidelberg

전화: 0 62 21/13 80 20; 팩스: 0 62 21/1 38 02 20

http://www.biokrebs.de

생물학적 암 퇴치 협회는 전반적인 치료 방법에 대하여 정보를 제공합니다. 모든 암 환자들 중 3분의 2 내지 4분의 3은 질병이 경과하는 중에 보완적인 방법을 사용합니다. 무수히 많은 대중 매체들에서는, 이런 보완적인 방법이 효과가 좋다고 선전하고 있습니다. 보완적으로 사용되는 약제와 방법 하나하나에 대하여 판단을 내린다는 것은 아주 어려울 때가 자주 있습니다. 이것과 관련하여, 이 협회는 광범위한 내용을 담은 소책자, 여러 가지 치료 방법에 대한 정보 안내지 및 의사들이 참여하는 무료 상담 서비스 등으로 도움을 주고 있습니다. 이 협회는 1984년부터 많은 사람들의 후원을 받을 만하다고 인정받은 바 있으며, 오로지 기부금과 회비로 재정을 충당하고 있습니다.

이 협회는 무료로 상담을 해 주고 있으며, 생물학적인 암 치료 방법에 대한 비용을 의료 보험 조합에서 부담하도록 하는 데에 수고하면서 도움을 주고 있습니다. 이 협회는 세미나와 학회를 조직하고 있으며, 연구 프로젝트를 후원하고 있습니다.

독일 암 도움 협회

Thomas-Mann-Str. 40 53111 Bonn

전화: 02 28/72 99 00

http://www.krebshilfe.de

　독일 암 도움 협회는 방향을 설정하는 데에 도움이 되는 정보를 제공하고 상담을 해 주고 있습니다. 이 협회에서 일하는 직원들은, 관계 당국, 연구소 및 보험 회사와 교류하는 데에 있어 가능한 범위 내에서는 도움을 주고 있습니다. 이 협회에서는 또한 지역에 따른 상담소, 환자 자조 그룹 및 전문 병원에 관한 정보도 제공하고 있습니다.

　이 암 도움 협회에서는 암에 대한 안내 책자와 비디오를 제공하고 있으며, 이런 안내 책자와 비디오는 위에 제시한 주소로 주문할 수 있습니다. 주문을 할 때는 인터넷 사이트를 통해서도 할 수 있습니다.

생물학적인 치료를 하는 전문 병원

　생물학적인 치료를 하는 전문 병원과 전체적인 치료법을 시행하는 병원이 50 군데가 넘습니다.

이 병원들의 현주소와 목록을 알기 위해서는, 생물학적 암 퇴치 협회(주소는 위에서 밝혀 두었습니다)에 전화로 요청하거나 인터넷 주소 http://www.biokrebs.de에서 보면 됩니다.

환자 자조 그룹 (정선한 예)

암에 대한 여성 자조 그룹[154] (Frauenselbsthilfe nach Krebs e.V.)

B6 – 10/11, 68159 Mannheim | 전화: 06 21/44 34
http://www.Frauenselbsthilfe.de

인공 창자나 인공 방광을 지닌 사람들을 위한 독일 ILCO[155]
(Deutsche ILCO für Menschen mit künstlichem Darm-oder Blasenausgang)

Landshuter Str. 30, 85356 Freising
전화: 0 81 61/93 43 04 및 –02 | http://www.ilco.de

독일 연방 전립샘 환자 자조 그룹 협회
(Bundesverband der Prostata-Selbsthilfe)

전화: 0 51 08/92 66 46 | http://www.prostatakrebs-bps.de

이자 절제술을 받은 환자들의 연구 공동체
(Arbeitskreis der Pankreatektomierten e.V.)

Krefelder Str. 52, 41539 Dormagen | 전화: 0 21 33/4 23 29
http://www.adp-dormagen.de

---

154) 부록에서 언급하는 단체의 명칭은, 이처럼 '한글로 번역한 명칭' 다음에 '독일어 원문의 명칭' 순으로 나열하였다.

155) ILCO는 Ileostomie(돌창자창냄술)와 Colostomie(잘룩창자창냄술)를 합한 의학 용어이다. 여기에서 돌창자는 작은창자의 한 부분을 뜻하고, 잘룩창자(결장)는 큰창자의 한 부분을 뜻한다.

후두절제술을 받은 환자들의 독일 연방 협회
(Bundesverband für die Kehlkopflosen)

Annaberger Str. 231, 09120 Chemnitz
전화: 03 71/22 11 18, 팩스: 03 71/22 11 25
http://www.kehlkopflosenbundesverband.de

독일 백혈병 연구 후원회 — 어린이 암 환자들을 위한 활동 협회
(Deutsche Leukämie Forschungshilfe – Aktion für krebskranke Kinder e.V. DLFH)

Joachimstr. 20, 53113 Bonn | 전화: 02 28/9 13 94 30
http://www.leukaemie-hilfe.de

여러분이 그 밖의 자조 그룹을 찾고 싶거나 같은 뜻을 지닌 사람들과 접촉하려면, NAKOS에 도움을 청하십시오.

NAKOS[156], 독일에 있는 모든 환자 자조 그룹의 접촉 및 정보 센터
(NAKOS, zentrale Kontakt- und Informationsstelle aller Selbsthifegruppen in Deutschland)

Wilmersdorfer Str. 39, 10627 Berlin | 전화: 0 30/31 01 89 60
http://www.nakos.de

---

[156] "NAKOS"는 "환자 자조 그룹을 활성화하고 북돋아주기 위한 전국적인 접촉 및 정보 센터(Die Nationale Kontakt- und Informationsstelle zur Anregung und Unterstützung von Selbsthilfegruppen)"를 줄인 말이다.

정신적-사회적 지지

정신-사회 종양학을 위한 독일 공동 연구 모임
(Deutsche Arbeitsgemeinschaft für Psychosoziale Onkologie (dapo))

Johannisstr. 37/38, 49074 Osnabrück

전화: 05 41/1 81 80

http://www.dapo-ev.de

독일 연방 공화국 안에 있는 정신-사회 상담소

　암이라는 질병이 생기면 생활 상황이 변하게 되고, 그 결과 여러 가지 의문점들이 생깁니다. 이 때 이런 정신-사회 상담소들에서는 그런 모든 의문점들에 대하여 정신적-사회적 지지를 제공합니다. KID(주소와 전화번호는 위에서 이미 언급하였으니 참조하십시오)에서는 www.krebsinformation.de라는 인터넷 주소를 통해서 정보를 제공하고 있습니다.

개인 치료법과 사회 치료법을 위한 센터

(Zentrum für Individual- und Sozialtherapie e.V. ZIST)

Zist 3, 82377 Penzberg

전화: 0 88 56/9 36 90

http://www.zist.de

인터넷 주소 (정선한 예)

　인터넷에서는 암에 대하여 다양한 정보가 제공되고 있습니다. 그렇지만 인터넷에서 제공하는 의학적인 정보에 관해, 아직은 의학계에서 공식적인 판단을 내놓지 않고 있습니다. 인터넷을 이용하여 어떤 조사를 할 때는, 일반적으로 다음과 같이 비판적으로 질문을 하는 것이 중요합니다. 즉 "이 사이트가 다루고 있는 대상은, 영리 목적과는 관계없는 독립적인 연구소일까? 아니면 상업적으로 정보를 제공하는 업체일까?"라고 질문해 보아야 하는 것입니다. 다음에 먼저 언급되는 사이트들은 정통 의학을 기초로 하여 만든 것이며, 다른 사이트들과 아주 많이 링크되어 있습니다. 암 환자들이 암에 관한 과학적인 견해를 얼마나 공감하며 중요하다고 생각할지는 항상 검토해 보아야 할 것입니다.

　다음과 같은 홈페이지는 추천할 만하고 쉽게 이해할 수 있습니다.
http://www.krebsinformation.de
http://www.krebs-kompass.de

http://www.krebs-webweiser.de

이 사이트에서는 암에 관한, 프라이부르크 대학의 인터넷 안내 페이지를 제공하고 있습니다.

http://imsdd.meb.uni-bonn.de/cancernet/deutsch/index.html
본(Bonn) 대학의 사이트에 들어가 보면, 종양에 관한 정보를 얻을 수 있고, 또한 새로운 치료 방법에 관해 어느 정도까지 연구가 진행되었는지 알 수도 있습니다. 이러한 정보에 대해서는 미국 국립 암 연구소의 문서가 기초를 이루고 있습니다. 그밖에도 이 사이트에서는 특별한 치료 프로그램을 시행하는 의사들과 병원들의 주소를 검색할 수 있습니다.

http://www.biokrebs.de
이 사이트는 생물학적 암 퇴치 협회에서 운영하고 있으며, 전체 의학적인 치료 방법에 관해 포괄적인 정보를 제공하고 있습니다. 이 사이트에서는 실제로 개최하는 행사에 대해 안내를 해 주고 있습니다. 또한 생물학적인 치료를 적용하고 있는 전문 병원, 연구소 및 특수 검사 센터 등의 주소를 소개하고 있습니다.

http://www.datadiwan.de
자연 의술의 주제에 관한 풍부한 자료 은행입니다.

http://www.cancerdecisions.com
이 사이트는 랠프 W. 모스라는 유명한 의학 전문 기자가 운영하고 있으며, 종양학이라는 주제에 대해 폭넓은 정보를 영어로 제공하고 있으며, 특히 세계적으로 사용되고 있는 보완 대체 요법에 관해 많은 정보를 주고 있습니다.

http://www.inkanet.de

다른 암 환자들 및 전문가들과 의견을 교환하고 싶어하는 환자들은, 암 환자들 및 그 가족·친지들을 위한 정보망이 있는 홈페이지를 방문해야 합니다. 이 사이트에서는, 암이라는 주제에 관하여, 묻고 답하고, 의견을 제시하며, 상세한 뜻풀이를 하는 데에 토대가 될 만한 내용을 제공하고 있습니다. 여기에서는 환자들이 다른 환자들이나 전문가들과 함께 가상 현실에서 이야기를 나눌 수 있습니다.

검색 엔진:

http://www.med.uni-giessen.de/isto/onkoserv.htm

특별하게 암과 관련되는 정보 및 환자 자조 협회의 인터넷 주소

일반적연 정보	http://www.selbsthilfe-forum.de http://www.krebs-kompass.de http://www.lifegate.de
이자암	http://www.adp-dormagen.de
유방암	http://www.mamazone.de http://www.brustkrebs.net http://www.breastcancer.net http://www.frauenselbsthilfe.de
난소암	http://www.inkanet.de/db/krebsarten/eierstock/index.html
뇌종양	http://www.hirntumor.net/index.html
고환암	http://www.hodenkrebs.de
호지킨 질환	http://www.alc.de/hodgkin http://www.morbus-hodgkin.de
전립샘임	http://www.prostata.de http://www.comed.com/Prostate http://www.prostatakrebse.de
가슴샘종	http://thymoma.de
국제적인 연계가 있는 정보	http://www.cancernews.com/cancer.htm

보완 의학을 적용하는 의사들의 협회와 단체

자연 의학, 침술 및 환경 의학의 공동 연구 모임(독일 산부인과 협회 소속)
(Arbeitsgemeinschaft Naturheilkunde, Akupunktur und Umweltmedizin NATUM e. V. [in der Deutschen Gesellschaft für Gynäkologie und Geburtshilfe e. V.])

Elise-Averdieck-Straße 17 27356 Rothenburg
전화: 0 42 61/77 23 17, 팩스: 0 42 61/77 20 69
이메일: info@natum.de | http://www.natum.de

빛생물학적 혈액 치료 HOT/UVB를 위한 의사 협회
(Ärztegesellschaft für fotobiologische Blutbehandlung HOT/UVB e. V.)

Reichenhaller Straße 48, 81503 München
전화: 0 89/6 91 44 46

예방 및 치료 목적의 오존 사용에 관한 의사 협회
(Ärztliche Gesellschaft für Ozon-Anwendung in Prävention und Therapie e.V.)

Nordring 8, 76473 Iffezheim | 전화: 0 72 29/30 46 17
팩스: 0 72 29/30 46 30 | 이메일: info@ozongesellschaft.de
http://www.ozongesellschaft.de

독일에서 자연 의학을 적용하는 치과 의사들의 협회
(BNZ - Bundesverband der naturheilkundlich tätigen Zahnärzte in Deutschland e. V.)

Von-Groote-Str. 30, 50968 Köln | 전화: 02 21/3 76 10 05
팩스: 02 21/3 76 10 09 | 이메일: info@bnz.de, http://www.bnz.de

침술을 위한 독일 의사 협회
(Deutsche Ärztegesellschaft für Akupunktur e.V.)

Würmtalstr. 54, 81375 München | 전화: 0 89/10 05 24
팩스: 0 89/7 10 05 25 | 이메일: geschaeftsstelle@daegfa.de
http://www.daegfa.de

독일 아유르베다 협회 (Deutsche Gesellschaft für Ayurveda e. V.)

Wildbadstraße 201, 56841 Traben-Trarbach
전화: 0 65 41/58 17, 팩스: 0 65 41/81 19 82
http://www.ayurveda.de

독일 에너지론적 의학 및 정보 의학 협회
(Deutsche Gesellschaft für Energetische und Informationsmedizin e. V.)

Priv.-Doz. Dr. med. Hendrik Treugut
Klinikum Schwäbisch Gmünd, 73522 Schwäbisch Gmünd
전화: 0 71 71/7 01 15 01/2, 팩스: 0 71 71/70 13 69
이메일: h.treugut@t-online.de | http://www.dgeim.de

독일 온열 요법 협회 (Deutsche Gesellschaft für Hyperthermie (e.V.))

Mühlenweg 144, 26384 Wilhelmshaven
전화: 0 44 21/7 55 66 15, 팩스: 0 44 21/7 55 66 10

독일 종양 학회 (Deutsche Gesellschaft für Onkologie e.V)

Theodorstraße 1, 90489 Nürnberg | 전화: 09 11/23 23 12
팩스: 09 11/20 41 09 | 이메일: Praxis.Remmel@t-online.de

동종 요법 의사들의 독일 중앙 협회
(Deutscher Zentralverein homöopathischer Ärzte e. V.)

Am Hofgarten 5, 53113 Bonn | 전화: 02 28/2 42 53 30
팩스: 02 28/2 42 53 31 | 이메일: dzvhaepr@aol.com

유럽 응용 면역학 협회
(Europäische Gesellschaft für Angewandte Immunologie e. V.)

Schopenhauerstr. 93, 14129 Berlin | 전화: 0 30/8 03 44 55
팩스: 0 30/83 85 06 23 | 이메일: hrmaurer@gmx.de

독일 인지 의학 의사 협회
(Gesellschaft anthroposophischer Ärzte in Deutschland e.V.)

Roggenstraße 82, 70794 Filderstadt
전화: 07 11/7 79 97 11, 팩스: 07 11/7 79 97 12

의학 및 공학에서 오존-산소-사용에 관한 협회 (Gesellschaft für Ozon-Sauerstoff-Anwendungen in Medizin und Technik e. V.)

Rheinstraße 7, 76337 Waldbronn
전화: 0 72 43/6 60 22, 팩스: 0 72 43/6 59 49

생물리학적 정보 요법을 위한 국제 의사 협회 (Internationale Ärztegesellschaft für Biophysikalische Informationstherapie e.V.)

Sandstraße 19, 79104 Freiburg
전화: 07 61/5 33 80, 팩스: 07 61/5 75 22

국제 생물-전자 기능-진단 및 치료 연구회
(Internationale Forschungsgemeinschaft für Bioelektronische Funktionsdiagnostik und Therapie e. V.)

Am Kleinwald 40, 76863 Herxheim
전화: 0 72 76/9 19 33, 팩스: 0 72 76/91 95 53

전체적인 치과 의학을 위한 국제 학회
(Internationale Gesellschaft für ganzheitliche Zahnmedizin e.V.)

Kloppenheimer Straße 10 68239 Mannheim
전화: 06 21/4 82 43 00, 팩스: 06 21/47 39 49
이메일: gzm@gzm.org | http://www.gzm.org

국제 생물학적 의학 협회
(Internationale Gesellschaft für Biologische Medizin e. V.)

Postfach 10 00 45, 76481 Baden-Baden
전화: 0 72 21/50 11 15, 팩스: 0 72 21/50 14 10
이메일: info@biogesellschaft.de | http://www.biogesellschaft.de

중요한 참고 서적

❋ 일반적인 내용

- Anderson, G. (1996) 암이라는 진단-50가지 응급 처치(Diagnose Krebs – 50 Erste Hilfen). Rowohlt
- Beyersdorff, D. (2000) 암을 물리치는 생물학적인 방법(Biologische Wege zur Krebsabwehr). 제11판 Haug
- Beyersdorff, D. (2002) 암을 전체 의학적으로 치료하는 데에 필요한 세 가지 중요한 안내 사항(Der große Triasratgeber zur ganzheitlichen Krebsbehandlung). Trais
- Bopp, A. (1999) 겨우살이-암을 치료하는 데에 사용되는 약용 식물(Die Mistel — Heilpflanze in der Krebstherapie). Rowohlt
- Hager, D. (1996) 보완적인 종양학(Komplementäre Onkologie). Forum Medizin
- Kuno, M. D. (1998) 자연 요법으로 치료할 수 있는 암(Krebs in der Naturheilkunde). Pflaum
- Moss, R. W. (1998) 화학 요법에는 문제점이 있다(Fragwürdige Chemotherapie). Haug

❋ 영양

- Anemüller, H. (1991) 건강에 유익한 음식[157]-그렇지만 이것은 올바른 영

---

[157] "건강에 유익한 음식"에 대해서는 265쪽의 역자 주를 참조할 것.

양분이다(Vollwerternährung-aber richtig). Trias
- Burgerstein, L. (2002) 안내서 "영양소" (Handbuch Nährstoffe). Haug
- Kretschmer, C.; Herzog, A. (2002) 암이 있을 때 건강에 좋은 영양 섭취 (Gesunde Ernährung bei Krebs). Haug
- Worlitschek, M. (2004) 산-염기-균형(Der Säure-Basen-Haushalt). Haug

❋ 정신-신체-관련

- Grün, Anselm; Robben, Maria Magdalena (2004) 그대의 삶의 발자취를 찾으십시오 (Finde Deine Lebensspur), Herder
- Hirschberg, C. (1997) 자신의 힘으로 건강을 찾는 방법(Gesund werden aus eigener Kraft). Droemer Knauer
- Kübel, L (2000) 자연 치유-놀랄만한 완쾌에 숨겨진 비밀 (Spontanheilungen-Das Geheimnis wunderbarer Genesungen). Kreuz
- Siegel, 3. (1999) 영혼도 함께 치유한다-마음 속에서 대화를 하여 건강해지는 방법(Mit der Seele heilen-Gesundheit durch inneren Dialog). Econ
- Simonton, O. C.(2003) 병세가 호전되고 있는 중이다. 신체와 정신이 치유되는 과정(Auf dem Wege der Besserung. Schritte zur körperlichen und spirituellen Heilung). Rowohlt
- Simonton, O. C. (2001) 다시 건강해지는 방법(Wieder gesund werden). Rowohlt
- Stangl M.-L. und A. (2000) 치유에 대한 희망. 중병을 앓는 중에 영혼의 균형을 유지하는 방법(Hoffnung auf Heilung. Seelisches Gleichgewicht bei schwerer Krankheit). Econ
- Tausch A. (2001) 불안에 맞서서 대화를 한다. 질병-삶으로 가는 길 (Gespräche gegen die Angst. Krankheit-ein Weg zum Leben). Rowohlt
- Weber, W. (1996) 암을 앓으면서도 희망을 지닌다-마음은 몸을 돕는다

(Hoffnung bei Krebs–der Geist hilft dem Körper). Ullstein
- Verres, Rolf (2003) 산다는 예술(Die Kunst zu leben). Herder
- zur Linden, V. (1994) 암-새로운 삶을 위한 추진력. 수동적인 당사자의 입장에서 능동적인 관여자의 입장으로 가는 길(Krebs–Impuls für neues Leben. Der Weg vom Betroffen zum Beteiligten). Haug (생물학적 암 퇴치 협회와 관련이 있음)

❋ 삶의 여정

- Goldmann-Posch, U. (2000) 내 마음 속에서 느끼는 갈등-유방암은 절대로 사형 선고가 되어서는 안 된다(Der Knoten über meinem Herzen – Brustkrebs darf kein Todesurteil sein). Blessing
- Floris, R. (2000) 암-생명을 거부하는 것(Krebs–dem Leben entgegen). Frieling
- Jaspers, G. (1998) 삶을 되돌아보며(Zurück im Leben). Hildegard Forum (생물학적 암 퇴치 협회와 관련이 있음)
- Rau, E. (1999) 암! 이제 에보는 어떻게 해야 할까?(Krebs! Was nun Ebo?) Selbstverlag(팩스: 0 96 21/1 42 46)
- Sixt, Andrea (2001) 한 번 더 사랑하다 (Noch einmal lieben). Goldmann TB

용어색인

(→) : "용어 색인" 안에서 참조하라는 표시임.

CEA	종양 태아 항원. (→)종양 표지자이다.
CT	전산화 단층 촬영. 컴퓨터로 조작하여 엑스선을 층층이 쬐는 방법이다. 층 하나 하나를 컴퓨터로 조합하면, 3차원적인 이미지가 나타난다. 이 3차원적인 이미지를 관찰하면 특히 작은 종양도 잘 찾아낼 수 있다.
가지 세포	(→)종양 접종이 가능하게 하는 세포이다. 가지 세포는 환자의 혈액에서 직접 얻어낼 수 있다.
고식적, 임시적	불편한 증상을 줄이거나 없애려고 하는 치료에 대해서 표현하는 말이다. (→) '치료적' 과는 반대되는 뜻이다.
골다공증	노화나 질병이 진행하면서 그 결과로 뼈가 부서지기 쉬운 상태로 된 것.
내시경	광원(光源)이 있는 기구를 사용하여, 위, 창자 또는 기관지 같은 속빈장기를 검사하는 것.
동종 병독 요법	질병이 있는 조직의 성분을 함유하는 약제로 치료하는 것.
림프 부종	조직 안에 림프액이 모인 것.
림프구	방어 세포로서, 골수 안에서 만들어지고, 가슴샘이나 특정한 창자 부속기에서 단련을 받게 된다. 림프구의 종류에는 스무 가지가 넘고, 예를 들면 포식(飽食) 세포, 세포 독성 세포, 도움 세포 및 그 밖에도 다른 종류가 많이 있다.

림프절	지름이 2~3센티미터인 조직 구조물이며, 여과해 내는 장소로서 중요하다. 또한 이 안에서 (→)림프구가 중요한 방어 과정을 수행해 낸다.
막	체세포의 경계면.
면역 요법	면역계를 치료하는 것.
면역 자극제	몸 안에 원래 지니고 있는 저항력을 활성화하거나 조절하는 약제나 방법.
면역계	몸 안에 원래 지니고 있는 모든 저항력을 포괄하는 개념. 이러한 저항력은 선천적으로 타고난 것일 수도 있고 후천적으로 획득한 것일 수도 있다. 면역계에는 여러 가지 림프구가 속해 있으며, 이러한 여러 가지 림프구에 의하여 세포성 면역계와 체액성 면역계라는 두 가지 하부 체계가 이루어진다. 세포성 방어 체계는 암에 대해 방어하는 역할을 하고, 체액성 방어 체계는 (→)항체를 만드는 역할을 한다.
무균	병원균이 없는 상태.
무기질	(→)미량 원소.
미량 원소	몸 안에 아주 적은 양으로 들어 있는 금속 원소이며, 이런 원소들이 결핍되면 기능 장애가 생길 수 있다.
방사선 치료	방사능이 있는 광선, 즉 방사선으로 치료하는 것이다. 이 치료를 하면 몸 안에 있는 세포를 겨냥하게 되므로, 세포들이 어느 정도 파괴된다.
백신	암 조직이나 암 세포에서 생산되며, 접종에 사용되는 성분이다.
보조적	어떤 치료를 보완하는 작용을 할 때이다. (→)치료적인 조치를 도와준다.

복수	배안에 수분이 모여 있는 상태.
비스포스포네이트	합성된 인 결합으로서, 뼈 조직 속으로 흡수되면, 그곳에서 뼈를 규칙적으로 분해하는 세포들을 억제한다.
비타민	화학적으로 서로 다른 성분들로서, 생명을 유지하는 데에 필요하고, 몸 안에서 자체적으로 생산되지는 않는다.
사슬알균	흔히 있는 세균 종류이다.
섬광 조영술	암을 진단하는 데에 있어서 영상으로 나타내는 방법이다. 이 검사를 하기 전에, 약한 방사능을 지닌 성분을 환자에게 주사한다. 이 성분은 조직이나 뼈 안에 짧은 기간 동안 저장되므로, 병적인 변화를 알아낼 수 있다.
세포 성장 억제제	이는 세포를 죽이는 물질이다. 세포 성장 억제제가 세포를 죽이는 과정에서, 세포가 분열할 수 있는 능력과 세포가 성장하는 것을 억제하게 된다.
세포자멸사	세포가 자체적으로 녹게 되는 것.
식물성 에스트로겐	호르몬과 비슷한 작용을 하는 식물성 작용 물질.
아로마타제 억제제	가장 새로운 세대의 제제를 사용하는 (→)호르몬 요법.
아말감	이를 때우는 데에 사용하는 수은 화합물.
아미노산	단백질 결합에 들어 있는 본질적인 구성 요소.
악성	진행성으로 악화되어 죽음에 이르게 하는 상태.
암종	몸 안의 점막에서 생기는 암의 형태.
예후	질병이 치유될 수 있는지 전망하고 질병의 경과를 예견하는 것.
완화	종양이 부분적으로 작아지거나 완전히 없어지는 것.

유방 조영술	방사선을 이용하여 유방 조직을 검사하는 것.
유전자	DNA의 조각으로서, 이 안에 유전 정보가 저장되어 있다.
육종	물렁 조직에서 유래하는 악성 종양.
자연 치유	외부의 명백한 도움이나 의학적인 도움을 받지 않고도 질병이 낫는 것.
자유 라디칼	강한 반응을 나타낼 수 있는 분자이다. 세포벽에 손상을 주고, 마침내는 세포의 핵 안으로 침투하여 유전자를 손상시킬 수 있다.
자유 라디칼 제거제	비타민, 무기질 및 미량 원소로서, 몸에 해로운 자유 라디칼의 작용을 저지한다.
적혈구 생성소	적혈구에 대한 성장 인자.
전이	종양이 몸 안의 다른 부위, 즉 뼈, 폐, 간 등으로 번지는 것.
접종	(→)종양 접종
정신 신경 면역학	영혼과 정신에서 일어나는 과정, 중추신경계 및 방어 체계의 연관성을 다루는 학문.
종양 접종	종양이 재발하지 않게 하기 위하여 (→)백신을 접종하는 것.
종양 표지자	세포나 체액 안에 있는 물질로서, 이 종양 표지자를 이용하면 암 질환이 있는지 그리고 그 경과가 어떠한지를 확인할 수 있다.
종양학	암 질환을 다루는 의학의 분야.
창자균무리	창자 안에 있는 수많은 미생물로서, 소화가 잘 되게 하는 작용을 한다.

치료적	치료함으로써 치유가 되도록 노력하는 것.
침습적, 침습성	몸 안으로 파고 드는 것을 뜻한다.
포도알균	흔히 있는 세균 종류이다.
항산화제	(→)자유 라디칼 제거제.
항체	몸 안에 원래부터 있어서 몸을 보호해 주는 물질이다. 이물질(異物質)이 침입하면, 면역계는 그에 대한 방어 반응으로서 항체를 만들어낸다.
항호르몬 요법	(→)호르몬 요법.
혈관 형성	혈관을 만드는 것.
혈관 형성-차단제	혈관이 새로 만들어지는 것을 억제하는 약제.
혈전증	주로 혈액이 응고함으로써 핏덩어리가 생기는 것.
호르몬	생명체 안에 있는 여러 가지 종류의 세포들 사이에서 작용하는 전달 물질이다. 호르몬은 그 기능을 전문적으로 담당하는 샘에서 만들어진다.
호르몬 요법	종양이 자라는 과정은 몸 안에 원래 있는 (→)호르몬의 영향을 받고 있다. 이 원래 있는 호르몬의 작용에 영향을 주기 위하여, 다른 호르몬으로 치료하는 것을 호르몬 요법이라 한다. 암 치료에서는 무엇보다도 호르몬 차단 요법을 적용하는 것을 뜻한다.
화학 요법	감염과 종양을 억제하기 위하여 화학적인 물질로 치료하는 것. (→)세포 성장 억제제.
효소	단백질 화합물로서, 신진 대사의 과정이 진행되게 한다.
흑색종	악성 피부암.

옮긴이의 말

Jung Sook Markgraf(김정숙)

저는 1987년에 원발성 간암을 앓다가 1991년에 자연 치유되어서 지금까지 날마다 감사하는 마음으로 즐겁고 행복하게 살아가고 있습니다. 암이라고 진단을 받았을 때는 살고 싶은지 죽고 싶은지조차도 분간하기 힘들 정도로, 일상생활에 대한 의미를 생각해 보지 않고 살아온 것이 태어난 후 처음으로 느껴졌습니다. 저는 이 길로 곧장 "암"이라는 글자가 보이는 책들을 무작정 사서 읽기 시작했지요. 암 덕택에 독일어를 읽는 속도가 무척 빨라졌으니 지금은 암에게 감사하는 마음입니다.

이 곳 독일에서 나온 데이터에서는, 외국인들이 암 질환에 걸리는 확률이 높다고 입증되었습니다. 그러나 저는 이 곳 외국에서도 나름대로 인정받는 직장인으로서, 또 사랑받는 아내로서, 두 아이의 어머니로서 아주 만족스러운 생활을 하고 있다고 생각했습니다. 외국인으로서 수간호사 자리에 있는 저에게 때때로 이 곳 독일 동료들의 시기하는 듯한 싸늘한 눈과 마주칠 때면, 퍽 외로워지기도 했습니다. 그러나 제가 입원해 있는 동안 이 동료들은 매일 당번을 정해 제

병실을 방문하고, 40킬로그램밖에 되지 않는 체중으로 걷기조차 힘든 저를 부축하여 병원 정원으로 데려가 산소를 흠뻑 들이마시게 하고, 동료들의 소식을 소근소근 이야기해주었습니다. 그래서 이 사람들을 보면서 제가 느꼈던 싸늘한 동료의 눈빛은 제가 잘못 생각한 것이었고 제 마음에 따라 사실과는 달리 보였다는 점을 깨닫게 되었습니다. 깜깜한 숲 속에서는 아무것도 보이지가 않습니다. 그러나 한 줄기 햇빛이 나무 사이로 들어오면 여러 가지의 갈래길이 보입니다. 이렇게 갈 수 있는 길이 많은데도 볼 수가 없어서 길이 없는 것으로 낙심해 버립니다. 이런 의미에서 이 책이 여러분들께 여러 길을 보여주고 갈 길을 결정하는 데에 도움이 되기 바랍니다.

저 역시 원발성 간암을 치료할 때 정통의학(현대의학)에서 특별한 대책을 제시하지 못하는 상황이어서, 나름대로 전인의학 쪽을 택하여, 유기 농 음식을 섭취하고, 무기질과 비타민, 효소, 영혼 치료, 예술 치료 등을 받았습니다. 이 곳 독일에서는 이 책자에 기록된 것 외에도 여러 가지 치료 및 재활 요법을 시행하는 병원이 많이 있습니다. 암의 치유도 가능합니다. 필요하신 분들께는 제가 병원을 소개해 드릴 수 있고 통역으로 동행해 드릴 수도 있습니다. 아래의 주소로 연락을 주시면 됩니다.

이렇게 제가 유기농 음식을 사용하다 보니, 온 식구가 이런 음식을 먹게 되고, 애들도 제 남편도 하루하루를 아주 건강하게 지내고 있습니다. 그런 점에 대해서는 암에게 감사하는 마음입니다.

잊을 수 없는 사람들 중 몇 사람에 대해서만 말씀드리겠습니다. 1987년 12월 저는 소파에도 앉을 수 없을 정도로 허약해 있으면서 제 병동 주임 의사의 권유로 매크로바이오틱 식이 요법 세미나에 참석했습니다. 이 장소에서는 여러 사람들이 저를 위해 침구까지 깔아주며, 누워서 강의를 들을 수 있도록 배려해주고, 또 7명의 참가자들이 커다란 원을 이루고 서서 저를 한가운데에 세우고는, "암을 이겨내려면 7명의 도우미가 필요하다. 우리들이 당신의 도우미가 되어줄 테니 우리들의 건강한 힘을 항상 잊지 말고 기억하며 가져가라."라고 제게 알려주었습니다. 그 당시 저로서는 혼자 집에 있을 때면 생각이 맴돌기만 하고 뚜렷한 방안이 나타나질 않았습니다. 그러나 시선을 조금 돌리니 같은 상황인데도 제 몸과 마음은 세미나 장소에서 훨씬 더 따뜻하고 힘이 났습니다. 이런 건강한 사람들과 가까이 하십시오.

병원에서 퇴원한 후 제 주치의를 찾아갔더니 이 분의 말씀, "죽고 싶으면 편히 죽게 도와 줄 테고 살고 싶으면 편히 살 수 있도록 동반해 줄 테니, 우선 4주 정도 시간을 두고 이것이냐 저것이냐를 결정하라"라고 제게 하시면서 최상의 자유를 제 손에 주셨습니다. 그래서 저는 온전히 제 자신의 의견으로 살기로 결심했습니다. 그래서 이 의사 선생님과는 아주 친한 친구가 되었지요.

제가 입원해 있을 때입니다. 밥맛이 없어서 아무것도 먹지 못하는 것을 본 어느 남자 간호사 한 사람은 매일 자기 돈으로 맛있는 것,

조그만 것을 사 가지고 와서 항상 웃는 모습으로 슬며시 놓고 가면, 저는 미안하고 고마워서 제 마음과 몸이 후끈해지곤 했습니다. 이런 작은 일들에 감사하는 마음이 치료에 도움이 되었다고 믿고 있습니다. 그 때 그 사람의 이름이라도 알아두었더라면, 고맙다고 찾아가 인사라도 하고 싶은데…….

이 곳 독일에는 환자 자조 그룹이 아주 활성화되어 있어서, 서로 위로하고 또한 암 환자의 법적 지위를 높이는 데에 노력하며, 정보를 수집하고 제공하는 데에 크게 공헌하고 있습니다. 많은 환자들이 이런 단체에서 명예직을 맡아 일하면서 삶의 의미를 깨닫고 자신의 빛을 발합니다.

주소 : Rothenbuecherweg 55a, 14089 Berlin, 독일
이메일 : jsmarkgraf@hanmail.net
전화 : +49-30-3616568
핸드폰 : +49-160-90949718

양영철

사람들은 누구나 무병장수를 꿈꾼다. 옛날 사람들이 상상할 수도 없을 만큼 사회의 모든 분야가 발전하면서, 사람들은 더 높은 삶의 질을 추구하고 있다. 특히 건강에 대한 관심이 부쩍 커지면서, 웰빙(참살이)에 대해서도 높은 관심을 보이고 있다. 무공해 식품과 국산 농수산물을 더욱 찾게 되고, 비만이 건강의 적임을 인식하여, 그에 대한 예방과 치료에 대해서도 관심이 높아지고 있다. 웰빙을 생활 속에 적용하면서, 종전에 불치병이라고만 여겼던 암에 대해서도 환자들은 절망이 아닌 희망적인 방향으로 생각하고 있다. 과거에는 암이라고 진단받으면 그대로 인생이 끝난다고 포기했지만, 이제는 암의 종류에 따라 잘 다스리면 정상적인 생활도 누릴 수 있다고 생각하게 된 것이다. 암에 대해서는 여러 가지 치료 방법이 개발되고 있지만, 여전히 완치하기 어려운 질병 중의 하나임에는 틀림없다. 최근의 통계에 의하면 우리나라 사람들의 사망 원인 중 가장 많은 질병이 암으로서, 전체 사망의 22%를 차지하고 있으며, 이 비율은 해가 갈수록 높아지고 있다. 또한 우리나라의 암 환자들 중 상당수는 정통 의학의 치료법 외에도 수많은 민간 요법에 눈길을 돌리고 있는 실정이기에, 보완-대체 의학적인 암 치료법에 대한 올바른 지침이 필요하다는 생각을 하게 되었다.

일반인들이 암에 대한 정보를 얻고자 할 때에는 주로 신문, 방송, 인터넷, 입소문 등을 통해 도움을 얻고 있다. 이 중에서 특히 인터넷은 중요한 정보를 많이 제공해 주고 있는 것이 사실이나, 종종 그 정보가 편중적으로 과장되어 있거나, 판단의 근거가 충분하지 않은 내용이 들어 있어 의학적인 오류를 범하고 있음을 알 수 있었다.

이러한 현실에서 환자들이 암 치료에 대한 정확한 정보를 얻고자 할 때 도움이 되는 자료가 절실하다고 생각되었는데, 재작년에 독일에 가 보니 마침 "암 치료에 효과 있는 110가지 방법"이라는 책이 간행되어 일반인들은 물론 암 환자와 그 가족들의 호응을 얻고 있었다. 독일의 암 치료 방법은 획일적인 방법이 아니라, 정통 의학적인 방법과 보완-대체 의학적인 방법을 다양하게 적용하는 것이다. 우리나라 암 환자들이 정통 의학 및 보완-대체 의학적인 방법을 접할 때, 길잡이가 되기를 바라는 마음에서 이 책을 우리나라에 소개하고 싶었다. 한편 함께 번역 작업을 해 주신 김정숙 님은 자신도 간암 환자였지만 완치되어 이제는 암 환자들이 잘 치료받을 수 있게 도와주는 일을 열심히 하고 계신다.

번역에 사용하는 의학 용어에 대해서는 대한의사협회에서 2001년에 발간한 "의학용어집 제4집"과 2006년에 발간한 "필수의학용어집"을 참조하여, 가능한 한 일반인들이 쉽게 이해하게 하려고 노력하였다.

아무쪼록 이 책이 건강에 관심이 있는 일반인들은 물론 암 환자들과 그 가족들에게 도움이 되기를 바란다.

항목별 핵심 단어 색인

CEIA-생체 역학 단백질 분포상 · 155이하
CT(전산화 단층 촬영) · 62, 63, 74, 85, 134
MGN-3 · 331이하
MRI(자기 공명 단층 촬영) · 62, 63, 74, 85
NK-특이성 검사 · 148이하
OPC 포도씨 · 333이하
PC-스페스 · 237이하
SIR-구® · 92이하
UVB/자외선을 쬠 · 191이하

ㄱ

가슴샘 요법 · 123, 171, 172
가슴샘 제제 · 71, 171
가족 세우기 · 424이하
가지 세포 · 166이하
가타-개입 · 454이하
간을 보호함 · 230
간을 재생함 · 230
간종양, 간암 · 93, 100, 109, 255, 343
갈등, 영혼의 · 433, 478, 480, 481
갈라비트 · 206이하
감마-리놀렌산 · 315, 318
갑상샘암, 갑상샘암종 · 86, 100, 134
강도 조정 방사선 치료 (IMRT) · 87이하
개인적으로 어떤 방도를 취할 것인가 · 47
건강을 보살피고 배려함 · 377
건강을 증진하는 것 · 374
게르손-식이 요법 · 279이하
겨우살이 · 71, 113, 114, 123, 151, 168, 213이하, 246
겨우살이 렉틴 · 218
겨우살이 식물 요법 제제 · 216
겨우살이 요법 · 123, 168, 214이하, 218이하
겨우살이 요법, 인지학적인 · 217
경락 · 373, 382, 407, 449
경직 · 390, 401
경혈 지압술 · 398
고용량-화학 요법 · 110이하
고환암 · 100
과도 가열 방식 · 174이하
관류 온열 요법(IPHT) · 182
구역질 · 101, 112이하, 114, 230, 259, 275이하, 326, 353, 360, 391
구토약, 항구토제 · 114
국소적인 화학 요법(RCT) · 108이하
그림 치료 · 433이하
근심과 걱정, 신경과민인 · 240
근육 검사, 운동학적 · 409
근육 긴장 풀기, 진행적인 · 367
근육암종 · 134
근접 치료 · 72, 79

부록 · 513

글루타티온 · 312이하
기공 · 364, 366, 381이하
기관지암 · 88, 105
기능 진단, 생체 전자
　· 157
긴장 · 363, 370, 377,
　390, 401, 413, 441,
　444
긴장 풀기, 긴장을 푸는
　방법 · 366이하, 378,
　390, 389, 408, 412이
　하, 416, 441, 451
긴장이 풀어짐 · 455
깊은 긴장 풀기 · 451
깊은 온열 요법 · 62, 181

ㄴ
나노 기술 · 183이하
난소암 · 103이하, 107,
　126, 138, 186, 344
냉동 요법 · 79이하
노니 · 354
노루궁뎅이 버섯 · 340
뇌 전이 · 134
능동적 특이 면역 요법
　(ASI) · 166이하
니겔라 기름 · 316, 318
　이하

ㄷ
단기적인 치료 · 424
대마초 · 259
대장암 · 70이하, 75이하,
　92, 104, 126, 136,

　182, 186, 197, 297,
　321, 344
도와 주는 방법, 영혼을
　· 412이하
동종 요법 · 460이하
두 번째 의견 · 36, 71, 72
드로나비놀 · 259

ㄹ
라디칼 때문에 생기는 손
　상 · 112
라디칼 제거제 · 112, 297,
　312, 321, 356
라디칼, 자유 · 112, 187,
　243, 249, 295, 300,
　334, 352
라에트릴 · 358
라이코펜 · 297이하
라파초-차 · 245이하
레이저 요법, 빛역학적인
　· 81
렉틴 · 217이하
루이보스-차 · 248이하
리놀 · 315이하
림프 부종 · 307, 396
림프계의 암 · 100
림프구 분화 · 148
림프액 배출 · 326, 395
　이하

ㅁ
마사지 · 390이하
만-코소 · 357이하
매크로바이오틱 · 280

매크로바이오틱 선-식이
　요법 · 280
머리카락 분석 · 164이하
멜라토닌 · 323이하
면역 상태 · 148이하
면역 제어 · 113, 138
면역 진단법 · 148이하
면역계 · 103, 112, 121,
　148이하, 150, 162,
　166, 168, 175, 188,
　191, 194, 197, 208,
　214, 220, 225, 227,
　237, 245, 255, 266,
　279, 284, 286, 295,
　300, 307, 311, 319,
　323, 325, 332, 335,
　348, 353, 355, 358,
　392, 411, 454, 467,
　474
면역계의 결함 · 149
명상 · 370이하, 452
모라-방식 · 157
모에르만/부트비히-식이
　요법 · 279이하
모임-방사선치료, 정위
　· 89
몸 훈련 · 377
무기질 · 164, 165, 265,
　283, 290, 292, 308,
　322, 324, 336, 349,
　388
무용 치료 · 438이하
문학 치료와 독서 치료
　· 443이하

물렁조직 육종 · 186
물–지압 · 398이하
미량 영양소 · 267, 349
미량 영양소 상태
 · 148이하
미량 원소 · 150, 164,
 265, 292, 305, 310,
 324, 341
미리 조심하고 주의하기
 · 153
미생물 · 284이하
미생물학적인요법 · 284
 이하
미세구(微細球), 방사성
 · 92
밀잎 · 233

ㅂ

바이오-브랜 · 331
박무네® · 200
반사 구역 요법, 발의, –
 마사지 · 390이하
발열 요법 · 180, 185이하
방광암, 방광종양 · 100,
 109, 182, 199, 297,
 344
방사선 치료 · 58, 62,
 68, 79, 83이하, 87,
 88, 89, 94이하, 172,
 176, 184, 187, 211,
 220, 238, 254, 278,
 285, 293, 307, 325,
 326, 336, 391, 396,
 463

방사선 치료, 강도 조정
 · 87이하
방사선치료, 부작용 · 94
 이하
방사선 치료, 수술중 · 62,
 87이하
방사선 치료, 수술후 · 89
방사선, 전자기 · 83
방향을 설정하도록 도와
 줌 · 28, 33
배치–꽃 추출물 요법
 · 410, 464이하
백혈병 · 100, 111, 122,
 126, 245, 324, 338,
 359
베레스 물약 · 353
베타–카로틴 · 295이하
변비 · 274이하
보랏빛 삼잎국화 · 224
보리잎 · 232이하
보스웰산 · 256
보쿰 건강 훈련 · 415
복수 · 182
부르거–식이 요법 · 281
불면증 · 140, 228, 241,
 323, 353
불안 · 10, 27이하, 61,
 67, 173, 222, 228,
 240, 378, 382, 410,
 412, 429, 445, 451,
 455, 500
붉은빛 삼잎국화 · 224
붉은수풀차 · 248
붙들어주기 요법

 · 429이하
브로멜라인 · 325
브로이스–식이 요법
 · 279
비스포스포네이트 · 90,
 120, 131이하
비타민 · 51, 95이하, 114,
 168, 243, 248, 265,
 281, 283, 284, 293,
 294, 295이하, 300,
 313, 324, 334, 349,
 352, 356, 359, 388
비타민 A · 96, 283, 293,
 295이하, 301
비타민 B · 293, 359
비타민 C · 96, 243, 248,
 267, 293, 300이하,
 334, 341, 345, 349,
 354
비타민 E · 95, 243, 293,
 301, 302이하, 334,
 352
비타민, 라트 박사가 주장
 한 · 353이하
비타민, 항산화 작용을 하
 는 · 293
비타민이 부족함 · 281
뼈로 전이됨 · 83, 86, 90,
 131, 391

ㅅ

사마륨 · 90
사이토카인 · 121이하,
 129

산소 요법 · 187이하
산소-다단계-요법 · 189이하
산-염기-균형 · 289
산이 지나치게 많아짐 · 289
살구 씨 · 359
삶(생명)의 에너지 · 373, 378, 382, 383, 384, 386, 399, 407, 416, 478이하
삶의 질 · 49, 101, 109, 118, 171, 172, 214, 221, 254, 266, 301
삿갓조개 추출물(KLH) · 199이하
상상력 · 366, 421
상상 여행 · 368, 441
상상, 그림이나 사진처럼 뚜렷하게(명료하게, 생생하게) · 405, 412, 413
상상하는 기술 · 421
상어 가루 · 355
색채 요법 · 448이하
색채 호흡 · 421이하
생물학적 활성이 있는 물질(성분) · 265, 292이하, 306, 321, 322, 340
생체-전기 요법 · 210
생활 태도 · 283, 386
섀도 복싱 · 383
서양고추나물 · 240이하
섬광조영술 · 65, 91

섬유질 · 265, 267, 277, 340
성장 인자 · 101, 113, 121, 129이하
세포 성장 억제제 · 76, 99, 100이하, 104, 105, 106, 108, 109, 110, 115, 133, 173, 176, 182, 185, 211, 223, 230, 285
세포자멸사 · 215, 312
셀렌 · 96, 114, 305이하, 310, 313, 326, 341, 348, 349
셀렌-효모-제제 · 308
소화 효소 · 269
수맥 탐사 전문가 · 204, 205
수명 연장 · 221
수술 · 35, 43, 58, 62, 64, 68, 70이하, 76, 77, 79, 80, 85, 89, 90, 98, 108, 117, 133, 144, 150, 167, 182, 190, 197, 200, 211, 238, 274, 307, 311, 313, 326, 395, 396, 461, 464
수용체의 상태 · 118이하
수은 · 306, 347이하
숙주 나무 · 215
스스로 치유할 수 있는 능력 · 28, 43, 266, 346, 351, 358, 390, 408, 414
스트레스 · 290, 334, 369, 377, 382, 409, 413, 454, 468
스펙트럼 색소-시스템 · 448
스포츠(운동) · 290, 361이하, 404
시각화 · 368, 412이하
식물, 저항력을 강하게 해주는 · 213이하
식물, 활력을 주는 · 240이하
식물호르몬 · 320
식욕을 돋우기 · 276
식욕이 없어짐 · 142, 259, 274
식이 요법 · 267
식이 요법, 차벨 또는 빈 트슈토서가 개발 · 283
식품, 신진 대사-활성 · 282
식품, 인지학적인 · 282
신경 언어 프로그래밍(NLP) · 418이하
쌀겨 · 331
씹고 삼키는 데에 불편이 있는 경우 · 277

ㅇ

아교모세포종 · 184
아로마타제 억제제 · 119
아말감 · 306, 347
아베마르® · 356

아셀렌산나트륨 · 308
아연 · 248, 305, 310이하, 341, 348
아유르베다 의술 · 376, 386이하
알로에 베라 · 335이하
암세포를 증명하는 방법 · 58이하
암 식이 · 266
암 약제, 논란이 되고 있는 · 206
암(이라는) 진단 · 20, 24, 70
암시야 현미경 · 161이하
암시야에서 혈액을 검사함 · 161
암에 대한 주의 조치(암을 예방하기) · 54이하, 359
암을 알아냄 · 65
암의 진단(진단법) · 54이하, 124, 148이하
암의(암이 생길, 암에 걸릴) 위험성 · 57, 185, 264, 297
애기똥풀 · 209
약용 버섯 · 340이하
약제를 시험해 봄 · 460
약초 · 207, 235이하, 251
약초차 · 251
양전자 방출 단층 촬영술(PET) · 64
얕은 온열 요법(OHT) · 182
언짢을 때, 우울하고 · 240

엉겅퀴 · 115, 230이하
에너지 일원론, 정신-신체 · 478이하
에너지가 막힌 것 · 399
에스트로겐 · 320, 349
에시악-차 · 251이하
에키나세아 · 224이하
엔도르핀 · 173, 221, 468
열 요법 · 175
열을 가하는 치료법 · 176
염증 · 54, 64, 88, 94, 97, 108, 222, 246, 251, 257, 277, 286, 302, 306, 315, 341, 353
염증 병터 · 157
염증이 잘 생김 · 315
염증, 입 안 점막 · 277
염증, 창자 점막 · 286
엽록소 · 232, 352
영양 · 60, 135, 207, 232, 234, 235, 253, 264이하
영양 보충 약제 · 9, 290, 331, 335, 353이하
영양 보충 약제, 논란이 되고 있는 · 353이하
영양분 공급을 바꿈 · 269이하, 286
영지버섯 · 340
영혼을 치유하는 방법 · 473이하
예술 치료 · 433이하
예측-시스템 · 157

오메가-3-지방산 · 315
오메가-6-지방산 · 315
오존 요법 · 193이하
온몸 온열 요법 · 178이하
온열 요법 · 174이하
온열 요법, 국소 · 181이하
요가 · 364, 376이하, 454
요가 호흡 · 378
우크라인® · 209
운동 · 283, 290, 361이하, 365, 381이하, 399, 401이하, 407, 416, 434, 452, 455
운동학 · 407이하
운카리아(크랄렌도른) · 254
웃음 · 455, 467이하
웃음학 · 467
유머 · 467이하
유방 조영술 · 66이하
유방암 · 35, 58, 66이하, 72이하, 77, 88, 89, 92, 100, 103이하, 105, 109, 110, 117이하, 125, 131, 153, 182, 186, 254이하, 307, 320이하, 324, 329, 344, 359, 391, 395이하, 454, 465
유방을 진단함 · 68
유전자 검사 · 56이하
유전자 요법 · 137이하
유해 물질 · 148, 207, 270, 285, 300, 346이

하, 351, ∠09
유해 물질 버출용 기름
　· 351이하
유향(乳香) · 256이하
음악 치료 · 438이하
의사 소통 · 418, 440
이뮤코텔® · 199
이소플라본 · 320
인삼 · 227이하, 248
인터넷 · 22, 33, 34, 69
인터페론 · 121, 149, 319
잎새 버섯 · 340

ㅈ

자가 혈액 요법 · 191이하
자궁암 · 186
자기 공명 단층 촬영
　(MRT 또는 MRI) · 62,
　74, 85
자기 공명 우방 조영술
　· 69
자기 조절 · 311, 459
자석-액체 은열 요법
　· 183
자연 치유 · 44
자율성 훈련 · 457이하
자조 그룹 · 31, 71, 365
잠자는 장소 · 203이하
장기(臟器) 요법 · 170이하
장기(臟器) 추출물 · 170
　이하
재활 · 361
저술 치료 · 445
적혈구 생성소 · 121, 129,

188
전기침 · 157이하
전기-화학 요법 · 210
전립샘 온열 요법(PHT)
　· 182
전립샘암종, 전립샘암
　· 60, 70, 72, 79, 84,
　88, 118, 132, 182,
　237, 254, 293, 297,
　303, 320
전산화 단층 촬영(CT)
　· 62, 74, 85, 134
전이를 예방함 · 168
전자 스모그 · 204
전자파 장애가 있는 장소
　· 205
전통적인 중국 의학(TCM)
　· 227, 235, 382, 407
점막의 염증 · 188, 257,
　302
정보 · 20, 22, 28, 30이
　하, 35, 62, 71, 73, 98,
　137, 149, 159, 208,
　217, 223, 388, 389,
　404, 422, 426, 444,
　449, 484
정신 신경 면역학 · 421
정신-신체 통합 · 404
젖산균 · 287, 358
젖산을 원료로 하여 발효
　된 식품 · 265
조절식 체열 촬영술 · 152
　이하, 159
조형 치료 · 433이하

종양 접종 · 166이하, 200
종양 표지자 · 60이하
줄기세포 요법 · 110, 127
　이하
중국의 약초 요법 · 235
　이하
중금속 · 164, 238, 306,
　311, 347
지구 방사선 · 157, 202
　이하
지라와 간의 추출물 · 172
지라 펩티드 · 172
지방 · 265, 266, 270,
　290, 298, 315이하,
　321, 388
지방산, 필수 · 284, 315,
　321
지압 · 398이하
지역적 깊은 온열 요법
　(RHT) · 181
직류 전기 치료 · 210이하
진통제 1회분 · 143
질병의 원인, 숨겨진
　· 158

ㅊ

차 버섯 · 338
창의성 · 433, 443, 471
창자 세균 · 284
창자균무리, 창자정상균무
　리 · 114, 157, 196,
　284이하
창자균무리가 손상 받음
　· 157, 284

체온을 잼 · 152
체조 · 362이하, 384, 391, 405
초음파 · 63
초음파 검사 · 63
치료 그룹 · 427
치료하고자 함, 개인적으로 · 211
치유 능력, 내적인 · 38, 44, 374, 404
침술 · 6, 143, 235, 373, 398

ㅋ
카로티노이드 · 297
카바-카바 제제 · 241
커피 · 272, 280, 290, 343이하
코디®-차 · 254이하
코우스미네-식이 요법 · 281
콤부차 · 338이하
콩(大豆) · 303, 320이하
콩팥세포암종 · 134
콩팥암, 콩팥 종양 · 100, 126, 168, 186
크랄렌도른(운카리아) · 254
큰창자-물치료 · 196이하
클라크 박사 · 207
킬리안-사진 · 158

ㅌ
타목시펜 · 119

타베부이아 · 245이하, 254
타이가 뿌리 · 227이하
태극권 · 364, 366, 381 이하
털세포백혈병 · 122
토코페롤 · 302
통증 상태 · 259
통증 일기 · 141
통증 치료법 · 139이하
트래거요법 · 404이하
트립신 · 325

ㅍ
파파인 · 325
판차카르마-치료 · 387 이하
펠덴크라이스 요법 · 401 이하
펩티드 · 170이하
폐 전이 · 77, 134, 329
폐-통과 화학 색전술 (TPCE) · 133이하
포도씨 기름 · 333이하, 352
표고 버섯 · 340
풍수 · 373이하
프라나 · 378, 473
프로바이오틱 · 287
프로스타졸 · 237이하
플로르-에센스 · 251이하
피부 전이 · 182
피부암 · 211, 249
피부암, 피부 종양 · 82, 100, 174, 211, 243, 249, 297

ㅎ
하메르 박사 · 206
항산화제 · 313, 334
항암 식이 · 266, 279이하
항진균제 · 286
항체 · 59, 124
항호르몬 요법 · 71, 238
해방 · 451
해초류 · 252, 290, 348 이하, 358
행동 양상(유형) · 402, 408, 419, 452, 454, 458
헤르셉틴® · 125
힐링어 · 424이하
혈관 형성-차단제 · 135 이하
혈액 검사 · 91, 94, 100, 108, 112, 155, 161, 220, 310, 353, 392
혈청 불안정성 검사 · 191
혈행성 산화 요법(HOT) · 113
호흡 · 366이하, 377, 378, 391, 402, 406, 421이하, 438, 467
화학 감수성 검사 · 103 이하
화학 요법 · 36, 58, 74, 77, 83, 93, 98이하, 122, 127, 128, 130,

133, 148, 168, 181, 190, 200, 210, 220, 228이하, 246, 255, 266, 274이하, 292, 293, 301, 307, 313, 324, 326, 339, 391, 463

화학 요법 고용량 • 110 이하

화학 요법, 국소적인 • 108이하

화학 요법, 부작용 • 112 이하

환각성 후추 • 241

환경에서 오염을 받음 • 165

활동, 신체적 • 361, 364, 387, 391

회복기 치료 • 61, 361

효소 • 168, 194, 250, 256, 269, 290, 295, 302, 305, 310, 321, 325이하, 349, 359

흑색종 • 168, 182, 186, 254

희망 • 40이하, 45, 60, 138, 166, 413, 475

셀레나제® (selendse®)
– 암 치료의 통합적인 개념에 있어서 필수적인 요소

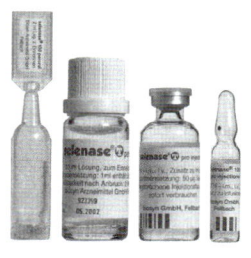

비오신 회사의 통합적인 개념은 정통 의학의 치료법과 보완적인 치료법을 결합하고, 정통 의학의 치료법에서 나타나는 원치 않는 부작용들을 줄이는 데에 도움을 주면서 동시에 환자들의 면역 상태를 개선시켜준다. 이처럼 혁신적인 치료 개념은 명백하게 정의되고 면역학적으로 정당하다고 인정된 치료 도식을 제공한다.

따라서 치료의 목적에 더 쉽게 도달할 수 있고, 환자의 삶의 질은 현저하게 좋아진다.

비오신 회사에서 제시하는 통합적인 개념의 기초를 이루는 것은 셀렌이라는 미량원소이다.

셀렌은 라디칼 제거제, 면역 자극제이자 항종양제제이다.

셀렌은 종양을 진단할 때부터 종양에 대한 회복기 치료가 이루어질 때까지의 모든 치료 시기에 투여하도록 한다.

셀렌은 **셀레나제®**라는 제제의 형태로 구할 수 있다.

셀레나제®는 셀렌 결핍을 보상하는 것 이외에도, 주로 일차적인 치료의 원치 않는 부작용을 줄여 줄 수 있고, 면역계를 안정시키며, 일부에서는 세포 성장 억제제의 효과를 높여주거나 몸이 세포 독성 물질에 대해 나타내는 저항성을 줄여준다.

필수적인 미량 영양소를 날마다 기본적으로 공급하기 위해서는 **카레이문®**을 사용할 수 있으며 카레이문®은 비타민, 무기질 및 미량원소들이 높은 용량으로 함유된 제제이다.

이 캡슐 형태로 된 보조적인 균형식이를 투여하면 몸의 자연적인 방어 기능을 적절하게 지지할 수 있다.

[독일 종양학회 추천제품]

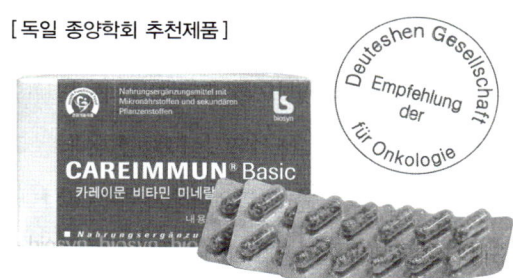

한·독 생의학 학회 – http://www.kgbms.org/1566-9226~7

평생에 단 한가지 정보만 얻더라도 그 가치가 충분한
Since1991 건강신문사 베스트 셀러

귀하의 건강과 부귀영화를 지켜 주는 책 !

현대의학의 한계를 식이 . 영양요법으로 극복한
○ 간암 .위암 대장암. 폐암. 뇌종양. 갑상선암. 유방암. 백혈병 **암 승리자들의 증언**

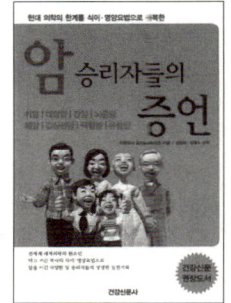

가격 : 20000원 / **쪽수** : 372면

이 책은 대장암에서 전이된 간장암을 선고받은 의사와 주변의 다른 암환자들이 스스로 암을 식이·영양요법으로 극복학 구체적인 체험기이다. 독일 출신의 미국의사 막스거슨 박사가 개발한 '암의 식의·영양요법'은 구미에서 유명하다. 대학박사이면서 대학병원 의사인 저자는 암환자의 심적문제에도 깊은 이해와 통찰이 필요함을 지적하며 식이, 영양요법을 통해 암을 극복할 수 있다고 강조한다. 이 책은 거슨요법을 통해 암을 극복한 사례를 통해 거슨 요법을 소개하고 그 효과를 알려준다.

역자 : 김정희
서울대학교 생물학과를 졸업하고, 동 대학교 대학원에서 보건학 석사 학위를 받았다. 서울대학교 생물학과 강사, 동덕여자대학교 가정학과 강사를 거쳐 현재 한국 MCL연구회 회장으로 있다.

역자 : 김태수
서울대학교 문리대 영어영문학과를 졸업하고 부산대학교 경영대학원 석사를 마치고 제12대 국회의원을 역임했다. 현재 한국자연건강학회 장으로 있다.

저자 : 호시노요시히코
1947년 후쿠시마현 출생.
1973년 후쿠시마현립의대 졸. 동대학병원 신경전신과 근무.
1980년 의학박사 학위 취득
1985~1986년 미국 유학, 아동정신학 연구.
1991년 현재 후쿠시마현립의과대학 신경정신임상부 부장겸 교수. 일본 아동청년정신의학회 평의원.

굳은간이 풀리고 세포가 살아난다
○ 간 질환(간암 · 간경화 · 간염) 고치는 기적의 식이요법

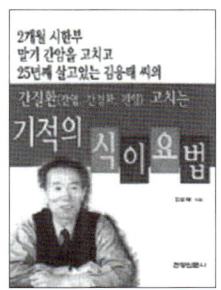

가격 : 10000원 / **쪽수** : 176면

저자 자신이 2개월 시한부 간암 선고를 받고 암을 극복하기 위해 25년 이상 실천한 식이요법과 운동요법에 관해 엮은 것이다. 가벼운 운동과 식이요법 등으로 암을 다스리면서 이를 극복했고, 이 과정에서 자신을 식이요법의 실험대상으로 삼아 여러차례 죽을 고비도 넘겼다. 저자는 이 책에서 생수와 운동, 당근즙, 생미역줄기를 간암극복의 일등공신으로 꼽았다. 자신의 투병일지를 공개함으로써 고통받고 절망하는 환자들에게 희망과 용기를 잃지 않고 치료될 수 있다는 의지와 신념의 지침서가 되길 바라고 있다.

저자 : 김응태
1938년 10월 16일 일본 오사카에서 출생했고, 전남 강진에서 성장하였다.
삼중당 출판사에서 15년간 근무, 보문당 서점을 18년 동안 경영하였다. 현재 자연건강법을 연구하며 간장병 환자들에게 식이요법에 관한 상담 및 자문을 해주고 있다.

독일 국립 암센터 연구 경험을 토대로 한
○ 암을 이겨내는 지혜 & 암정복 성공비결 10가지

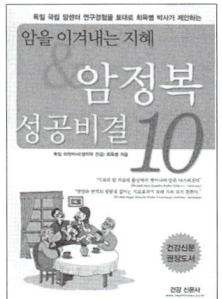

가격 : 12000원 / **쪽수** : 136면

오늘날 대부분의 성인병들은 잘못된 음식물섭취에서 비롯되는 물질대사기능장애로 야기되어진다. 이러한 잘못된 물질대사는 알러지질환, 위장질환, 당뇨, 고혈압, 중풍등 다양한 성인병들을 유발시키고 최종적으로는 암과 같은 만성질환으로 연결되어지므로 평상시 좋은 물질섭취가 매우 중요하고 잘못된 물질섭취로 만들어진 병체질을 다시 건강하게 되돌리기 위해서는 과학적으로 입증된 생리정상화 및 활성물질투여가 체계적으로 이루어 져야 할것이다. 이 책에서는 그동안 각종 물질대사 질환에 적용되는 영양치료와 면역치료에 수많은 연구 논문들을 통해 효과적으로 밝혀진 내용 중 일부를 소개하고 독일 국립 암센터 연구경험을 토대로 최옥병 박사의 암 정복 성공비결 10가지를 제시한다.

저자 : 최옥병
독일 Hoheheim 대학교 Dept, of Bio-Medicine & Technology 학부 졸업.
독일 Tubingen 대학교 Dept, of Bio-Medicine & Technology 석사, 박사졸업.
독일 Heideberg 의과대학교 국립 암 연구센터 학술연구원.
독일 Freiburg 의학대학교 종양연구소 전문연구과정 수료.

만성피로 · 돌연사 · 우울증 갱년기장애 · 공황장애 등의
치료및 예방을 위한

○ 몸을 다스리는 중추신경, 자율신경의 비밀

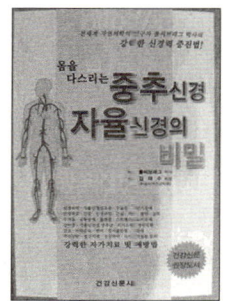

가격 : 15000원 / **쪽수** : 270면

전세계 자연의학의 선구자 폴 씨 브래그 박사의 강력한 신경력 증진법!
이 책은 신경력의 약화에서 오는 수많은 정신질환과 우울증, 공황장애, 향정신성의약품 중독 등 개인적, 사회적 문제들을 스스로 예방하고 근본적으로 고칠 수 있는 길을 안내해 주고 있다.

저자 : 김태수
서울대 문리대 영문과 졸업   부산대 경영 대학원 졸업
제12대 국회의원   전 광덕물산 대표
전 한국자연건강회 회장   현 한국자연건강학회 회장

저서 및 역서 : 『암승리자들의 증언』, 『체질을 바꾸는 법』, 『건강하게 오래사는 법 – 단식의 기적』, 『미국의학계가 감춘 암치료의 진실』 등

전세계 자연의학의 선구자 폴씨브래그 박사의
○ 건강하게 오래 사는 법 , 단식의 기적

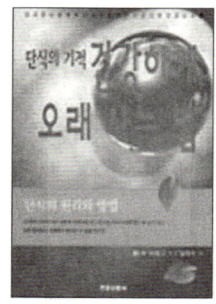

가격 : 15000원 / **쪽수** : 304면

어떻게 하면 건강하게 오래 살 수 있을까. 세포와 육체에 휴식을 주는 단식도 건강하게 오래 살 수 있는 한 방법이 될 수 있다. 합리적인 단식요법으로 육체적 · 정신적으로 인간을 다시 젊어지게 할 수 있다는 것이다. 단식에 대한 완전한 지식만 있다면 늙어가는 것에 대한 공포로부터 벗어날 수 있을 뿐 아니라 건강하게 오래 살 수 있다. 이 책의 지침에 따라 알맞게 자연식을 먹고 단식을 하면 건강하게 오래 살 수 있고 또한 환자들은 질병에서 벗어날 수 있을 것이다.

역자 : 김태수
서울대학교 문리과대학 영문학과 졸업
부산대학교 경영대학원 졸업
제12대 국회의원
(전)한국자연건강회 회장
(현)한국자연건강학회 회장

저서 및 역서 : 『새벽산에 올라(수필집)』, 『나의 체질개선기』, 『미국의학계가 감춘 진실』, 『암식사요법』, 『물의 신비』, 『암승리자들의 증언』, 『달빛, 달빛을 찾아서(소설)』

난치, 불치병을 고친 사람들의 생생한 체험수기

○ 성서요법 - 당뇨·암·비만을 고친 사람들

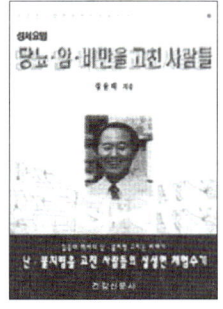

가격 : 12000원 / **쪽수** : 342면

성서의학은 21세기를 여는 새로운 의학의 한 분야이다.
현대의학이 분석적인 방법으로 질병을 치료하고 이물질인 화학제품으로 건강을 돌보고 있다면 성서의학은 종합적이고 근본적인 방법으로 병을 다스리고 인체의 내부치유력을 향상시켜 질병과 건강을 다스리는 방법이다.
잘못된 생활을 고치면 모든 병이 치유된다고 설파하고 있는 김용태 약사의 30여년의 경험과 연구를 모은 결정판.
암·당뇨·간질환·비만·피부미용 치료의 원리와 방법을 각 질병의 발생, 특성, 원인, 치료방법, 투병자세와 예방법으로 상세히 설명했다.

저자 : 김용태 약사
부산대 약대를 졸업 후 부산에서 김용태약국을 운영해 오면서 30여년간 난·불치병 치유법에 몰두하고 있는 성서요법 전문가이다. 부산 수영로교회(담임목사 정필도)의 안수집사로, 전 부산광역시 약사회 회장, 대한임상약학연구회 부회장 등을 역임했다. 부산일보, 국제신문 등지에 건강칼럼을 연재했으며 저서로 피부미용의 지침서인 『약과 미용』이 있다.

귀하의 인생을 송두리째 바꿔주는 책!
오줌요법 경험 자들이 밝히는 기적같은 효과

○ 오줌요법 - 당뇨·암·비만을 고친 사람들

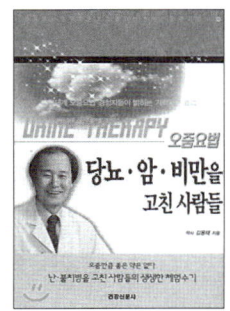

가격 : 12000원 / **쪽수** : 282면

"오줌은 세상에서 가장 깨끗하고, 좋은 생수이다. 오줌만큼 효과가 좋고 오줌만큼 부작용이 없고, 오줌만큼 돈이 들지 않고, 오줌만큼 편리하게 사용할 수 있는 상비약은 없다. 인체는 하나님의 정수기요, 오줌은 신비한 증류수 이기때문이다."
이 책에는 오줌요법으로 난,불치병을 고친 사람들의 기적같은 체험수기가 담겨 있다.
저자 김용태약사의 신앙같은 오줌요법 이론과 오줌요법 체험사례들이 자세하게 소개돼있다.

저자 : 김용태
부산대 약대 졸업. 부산 수영로 교회 안수집사.

성서와 격암유록에 예언된 하늘이 내린 생명수
● 석정수의 난치·불치병 치료 비밀을 세상에 알려주라

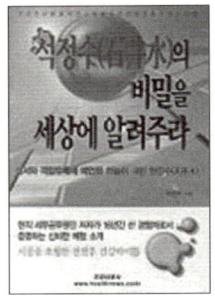

가격 : 12000원   /   **쪽수** : 258면

석정수(石井水)는 우리나라 한민족의 예언서인 격암유록에서 하늘이 내린 천정수라 하여 생명을 살리는 생명수라고도 한다. 마시고 또 마시면 병을 이기고 오래 산다고 되어있다.

저자가 원래 몸이 약하여 그간 많은 고생을 했는데 이 석정수를 마시게되면서 질병이 사라졌다고 한다. 그런데 이 석정수란 몸안의 물 즉, 오줌을 말한다. 이는 자연의 섭리를 따르는 것으로 저자의 16년간의 경험을 바탕으로 한것이며 구전에 의한 방법으로는 세상에 알리는데 한계가 있어 책으로 내게 되었다 한다.

석정수 건강법을 실행하여 건강하고 즐겁게 오래 살기를 바라는 저자의 바램이 담겨있다.

석정수 건강법은 자신의 소변을 마시는 건강법으로 전혀 돈이 들지 않고 장소에도 구애받지 않는다.

저자 : 이건우

저자는 현직 국세청 세무공무원으로 30대 초반에 간질환으로 고생하던 중 석정수 요법을 알고 이를 실천을 하면서 병을 고쳤다. 그후 석정수 요법을 널리 알리기 위해 이 책을 집필했다.

21세기 현대의학의 새로운 발견
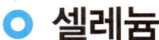 셀레늄

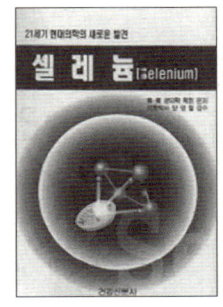

가격 : 12000원   /   **쪽수** : 175면

셀레늄 개론서. 이 책은 셀레늄의 통상적인 개념과 더불어 이제까지 밝혀진 임상적 효능과 암 치료시 필요한 셀레늄의 양, 세계의학논문에 나타난 셀레늄의 효능에 대하여 밝혀내고 있다. 인체부작용을 최소한으로 하는 보완대체의학의 치료기법 및 생의학 치료기법의 통합의학적 치료 기술을 통해 현대의학의 새로운 방향도 모색하고 있다. 셀레늄이 무엇인지 왜 21세기 들어 셀레늄이 각광받는지 자세히 소개돼 있다.

엮은이 : 한·독 생의학 학회

기적의 암 치료제 환상에서 벗어나야
◉ 암의 전이·재발 막을 수 있다

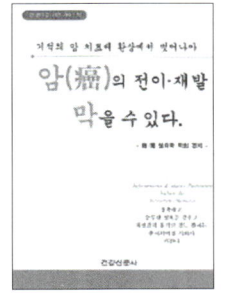

가격 : 15000원 / 쪽수 : 273면

암 환자를 위한 가이드 북

기적의 암 치료제 환상에서 벗어나야 암의 전이·재발 막을 수 있다. 영양과 면역의 뒷받침없이는 암 치료효과가 오래 지속되지 못한다.

암은 물질대사 전반에 걸쳐 발생되고 성장되는 만큼 암세포에 물질대사의 다각적 활성물질을투입하여 정상화 시켜야만 멈추게 할 수 있다.

이 책은 암 치료 가이드북으로 암 치료의 발전사와 암의 발생과정, 암의 생의학적 특성과 항산화제의 필요성, 영양의학적 암 치료의 중요성, 통합의학적 암 치료의 중요성 등으로 구성되었다.

편자 : 한·독 생의학 학회

세기를 걸어간 천재의사 막스거슨 박사의 암 치료 진실!
◉ 미국 의학계가 감춘 진실

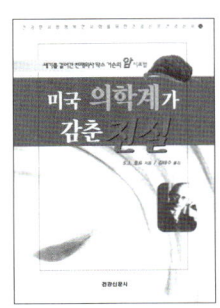

가격 : 12000원 / 쪽수 : 265면

미국의학계는 왜 진실을 감춰야만 했는가
세기를 걸어간 천재의사 막스 거슨의
암치료진실을 기록한 책

이 책의 내용은 일종의 전기이며 투쟁사이다. 한 진실한 의사가 기성 의료계의 막강한 힘 앞에 꼼짝하지 못하고 애써 연구한 업적과 치료법이 사장되어 버리는 것을 알게 된다.

그래서 저자는 거슨 박사의 사후에도 계속 작업을 하여 미국 의료계의 위선과 독선을 끝까지 파헤쳐서 진실을 세상에 알리게 되었다. 의사들, 환자들, 정치가, 언론인, 선량한 시민들 사이에서 암으로 얽혀지는 희비를 저자는 치밀하게 그려내고 있다.

번역 : 김태수

지음 : S. J. 호트

암을고치고 예방하는 110가지 방법

1판 1쇄_2006년 10월 20일
1판 2쇄_2017년 08월 17일

저 자	저르치 이르마이
역 자	김정숙(Markgraf), 양영철
발 행 인	윤승천
발 행 처	건강신문사
등 록 번 호	제25110-2010-000016호
주 소	서울특별시 은평구 가좌로 10길 26
전 화	02-305-6077(대표)
팩 스	0505)115-6077 / 02)305-1436
값	30,000원
I S B N	89-88314-81-6(03510)

* 잘못된 책은 바꾸어 드립니다.
* 이 책의 한국어판 저작권 및 판권은 독일 출판사와의 계약에 따라 모두 건강신문사가 소유합니다. 저작권법에 의하여 한국내에서 보호를 받는 저작물이므로 무단 전재와 복제를 금합니다. 허가없는 카페, 블로그 게재, 퍼나르기도 의법처리 됩니다.